教育部人文社科青年基金项目成果

《四库全书总目·医家类》研究

杨东方·著

北京科学技术出版社

图书在版编目（CIP）数据

《四库全书总目·医家类》研究 / 杨东方著 . —北京：北京科学技术出版社，2020.1
ISBN 978-7-5714-0520-5

Ⅰ . ①四… Ⅱ . ①杨… Ⅲ . ①《四库全书总目》—中国医药学—研究 Ⅳ . ① R2 ② Z833

中国版本图书馆 CIP 数据核字（2019）第 229180 号

《四库全书总目·医家类》研究

著　　者：杨东方
责任编辑：宋玉涛
文字编辑：杨朝晖
责任校对：贾　荣
责任印制：李　茗
封面设计：异一设计
版式设计：天露霖文化
出 版 人：曾庆宇
出版发行：北京科学技术出版社
社　　址：北京西直门南大街 16 号
邮政编码：100035
电话传真：0086-10-66135495（总编室）
　　　　　0086-10-66113227（发行部）　0086-10-66161952（发行部传真）
电子信箱：bjkj@bjkjpress.com
网　　址：www.bkydw.cn
经　　销：新华书店
印　　刷：北京捷迅佳彩印刷有限公司
开　　本：889mm×1194mm　1/16
字　　数：380 千字
印　　张：19.5
版　　次：2020 年 1 月第 1 版
印　　次：2020 年 1 月第 1 次印刷
ISBN 978-7-5714-0520-5/ R · 2678

定　　价：468.00 元

目　录

绪　论

一、解题

（一）医家类在《四库全书总目》中的地位

　　想了解《四库全书总目·医家类》就必须先了解《四库全书总目》（以下简称《总目》）。清代乾隆年间政府编纂了中国历史上最大的一部百科丛书《四库全书》,《总目》也就随之而生。《总目》是一部集大成的官修目录著作,内容博大精深,具有极高的学术价值。其自问世,就得到了学术界的高度赞誉。清周中孚《郑堂读书记》评价:"窃谓自汉以后薄录之书,无论官撰私著,凡卷第之繁富,门类之允当,考证之精审,议论之公平,莫有过于是编矣。"[①] 近现代学者无不奉之为学问指南。清张之洞《輶轩语·语学》云:"泛滥无归,终身无得;（虽多无用）得门而入,事半功倍。或经,或史,或词章,或经济,或天算地舆,经治何经,史治何史,经济是何条,因类以求,各有专注。至于经注,孰为师授之古学,孰为无本之俗学。史传,孰为有法,孰为失礼,孰为详密,孰为疏舛。词章,孰为正宗,孰为旁门,尤宜决择分析,方不至误用聪明。此事宜有师承,然师岂易得?书即师也。今为诸生指一良师,将《四库全书总目提要》（是一书名,省文可称《四库提要》）读一过,即略知学术门径矣。"[②] 学术中人也是这样做的。余嘉锡先生《四库提要辨证·序录》云"嘉道以后,通儒辈出,莫不资其津逮,奉作指南,功既巨矣,用亦弘矣"[③],很明确地说明了这种情况。

---

　　① 中华书局编辑部编辑,《宋元明清书目题跋丛刊》（第十五册）,北京,中华书局,2006年,第149页。
　　② 苑书义、孙华峰、李秉新主编,《张之洞全集》（第十二册）,石家庄,河北人民出版社,1998年,第9790、9791页。
　　③ 余嘉锡著,《四库提要辨证》,北京,中华书局,2007年,第49页。

　　《总目》按经、史、子、集四部著录典籍，经、史、子、集下又各分小类。乾隆五十四年武英殿刊印本（简称殿本）经部包括易类、书类、诗类、礼类、春秋类、孝经类、五经总义类、四书类、乐类、小学类10个大类，其中礼类分为周礼、仪礼、礼记、三礼通义、通礼、杂礼书6个小目，小学类分为训诂、字书、韵书3个小目；史部包括正史类、编年类、纪事本末类、别史类、杂史类、诏令奏议类、传记类、史钞类、载记类、时令类、地理类、职官类、政书类、目录类、史评类15个大类，其中诏令奏议类分为诏令、奏议2个小目，传记类分为圣贤、名人、总录、杂录4个小目，地理类分为总志、都会郡县、河渠、边防、山川、古迹、杂记、游记、外记9个小目，政书类分为通制、典礼、邦计、军政、法令、营建6个小目，目录类分为经籍、金石2个小目；子部包括儒家类、兵家类、法家类、农家类、医家类、天文算法类、术数类、艺术类、谱录类、杂家类、类书类、小说家类、释家类、道家类14个大类，其中天文算法类分为推步、算书2个小目，术数类分为数学、占候、相宅相墓、占卜、命书相书、阴阳五行、杂技术7个小目，艺术类分为书画、琴谱、篆刻、杂技4个小目，谱录类分为器用、食谱、草木鸟兽虫鱼、杂物4个小目，杂家类分为杂学、杂考、杂说、杂品、杂纂、杂编6个小目，小说家类分为杂事、异闻、琐语3个小目；集部包括楚辞、别集、总集、诗文评、词曲等5个大类。乾隆六十年浙江官府根据文澜阁所藏殿本重刻本（简称浙本）与殿本的部类一致，只在小目上稍有差异，如史部职官类又分为官制、官箴2个小目，集部词曲类又分为词集、词选、词话、词谱词韵、南北曲5个小目等。①

　　医家类在《总目》中属于子部，在子部14类位列第5。在古代目录书中，这是很高的位置。《汉书·艺文志》中，方技略处于六略的最后，但毕竟为六分之一。到了《隋书·经籍志》中，医家类成了子部14类的最后一类。到了《旧唐书·经籍志》《新唐书·艺文志》，随着分类的增多，医家类的位置继续后移，处在子部17类的最后两类。到了《宋史·艺文志》中，子部17类没有变化，医家类被压缩到最后一类。到了《明史·艺文志》，医家类失去了独立的位置，附录在子部第9类——艺术类中。可见，在以史志目录为代表的目录典籍中，医家类的地位一直不显并随着历史的发展而越来越低。在这种情况下，《四库全书》馆臣将医

---

①　纪昀等著，《四库全书》研究所整理，《钦定四库全书总目》（整理本），北京，中华书局，1997年。另，凡《总目》引文，除特别说明外，均出自此版本。

家类排在子部第 5，可见《四库全书》馆对医家类之重视，亦见医家类在《总目》之特殊位置。

医家类何以能居子部之五？《四库全书》馆臣在《总目·子部总叙》言："自六经以外，立说者皆子书也。……可以自为部分者，儒家之外有兵家，有法家，有农家，有医家，有天文算法，有术数，有艺术，有谱录，有杂家，有类书，有小说家。其别教则有释家，有道家。叙而次之，凡十四类。儒家尚矣。有文事者有武备，故次之以兵家。兵，刑类也，唐、虞无皋陶，则寇贼奸宄无所禁，必不能风动时雍，故次以法家。民，国之本也；谷，民之天也，故次以农家。本草、经方，技术之事也，而生死系焉；神农、黄帝，以圣人为天子，尚亲治之，故次以医家。重民事者先授时，授时本测候，测候本积数，故次以天文算法。以上六家，皆治世者所有事也。"其中总纂官纪昀发挥了重大作用，其在《济众新编序》曾言："余校录《四库全书》，子部凡分十四家。儒家第一，兵家第二，法家第三，所谓礼乐兵刑国之大柄也。农家、医家，旧史多退之末简，余独以农家居四，而其五为医家。农者民命之所关，医虽一技，亦民命之所关，故升诸他艺术上也。"①

医家类之重要性还在于它是子部中著录、存目典籍种数较多的类别之一。子部中其他类著录、存目典籍种数如下：儒家类著录 112 种，存目 307 种；兵部著录 20 种，存目 47 种；法家著录 8 种，存目 19 种；农家著录 10 种，存目 9 种；天文算法类著录 56 种，存目 27 种；术数类著录 50 种，存目 123 种；艺术类著录 81 种，存目 80 种；谱录类著录 55 种，存目 89 种；杂家类著录 190 种，存目 668 种；类书类著录 64 种，存目 217 种；小说家类著录 123 种，存目 196 种；释家类著录 13 种，存目 12 种；道家类著录 44 种，存目 100 种。医家类著录及存目医籍数量较复杂。殿本著录 96 种，存目 100 种，共 196 种；浙本著录 97 种，存目 100 种，

---

① （清）纪昀著，孙致中、吴恩扬、王沛霖、韩嘉祥校点，《纪晓岚文集》（第一册），石家庄，河北教育出版社，1995 年，第 179 页。需要说明的是，如果这里的"旧史"指的是正史，这句话不错。如果这里的"史"是泛指，因书目一般放在史家类，则纪昀的说法不对。宋代的《崇文总目》就把医家类放在子部之前列，且卷数占到子部所有卷数的近六分之一。

共 197 种。① 另外，还有一部《武英殿聚珍版丛书·小儿药证真诀》(《小儿药证真诀》实为《小儿药证直诀》，《武英殿聚珍版丛书》将"直"讹为"真")。② 这样，医家类著录种数仅次于儒家类、杂家类、小说类，位居第 4，总数位居第 5，均居前列。又由于杂家类和小说类均有冗杂的特点，类别属性不甚清晰，故在《总目》中医家类著录、存目的典籍的种数较为可观。

（二）医家类著录、存目典籍类型分析

从整个《总目》而言，医家类不容小觑。具体到医家类内部，其内容也非常丰富。从表面而言，其著录、存目典籍总数不足 200，但实际上远不止此数。其原因有二：一是，有些书后有附录，如《医门法律》后附《寓意草》，《伤寒直格方》后附《伤寒标本心法类萃》，《伤寒论注》后附《伤寒明理论》和《论方》等；二是，有些丛书只算一部，如《河间六书》《东垣十书》《薛氏医案》《证治准绳》等。可以说，其所著录、存目的典籍远远超过 200 种。

更加重要的是，《总目》著录、存目的医籍非常全面，包含医经、针灸、本草、医方、临床、医案、藏象、病机、杂著、诊断、养生等诸多方面，其中临床又包含伤寒、金匮、瘟疫、内科、外科、妇科、儿科、眼科等。③ 分析下来，《总目》著录、存目医籍有以下特点。

1. 方书多而经论少

《总目》著录方书 21 种（浙本 22 种，多《卫生十全方》），包括《肘后备急方》

---

① 其差别在于浙本《总目》著录有"《卫生十全方》三卷，《奇疾方》一卷"。实际上，文渊阁《四库全书》等并未收录《卫生十全方》《奇疾方》。早在 20 世纪 30 年代（1933 年）陈垣先生在《景印四库全书未刊本草目签注》就言："'《卫生十全方》三卷，《奇疾方》一卷（宋夏德撰）。'此书殿本《总目》不著录，惟外刻《总目》及《简目》著之，文津、文渊均无此书。《奇疾方》三十八道共九叶，已附《传信适用方》卷四后。"（陈垣著，陈智超编，《陈垣四库学论著》，北京，商务印书馆，2012 年，第 34 页）然而很多中医目录著作没有核实《四库全书》，误以为《四库全书》收录了《卫生十全方》，如迄今为止收录范围最广、种类最多的中医书目——《中国中医古籍总目》就有这个问题。（薛清录主编，《中国中医古籍总目》，上海，上海辞书出版社，2007 年，第 983 页）

② 为了使纂修《四库全书》时发现的珍本、善本，特别是从《永乐大典》中辑录的散佚典籍得以流传，乾隆下令由武英殿刊刻这些书。乾隆三十八年（1773）开始，乾隆五十九年（1794）结束，前后延续二十余年。这些先后被刊刻的各种珍本秘籍被称为《武英殿聚珍版丛书》。《永乐大典》本医籍《小儿药证直诀》被收入其中，前录提要。但后来，馆臣发现《小儿药证直诀》并未散佚，没有收入《四库全书》，其提要也未载入《总目》。

③ 《总目》"以时代为次"著录、存目医籍，并没有进行分类。《续通志》已经开始分类，后代学者踵事增华，分类更加自觉、明确。下文的分类就参考了丹波元胤，特别是李经纬、刘时觉等先生的意见。

《千金要方》《外台秘要》《太平惠民和剂局方》《圣济总录纂要》《博济方》《苏沈良方》《旅舍备要方》《全生指迷方》《类证普济本事方》《传信适用方》《三因极一病证方论》《济生方》《仁斋直指》《急救仙方》《宣明论方》①《兰室秘藏》《瑞竹堂经验方》《世医得效方》《普济方》《绛雪园古方选注》；存目方书 13 种，包括《如宜方》《类编南北经验医方大成》《医方选要》《万氏家抄济世良方》《摄生众妙方》《急救良方》《灵秘十八方加减》《经验良方》《避水集验要方》《鲁府秘方》《普门医品》《成方切用》《得心录》。如果再加上儿科的《小儿卫生总微论方》，妇科的《产育宝庆方》《妇人大全良方》《产宝诸方》，外科的《集验背疽方》，伤寒的《伤寒类方》等方书，数量就更加可观了。

　　《总目》中著录、存目医经类典籍较少：著录 7 种，包括《黄帝素问》《灵枢经》《难经本义》《类经》《素问入式运气论奥》《素问玄机原病式》《病机气宜保命集》；存目 14 种，包括《素问运气图括定局立成》《素问钞补正》《续素问钞》《运气易览》《运气定论》《素问注证发微》《医津筏》《素问悬解》《灵枢悬解》《四圣心源》《素灵微蕴》《图注难经》《难经经释》《难经悬解》。如果加上《针灸甲乙经》（以下简称《甲乙经》）和伤寒、金匮类著作，存目总数虽已超过方书，但著录总数仍差距甚多。②

　　这种现象的出现与古代方书著作众多有很大关系。日本丹波元胤《医籍考》把医学典籍分为医经、本草、食治、藏象、诊法、明堂经脉、方论、史传、运气等几部分共八十卷，其中方论占了五十六卷，除去其中的伤寒、温病、金匮等典籍，一般方书的数量也非常可观。③《中国医籍大辞典》把医学典籍分为《内》《难》经类、基础理论类、伤寒金匮类、诊法类、本草类、方书类、临证综合类、温病类、内科类、妇科、外科、伤科、眼科、耳鼻咽喉口齿类、针灸类、推拿类、养生类、医案医话类、医史类、综合性论著、其他类，其中方书类最多，几乎是《内》《难》经类、基础理论类、伤寒金匮类、诊法类之和。④故明江瓘在《名医类案·自序》

---

①　《宣明论方》，《总目》著录为《宣明方论》，但《总目·石山医案》又称《宣明论方》。鉴于学术界一般称为《宣明论方》，故本书均称《宣明论方》。

②　伤寒类：著录 10 种，包括《伤寒论注》《伤寒微旨》《伤寒总病论》《伤寒直格方》《医经溯洄集》《伤寒论条辨》《尚论篇》《伤寒舌鉴》《伤寒兼证析义》《伤寒类方》；存目 10 种，包括《伤寒心镜》《伤寒医鉴》《伤寒心要》《伤寒治例》《伤寒指掌》《伤寒悬解》《伤寒说意》《伤寒缵论》《伤寒分经》《伤寒论条辨续注》。金匮类：著录 1 种，即《金匮要略论注》；存目 1 种，即《金匮悬解》。

③　（日）丹波元胤著，郭秀梅、（日）冈田研吉校译，《医籍考》，北京，学苑出版社，2007 年。

④　裘沛然主编，《中国医籍大辞典》，上海，上海科学技术出版社，2002 年。

中曾感叹："方书繁而经论废。"① 可见，方书繁多，为馆臣的选择提供了条件。但这并不是主要原因，因为馆臣还有把它们列为存目的权力。实际上，馆臣把方书列入存目较少，大都直接著录。这说明，还有其他的原因。

首先，这与馆臣对宋代医学的认可有关。馆臣认为，宋代最重医学。② 《总目·御定医宗金鉴》云："自古以来，惟宋代最重医学。"《总目·太医局程文》云："盖有宋一代，于医学最为留意。"宋代重视医学的表现，除了《总目·太医局程文》所说的"于古来经方脉论皆命孙兆、林亿、高保衡等校刊颁行，垂为程序"外，就是喜欢搜集医方。《总目·圣济总录纂要》所说的"宋代崇尚医学，搜罗至富"就是这个意思。这件事情是由宋代皇帝推动的。宋太宗在位期间，先命贾黄中等编成《神医普救方》一千卷，又命王怀隐等编成《太平圣惠方》一百卷；宋仁宗命医官周应编成《简要济众方》五卷；宋神宗元丰年间命人编成《太医局方》十卷；宋徽宗大观年间令医官陈师文等刊正为《太平惠民和剂局方》五卷，政和年间又命医官编成《圣济经总录》二百卷。在皇帝的影响下，士大夫及民间医生也开始大量编辑方书，著名的有《苏沈良方》《普济本事方》《三因极一病证方论》《济生方》《妇人大全良方》等。而《总目》著录的医方著作很大程度上都是宋代典籍，如《太平惠民和剂局方》《圣济总录纂要》《博济方》《苏沈良方》《旅舍备要方》《全生指迷方》《类证普济本事方》《卫生十全方》《传信适用方》《三因极一病证方论》《济生方》《仁斋直指》《集验背疽方》等。宋代方书占了《总目》所著录方书的一半之上。

其次，这种现象与馆臣的文人士大夫身份有关。由于"医乃仁术"与文人士大夫"仁义立身"的主张契合，故他们往往喜欢搜集整理医方，如陶潜有《陶潜方》、范晔有《和香方》和《上香方》、陆贽有《陆氏集验方》、刘禹锡有《传信方》、钱惟演有《箧中方》、晏殊有《明效方》、苏轼与沈括有《苏沈良方》、张耒有《治风方》、陆游有《陆氏续集验方》、元好问有《集验方》、邱浚有《群书抄方》等③。出于士大夫习性，馆臣对于搜集医方持赞同态度。总纂官纪晓岚在《阅微草

① （明）江瓘编，《名医类案》，北京，人民卫生出版社，1957 年，第 8 页。
② 《医宗金鉴》的态度与此相反，冈西为人统计，《医宗金鉴·删补名医方论》中对金元明清"著作多有引用，而宋代医名几乎未见"。[（日）冈西为人著，郭秀梅整理，《宋以前医籍考》，北京，学苑出版社，2010 年，第 1338 页]
③ 杨东方、周明鉴，《历代著名文学家医学著作考》，《中医药文化》，2009 年，第 4 期，第 26—30 页。

堂笔记》卷十二记载了这样的事："刑曹案牍,多被殴后以伤风死者,在保辜限内,于律不能不拟抵。吕太常含晖,尝刊秘方……后其子慕堂,登庚午贤书,人以为刊方之报也。"[①]其肯定态度不言自明。主要编纂人员劳树棠也支持搜集医方,且还刊刻了《伤寒辨证》。周光镛《重刻伤寒活人辨证序》评价道:"余维士大夫留心济物,往往旁涉于方书。唐王焘居馆阁二十余年,多见宏文馆图籍方书,故于守邺时刻《外台秘要》。宋沈括《梦溪笔谈》有《药议》一卷。东坡先生杂著中时言医理,故宋《艺文志》有《苏沈良方》。今观察刻此书奉赠公之遗言,俾读伤寒书者知所折衷,不至如冥行之无烛,则不特媲美于王邺州、苏沈二内翰,而仁人孝子之用心一举而两善备矣。"[②]因此,《总目》得以著录大量方书。

《总目》著录那么多的医方不是特别妥当。因为医方与经论相比,经论更加重要,这是医家的共识。江瓘《名医类案·自序》就对方书流行持批判态度,云:"自夫三坟坠而九丘湮,方书繁而经论废,或指《素》《难》以语人,鲜不以为迂者。"[③]因为医方的流行,容易导致"按病求方",而失去传统医学辨证论治的灵魂,无益于医学的发展。故即使对名医徐大椿整理的《伤寒类方》,曹禾亦持批判态度,其在《医学读书志》中抨击道:"《伤寒类方》,削去病论,专载医方,令人按病求方,不必循经辨证,尤非体例。"[④]曹禾的说法有一定道理,《总目》丢弃了《脉经》等而著录那么多医方实为失误。

2. 治疗著作多而养生著作少

通观九十多种直接著录的医学著作,大都是治疗著作,只有1部四卷本的《寿亲养老新书》为养生著作。此外,《总目》存目的养生类著作也仅有3种。[⑤]这种现象的出现与馆臣对养生的态度有关。他们认为"《汉志》医经、经方二家后,有房中、神仙二家,后人误读为一,故服饵导引,歧途颇杂",故对养生著作不加著录。实际上,"古医籍于养生一门,乃所必备,所谓'上工治未病'之义"。[⑥]《黄帝内经》《诸病源候论》《备急千金要方》(以下简称《千金要方》)等古代医

---

① (清)纪昀著,汪贤度校点,《阅微草堂笔记》,上海,上海古籍出版社,2001年,第238页。

② (清)陈尧道著,《伤寒辨证》,北京,人民卫生出版社,1957年,第3、4页。

③ (明)江瓘著,《名医类案》,北京,人民卫生出版社,1957年,第8页。

④ (清)曹禾撰,《医学读书志》,北京,中医古籍出版社,1981年,第124页。

⑤ 养生类:著录1种,即《寿亲养老新书》四卷;存目3种,包括《泰定养生主论》十六卷、《安老怀幼书》四卷、《养生类要》二卷。

⑥ 刘时觉编注,《四库及续修四库医书总目》,北京,中国中医药出版社,2005年,第185页。

学经典均含有大量养生内容，特别是《千金要方》。《续修四库全书总目提要·养生类纂》云："医籍言养生者，以孙思邈《千金方》为最详。"①其"道林养性""摄养论"等均是探讨如何养生的。可以这么说，"服食、养生，原属医家范围之内"。②有时候，养生比医药、针灸更有效果。明代名臣赵南星在《上医本草序》中言："余自丙辰冬而病，丁巳大病缠连，至于戊午之秋遂不能用药，而第取李氏时珍所著《本草纲目》中所载谷蔬肴核之类，择其有益者用之，随宜而加损之，忌其□□□□，庚申春夏之间而大愈，乃知饮食之于养生大矣。"③为此他撰写了《上医本草》一书。《续修四库全书总目提要·上医本草》载："明赵南星撰……先以吏部郎鲠直招忌镌职，家居已二十余年，自序谓久病数年，至不能用药，取本草所载谷蔬肴核之有益者，随宜损益服食，病竟愈。乃知饮食之于养生大矣。……又谓古语'有病不治常得中医'及'上医治未病'之义，故以'上医本草'名其书。"②

古代养生著作众多，很多都应当被选入《总目·医家类》。如明代著名文学家、养生专家高濂所撰的《遵生八笺》。全书分为《清修妙论笺》《四时调摄笺》《起居安乐笺》《却病延年笺》《饮馔服食笺》《燕闲清赏笺》《灵秘丹药笺》《尘外遐举笺》八笺。每类一笺，故名八笺。《清修妙论笺》以收录古人对养生修身的真知灼见为主，或论修身养性之道，或述保精惜气之方，或言永年夭生之理，或明弃私去欲之义，强调养生的关键在于清心寡欲，加强道德修养。《四时调摄笺》分春、夏、秋、冬四卷，详细地阐明四时不同的调养之道及治疗各种季节病证的方剂。《起居安乐笺》以"节嗜欲，慎起居，远祸患，得安乐"为中心详细地探讨了营造健康、舒适生活环境的要诀以及保持乐观的生活态度的重要性。《却病延年笺》记载了气功导引等古代运动健身的方法，有《修养五脏坐功法》《治百病坐功法》《八段锦导引法》《太上混元按摩法》《天竺按摩法》等。此外，还有《高子三知延寿论》《色欲当知所戒论》等节欲养生的内容。《饮馔服食笺》以饮馔服食为中心，对茶、汤、粥、粉面、蔬菜、鲊脯、酿造、甜食等做了介绍，并录入多种日常保健之药及服食方剂。《燕闲清赏笺》探讨高雅的休闲娱乐，有古铜器、玉器、瓷器、历代碑帖、绘画、古琴的鉴别与赏玩，有葵笺、宋笺、松花笺、名香、

---

① 刘时觉编注，《四库及续修四库医书总目》，北京，中国中医药出版社，2005 年，第 182 页。
② 刘时觉编注，《四库及续修四库医书总目》，北京，中国中医药出版社，2005 年，第 115 页。
③ 严世芸主编，《中国医籍通考》（第一卷），上海，上海中医学院出版社，1990 年，第 1288 页。

花、竹、盆景的制作和诠评。《灵秘丹药笺》以阐明炼制"延年益寿"丹药的方法和常见病证的治疗药方为主，收集了多种经验方药。《尘外遐举笺》录入了许由、列子、陶渊明等历代高寿隐士的养生逸事，他们不追求尘世的名誉利禄，"心无所营，物无容扰"，故而得以"养寿怡生"。由此可见，本书以遵生为主旨，从调神、起居、季节、饮食、情志、导引、丹药等方面全面详细地论述了延年之术及却病之方，堪称集我国古代养生理论和方法之大成。

但对于这样一部养生名作，《总目》又是怎么认为的呢？《总目》云："其书分为八目。卷一、卷二曰《清修妙论笺》，皆养身格言，其宗旨多出于二氏。卷三至卷六曰《四时调摄笺》，皆按时修养之诀。卷七、卷八曰《起居安乐笺》，皆宝物器用可资颐养者。卷九、卷十曰《延年却病笺》，皆服气导引诸术。卷十一至卷十三曰《饮馔服食笺》，皆食品名目，附以服饵诸物。卷十四至十六曰《燕闲清赏笺》，皆论赏鉴清玩之事，附以种花卉法。卷十七、十八曰《灵秘丹药笺》，皆经验方药。卷十九曰《尘外遐举笺》，则历代隐逸一百人事迹也。书中所载，专以供闲适消遣之用。标目编类，亦多涉纤仄，不出明季小品积习，遂为陈继儒、李渔等滥觞。又如张即之，宋书家，而以为元人。范式官庐江太守，而以为隐逸。其讹误亦复不少。特抄撮既富，亦时有助于检核，其详论古器，汇集单方，亦时有可采。以视剿袭清言，强作雅态者，固较胜焉。"虽然承认本书为养生之作，其中有"养身格言""按时修养之诀""实物器用可资颐养者""服气导引诸术""服饵诸物""经验方药"，但又认为"书中所载，专以供闲适消遣之用"，且"其宗旨多出于二氏"，把它剔出医学范围，放到杂家类。

又如《饮膳正要》。此书由元代饮膳太医忽思慧（清称其为和斯辉）撰写。它从健康人的实际饮食出发，以健康人的膳食标准立论，制订了具有营养学价值的食谱。从本草类著作而言，它属于服食类本草。服食类本草和疗病类本草都属于医学著作，都应受到重视。《续修四库全书总目提要·上医本草》言："治本草，疗病与服食原属并重。"[1] 更加值得注意的是，《饮膳正要》以"养生避忌"冠篇首，可见本书并不是着眼于普通的饮食而是着眼于养生。《饮膳正要》十分强调饮食在保健延寿中的价值，认为"饮食为养生之首务"，并列出各种食疗单方、饮食禁忌等，对今天的饮食搭配、合理进食及慢性疾病的治疗等仍有指导意义。此书也被誉为我国第一部较为系统的饮食卫生营养专著。对于这本书的养生性质，《总

① 刘时觉编注，《四库及续修四库医书总目》，北京，中国中医药出版社，2005年，第115页。

目》也有认识，云："是编前有天历三年进书奏，称世祖设掌饮膳太医四人。于《本草》内选无毒，无相反，可久食补益药味，与饮食相宜，调和五味，及以每日所造珍品御膳，所职何人，所用何物，标注于历，以验后效。和斯辉自延祐间选充是职，因以进用奇珍异馔，汤膏煎造，及诸家本草名医方术，并日所必用谷肉果菜，取其性味补益者，集成一书。"但由于对医学概念的狭隘认识，馆臣不认为这是医学著作，而把它放到了谱录类的"食谱"中。

那为什么《总目·医家类》又著录《寿亲养老新书》呢？特别是在当时《进呈书目》并没有把该书列在医家类，而是把它放到了农家类的情况下。[①]其原因就在于这是本"寿亲养老"书。中国社会非常重视孝道，《礼记·曲礼下》："亲有疾，饮药，子先尝之。"但不懂医的人，只能试出毒性大小或有毒无毒，至于药物能否治病无从得知，这样就会把生病的父母委之庸医。这样也是一种不孝。理学家程颢云："病卧于床，委之庸医，比于不慈不孝，事亲者亦不可不知医。"（宋朱熹《二程外书》卷十二）隋代名医许智藏亦云："为人子者尝膳视药，不知方术，岂谓孝乎？"（《隋书·许智藏传》）在这种情况下，"为人子者，不可不知医"就成为社会的共识。《寿亲养老新书》就是因为"寿亲养老"被馆臣所注意、所重视。《总目·寿亲养老新书》云："征引方药，类多奇秘，于高年颐养之法，不无小补，固为人子所宜究心也"，所以加以著录推荐。值得注意的是，除了道德含义之外，馆臣对《寿亲养老新书》的评价并不太高，云："直书自饮食调治至简妙老人备急方，分为十五篇，二百三十三条，节宣之法甚备。明高濂作《遵生八笺》，其《四时调摄笺》所录诸药品，大抵本于是书。铉所续者，前一卷为古今嘉言善行七十二事，后两卷则凡寝兴、器服、饘粥、饮膳、药石之宜，更为赅具。而附以妇人、小儿食治诸方，凡二百五十六条。其中如祝寿诗词，连篇载入，不免失于冗杂。又叙述闲适之趣，往往词意纤仄，采掇琐碎。明季清言小品，实亦滥觞于此。"这里的"连篇载入，不免失于冗杂。又叙述闲适之趣，往往词意纤仄，采掇琐碎。明季清言小品，实亦滥觞于此"均不是正面评价，即使"明高濂作《遵生八笺》，其《四时调摄笺》所录诸药品，大抵本于是书"也不是特别高的评价，因为在馆臣眼中，《遵生八笺》并不是医学典籍，而是杂家典籍。

---

① （清）沈初等撰，杜泽逊、何灿点校，《浙江采集遗书总录》，上海，上海古籍出版社，2010年，第481页。

3. 方药类著作多而针灸类著作少

针灸学是中医药宝库中的奇葩，源自上古，与方药有着同样重要的地位。唐代孙思邈《千金要方·针灸·孔穴主对法第八》言："若针而不灸，灸而不针，皆非良医也；针灸而不药，药不针灸，尤非良医也。"在漫长的发展过程中，医学史上出现了很多著名的针灸学家，产生了大量的针灸著作。《旧唐书·经籍志》《新唐书·艺文志》将经脉类（明堂经脉类）和医术类并列，著录了大量的针灸类著作。很多目录专家也非常重视针灸类著作，强调单独分类。郑樵《通志》卷七十一《校雠略》云："《唐志》别出'明堂经脉'一条，而《崇文总目》合为医书，据明堂一类亦有数家，以为一条已自疏矣，况合于医书，而其类又不相附，可乎？"相比而言，《总目》对针灸著作不太重视，只著录了 6 种、存目 7 种。① 即使加上《灵枢》，也是少而又少。《总目》中很多针灸典籍都只是存目，如对于明清时期针灸著作只著录了一部《针灸问对》，而之所以著录《针灸问对》，则是因为此书不太强调针灸的治疗作用。馆臣在此书提要中指出："上、中二卷论针法，下卷论灸法及经络穴道，皆取《灵枢》《素问》《难经》《甲乙经》及诸家针灸之书，条析其说，设为问答以发明其义，措语颇为简明。其论针能治有余之病，不能治不足之病；详辨《内经》虚补实泻之说为指虚邪实邪，非指病体之虚实。又论古人充实，病中于外，故针灸有功。今人虚耗，病多在内，针灸不如汤液；又论误针误灸之害，与巧立名目之诬，皆术家所讳不肯言者，其说尤为笃实。考机《石山医案》，凡所疗之证，皆以药饵攻补，无仅用针灸奏功者。盖惟深知其利病，故不妄施，所由与务矜奇技者异也。""针灸不如汤液""凡所疗之证，皆以药饵攻补，无仅用针灸奏功者"均表明了馆臣对当时针灸的认识。馆臣的这种观点在《医学源流论》的提要中也有体现："又……针灸之法失传。其说皆可取。"他们明确赞同徐大椿"针灸之法失传"的看法。另，清代医家程林也认为针灸失传，其在《圣济总录纂要·凡例》中言："书中针灸四卷，符禁三卷，古法不易行……俱不刻。"②

如果探究馆臣此态度的深层原因，恐怕还是在于士大夫的礼教观念。针灸在

---

① 针灸类：著录 6 种，包括《甲乙经》八卷、《铜人针灸经》七卷、《明堂灸经》八卷、《针灸资生经》七卷、《扁鹊神应针灸玉龙经》一卷、《针灸问对》三卷；存目 7 种，包括《流注指微赋》一卷、《神应经》一卷、《大本琼瑶发明神书》二卷、《针灸聚英》四卷、《针灸节要》三卷、《针灸大全》十卷、《释骨》一卷。

② （清）程林删订，《圣济总录纂要》，合肥，安徽科学技术出版社，1992 年，凡例。

操作时，往往需要袒胸露背，有伤"大雅"，故难为"正统人士"所接受。道光二年（1822），道光皇帝下令废止针灸，其原因就在于针灸有违礼教。据任锡庚《太医院志·职掌》（1923年石印本）记载："道光二年奉旨：针灸一法，由来已久。然以针刺火灸，究非奉君之所宜。太医院针灸一科，着永远停止。"这只不过是针灸有违礼数的观点的进一步发展而已。馆臣的这种态度还可以从推崇外科的内治法看出。《集验背疽方》提要云："背疽为患至巨……或妄施刀针，而于受病之源、发病之形，及夫用药次第、节宣禁忌之所宜，俱置不讲，故夭阏者十恒八九。"《外科精义》提要云："后之疡医，惟持攻毒之方，治其外而不治内，治其末而不治本，故所失恒多。德之此书，务审病之所以然，而量其阴阳强弱以施疗，故于疡科之中，最为善本。"《外科理例》提要云："前有自序，称'外科必本诸内，知乎内以求乎外，其如视诸掌乎。治外遗内，所谓不揣其本而齐其末'，可谓探原之论。其曰'理例'者，谓古人所论，治无非理，欲学者仿其例而推广之也。大旨主于调补元气，先固根柢，不轻用寒凉攻利之剂。"

二、研究回顾

一方面，医家类在《总目》中占据一席之地，另一方面其著录医籍又很有特点，故《总目·医家类》引起了学术界的研究兴趣。这些研究有的是研究《总目》涉及《总目·医家类》的，有的是专门研究《总目·医家类》的。早在《总目》初步编成之时（乾隆三十八年开始编修，乾隆四十六年初稿完成），《钦定续通志》（即《续通志》）、《钦定皇朝通志》（《清朝通志》）就已经积极吸纳了其中的研究成果，并进行了初步研究。但遗憾的是，学术界还没有注意的这种情况。我们仅阐述这两部书中涉及医家类的部分。

《续通志》，乾隆三十二年奉敕撰，乾隆五十年成书，卷一百六十一《艺文略》医方类著录了部分宋、金、元、明时期的医籍。其体例仿照郑樵《通志》："臣等谨案：郑《志》医方类分上下帙，今以脉经、医书之总论证治者为上帙，而针灸、本草诸目统归下帙，其有未备者缺之。"故《续通志》把《总目》著录的典籍分为脉经、医书、针灸、本草、炮炙、方书、伤寒、脚气、杂病、疮肿、妇人、小儿、食经等类，鉴于学术界无人关注，故转引如下。

医方上

脉经:《素问入式运气论奥》三卷、附《黄帝内经素问遗篇》一卷,宋刘温舒撰;《素问玄机原病式一卷》,金刘完素撰;《金匮钩玄》三卷,元朱震亨撰。以上见文渊阁著录。《素问运气图括定局立成》一卷,明熊宗立撰;《素问钞补正》十二卷,明丁瓒编;《读素问钞》九卷,明汪机撰;《素问注证发微》九卷,明马莳撰;《图注难经》八卷,明张世贤撰;《图注脉诀》四卷、《附方》一卷,明张世贤撰。以上见《四库全书存目》。

医书:《圣济总录纂要》二十六卷,宋政和中奉敕编;《寿亲养老新书》四卷,前一卷宋陈直撰,后三卷元邹铉续增;《卫济宝书》二卷,旧本题东轩居士撰,不著名氏;《医说》十卷,宋张杲撰;《太医局程文》九卷,宋时考试医学之制;《仁斋直指》二十六卷、附《伤寒类书活人总括》七卷,宋杨士瀛撰;《宣明论方》十五卷,金刘完素撰;《病机气宜保命集》三卷,金张元素撰;《儒门事亲》十五卷,金张从正撰;《内外伤辨惑论》三卷,金李杲撰;《脾胃论》三卷,金李杲撰;《兰室秘藏》六卷,金李杲撰;《医垒元戎》十二卷,元王好古撰;《此事难知》二卷,元王好古撰;《格致余论》一卷,元朱震亨撰;《局方发挥》一卷,元朱震亨撰;《脉诀刊误》二卷、《附录》二卷,元戴启宗撰;《医经溯洄集》一卷,元王履撰;《难经本义》二卷,元滑寿注;《推求师意》二卷,明戴原礼撰;《玉机微义》五十卷,明徐用诚撰;《仁端录》十六卷,明徐谦撰;《薛氏医案》七十八卷,明薛己撰;《石山医案》三卷,明陈桶编;《名医类案》十二卷,明江瓘编;《赤水玄珠》三十卷,明孙一奎撰;《医指绪余》二卷,明孙一奎撰;《奇经八脉考》一卷,明李时珍撰;《濒湖脉学》一卷,明李时珍撰;《证治准绳》一百二十卷,明王肯堂撰;《先醒斋广笔记》一卷,明缪希雍撰;《类经》三十二卷、《图翼》十一卷、《附翼》四卷,明张介宾撰;《景岳全书》六十四卷,明张介宾撰。以上见文渊阁著录。《大本琼瑶发明神书》二卷,旧本题刘真人撰,不著时代人名;《崔真人脉诀》一卷,旧本题紫虚真人撰,宋道士崔嘉彦也;《东垣十书》二十卷,不著编辑名氏;《泰定养生主论》十六卷,旧本题元王中阳撰;《安老怀幼书》四卷,明刘宇编;《医学管见》一卷,明何瑭撰;《神应经》一卷,明陈会撰;《医开》七卷,明王世相撰;《医史》十卷,明李濂撰;《医学正传》八卷,明虞抟撰;《卫生集》四卷,明周宏撰;《心印绀珠经》二卷,明李汤卿撰;《运气易览》三卷,明汪机撰;《养生类要》二卷,明吴正伦撰;《志斋医论》二卷,明高士撰;《丹溪心法附余》二十四卷,明方广撰;《上池杂说》一卷,明冯时可撰;《医要六要》十九卷,明张三锡撰;《删补颐生微论》四卷,明李中梓撰;《普门医品》四十八卷、附《医品补遗》四卷,明王世贞撰;《孙氏医案》五卷,明孙泰来、孙明来同编;《河间六书》二十七卷,明吴勉学编;《折肱漫录》六卷,明黄承昊撰;《运气定论》一卷,明董说撰;《简明医彀》八卷,明孙志宏撰;《金锭铁秘论》十二卷,旧本题李药师撰,不详时代;《扁鹊指归图》一卷,不著撰人名氏。以上见《四库全书存目》。

医方下

针灸:《针灸资生经》七卷,旧本题叶氏刊,不著撰人名氏;《扁鹊神应针灸玉龙经》一卷,元王国瑞撰;《针灸问对》三卷,明汪机撰。以上见文渊阁著录。《针灸大全》十卷,明杨继洲编;《针灸聚英》四卷,明高武撰;《针灸节要》三卷,明高武撰。以上见《四库全书存目》。

本草:《汤液本草》三卷,元王好古撰;《本草纲目》五十二卷,明李时珍撰;《神农本草经疏》三十卷,明缪希雍撰;《本草乘雅半偈》十卷,明卢之颐撰。以上见文渊阁著录。《珍珠囊指掌补遗药性赋》四卷,旧本题金李杲撰;《药镜》四卷,明蒋仪撰。以上见《四库全书存目》。

炮炙:《雷公炮制药性解》六卷,旧本题明李中梓撰。以上见《四库全书存目》。

方书:《旅舍备要方》一卷,宋董汲撰;《全生指迷方》四卷,宋王贶撰;《类证普济本事方》十卷,宋许叔微撰;《太平惠民和剂局方》十卷、附《指南总论》三卷,宋陈师文等奉敕编;《卫生十全方》三卷、《奇疾方》一卷,宋夏德撰;《传信适用方》二卷,不著撰人名氏;《三因极一病证方论》十八卷,宋陈言撰;《济生方》八卷,宋严用和撰;《急救仙方》六卷,不著撰人名氏;《瑞竹堂经验方》五卷,元沙图穆苏撰;《世医得效方》二十卷,元危亦林撰;《普济方》一百六十八卷,明周王橚撰。以上见文渊阁著录。《如宜方》二卷,元艾元英撰;《类编南北经验医方大成》十卷,旧本题元孙允贤撰;《医方选要》十卷,明周文采编;《万氏家抄济世良方》六卷,明万表编;《摄生众妙方》十一卷,明张时彻编;《急救良方》二卷,明张时彻编;《灵秘十八方加减》一卷,旧本题明胡嗣廉编;《经验良方》十一卷,明陈仕贤撰;《避水集验要方》四卷,明董炳撰;《鲁府秘方》四卷,明张应泰编。以上见《四库全书存目》。

伤寒:《伤寒微旨》二卷,宋韩祗和撰;《伤寒直格方》三卷、《伤寒标本心法类萃》二卷,金刘完素撰;《伤寒论条辨》八卷、附《本草钞》一卷、《或问》一卷、《痉书》一卷,明方有执撰。以上见文渊阁著录。《伤寒心镜》一卷,一名《张子和心镜别集》,旧本题常德编,不详时代;《伤寒心要》一卷,旧本题镏洪编,不详时代；《伤寒医鉴》一卷，元马宗素撰；《伤寒治例》一卷，明刘纯撰；《伤寒指掌》十四卷，明皇甫中撰。以上见《四库全书存目》。

脚气：《脚气治法总要》二卷，宋董汲撰。以上见文渊阁著录。

杂病：《瘟疫论》二卷、《补遗》一卷，明吴有性撰；《痎疟论疏》一卷，明卢之颐撰。以上见文渊阁著录。《添注指微赋》一卷，元何若愚撰；《杂病治例》一卷，明刘纯撰；《痘症理辨》一卷、《附方》一卷，明汪机撰。以上见《四库全书存目》。

疮肿：《集验背疽方》一卷，宋李迅撰；《外科精义》一卷，元齐德之撰；《外科理例》七卷、《附方》一卷，明汪机撰。以上见文渊阁著录。《疮疡经验全书》十三卷，旧本题宋窦汉卿撰。以上见《四库全书存目》。

妇人：《妇人大全良方》二十四卷，宋陈自明撰；《产宝诸方》一卷，不著撰人名氏；《产育宝庆方》二卷，不著撰人名氏。以上见文渊阁著录。

小儿：《小儿卫生总微论方》二十卷，不著撰人名氏。以上见文渊阁著录。《保婴撮要》八卷，明薛铠撰；《袖珍小儿方》十卷，明徐用宣撰。以上见《四库全书存目》。

食经：《糖霜谱》一卷，宋王灼撰。以上见文渊阁著录。《饮膳正要》三卷，元忽思慧撰；《易牙遗意》二卷，元韩奕撰；《饮食须知》八卷，元贾铭撰；《疏食谱》一卷，明汪士贤撰；《馔史》一卷，不著撰人名氏；《天厨聚珍妙馔集》一卷，不著撰人名氏。以上见《四库全书存目》。

医方类凡一百三十五部。

《续通志》对于宋、元、明、清时期医籍的著录完全源自《总目》，著录《卫生十全方》就是最好的说明，因为文渊阁《四库全书》根本没有收入此典籍。需要注意的是，《续通志》并没有完全著录《总目》所著录及存目的宋代医籍，因为《通志》已经著录这些医籍，如本草类有"《证类本草》三十二卷，唐慎微撰"，方书类有"王氏《博济方》三卷，王衮撰。《苏沈良方》十五卷"，伤寒类有"《伤寒总病论》七卷，庞安时撰"等。此外，因为《通志》体例的原因，《续通志》把食经类典籍列入"医方"，这与《总目》不同。

《清朝通志》，乾隆三十二年奉敕撰，乾隆五十二年成书。卷一百二《艺文略·医方类》著录了部分清代医籍，其分类方式有所改变："臣等谨案：郑《志》医方类分上下二帙，其门目亦甚繁，今酌并为医书、方书二门。如郑《志》原目之脉经、伤寒及本草等类，即从附见焉。"具体如下。

医书：《御纂医宗金鉴》九十卷，乾隆十四年奉敕撰；《金匮要略论注》二十四卷，徐彬注；《尚论篇》八卷，喻昌撰；《医门法律》六卷、附《寓意草》一卷，喻昌撰；《伤寒舌鉴》一卷，张登撰；《伤寒兼证析义》一卷，张倬撰；《续名医类案》六十卷，魏之琇撰；《兰台轨范》八卷，徐大椿撰；《医学源流论》二卷，徐大椿撰。以上见文渊阁著录。《证治大还》四十卷，陈治撰；《马师津梁》八卷，马元仪撰；《张氏医通》十六卷，张璐撰；《伤寒缵论》二卷、《绪论》二卷，张璐撰；《本经逢原》四卷，张璐撰；《诊宗三昧》一卷，张璐撰；《石室秘箓》六卷，陈士铎撰；《李氏医鉴》十卷、《续补》二卷，李文来撰；《医学汇纂指南》八卷，端木缙撰；《济阴纲目》十四卷，武之望撰；《保生碎事》一卷，汪淇撰；《释骨》一卷，沈彤撰；《医学求真录总论》五卷，黄宫绣撰；《伤寒分经》十卷，吴仪洛撰；《难经经释》二卷，徐大椿撰；《医贯砭》二卷，徐大椿撰；《临证指南医案》十卷，叶桂撰；《得心录》一卷，李文渊撰；《伤寒论条辨续注》十二卷，郑重光撰；《医津筏》一卷，江之兰撰；《素问悬解》十三卷，黄元御撰；《灵枢悬解》九卷，黄元御撰；《难经悬解》二卷，黄元御撰；《伤寒悬解》十五卷，黄元御撰；《伤寒说意》十一卷，黄元御撰；《金匮悬解》二十二卷，黄元御撰；《四圣心源》十卷，黄元御撰；《四圣悬枢》四卷，黄元御撰；《素灵微蕴》四卷，黄元御撰。以上见《四库全书存目》。

方书：《绛雪园古方选注》三卷、附《得宜本草》一卷，王子接撰；《神农本草经百种录》一卷，徐大椿撰；《伤寒类方》一卷，徐大椿撰。以上见文渊阁著录。《成方切用》十四卷，吴仪洛撰；《长沙药解》四卷，黄元御撰；《玉楸药解》四卷，黄元御撰。以上见《四库全书存目》。

医方类凡四十四部。

馆臣认为："明制定医院十三科，颇为繁碎，而诸家所著，往往以一书兼数科，分隶为难，今通以时代为次。"但实际上分科著录也很有意义。《续通志》《清朝通志》这种按分类重排医籍的方法虽然源自《通志》的体例，但客观上为分类整理《总目》打开了窗户。李经纬、孙学威编校的《四库全书总目提要：医家类及续编》和刘时觉整理的《四库及续修四库医书总目》实际上都沿袭了这个思路。①

《清朝通志》不但对《四库全书》医籍进行了分类，而且总结了《总目》校勘的贡献。卷一百五《校雠略一》先宏观评价《总目》校雠之精："恭编……《钦定四库全书提要考证》为二卷，不胪著作之富，惟取校雠之精，以别于诸史经籍、艺文之志。"卷一百十二《校雠略八》接着具体列举了《钦定四库全书提要》校正医籍的情况："唐王冰注《黄帝素问》，《读书志》误作'王砅'，今据唐宋《艺文志》校正。隋巢元方《巢氏诸病源候论》，《隋志》称吴景贤撰，不及巢氏书。《宋志》有巢氏书而无吴书。惟《新唐书志》二书并载，一题吴景，一注巢元方。疑当时本属官书，或为监修，或为编撰，标题遂异耳。《读书志》止列巢氏，足证前史之谬。其《隋史》作'吴景贤'，'贤'盖'监'字之讹，今校正。唐王焘《外台秘要》卷首题'校正医书局校理林亿'等名，《述古堂书目》因误题'林亿撰'，今校正。《寿亲养老新书》四卷，前一卷宋陈直撰，后三卷元邹铉续撰。直书本名《养老奉亲》，《文献通考》误倒其文，称为《奉亲养老》，此本与邹书合编，当系邹改题今名也。《传信适用方》，不著撰人名氏。考《书录解题》有《传道适用方》，称吴彦夔撰。与此本卷帙正同，知此即吴书。当系陈氏讹'信'为'道'耳。《急救仙方》，不著撰人名氏。《宋志》及诸家书目皆不著录，惟焦竑《经籍志》载有《救急仙方》，注云见《道藏》，则系误倒其文也。今据《道藏目录》校正。"

《清朝通志》所总结的 6 条主要涉及两个问题，一是姓名的考证，如注《黄帝素问》者应为"王冰"而不是"王砅"，《巢氏诸病源候论》著者应为"吴景"不是"吴景贤"；二是书名的考辨，如是《传信适用方》而不是《传道适用方》，是《急救仙方》而不是《救急仙方》。另外，因为当时《清朝通志》依据的是初稿，最后刊刻的《总目》有些不符合《清朝通志》的总结。如"唐王焘《外台秘要》卷首题'校正医书局校理林亿'等名，《述古堂书目》因误题'林亿撰'，今校正"，而实际上最终的《外台秘要》提要根本没有引用《述古堂书目》。也就是说，《清朝通志》的这 6 条虽并不能真正说明《总目》"以别于诸史经籍、艺文之志"的"校雠之精"。但这种对《总目》校勘成果的总结实为后期学术界探讨《总目·医家类》文献价值的先声。

《续通志》《清朝通志》是在对《总目》整体研究时涉及《总目·医家类》的。

---

① 李经纬、孙学威编校，《四库全书总目提要：医家类及续编》，上海，上海科学技术出版社，1992 年。

后代学者也往往如此，如余嘉锡的《四库提要辨证》和胡玉缙《四库全书总目提要补正》等。① 专门研究《总目·医家类》的成果较少，除了《四库全书总目提要：医家类及续编》《四库及续修四库医书总目》两部著作之外，只有少数的论文。不管是专门研究《总目·医家类》的，还是在研究中涉及《总目·医家类》的，后代学者的研究成果主要集中在以下几个方面。

（一）立足资料的文献整理辨证研究

这方面的研究较多，《四库提要辨证》《四库全书总目提要补正》《〈四库全书总目·子部·医家类〉补正》等通过对多部医学典籍的考辨，对《总目》的错误加以纠正，对其疏漏加以补充。② 《四库全书总目提要：医家类及续编》《四库及续修四库医书总目》按照医学分科对提要进行分类，并加以校注。这些研究均立足于文献整理，为《总目·医家类》的综合研究提供了一个扎实的资料基础。

（二）文献价值研究

东北师范大学王仁伟以《〈四库全书总目·医家类〉研究》获得硕士学位。这篇学位论文立足历史文献学科，系统总结了《总目·医家类》在目录学、版本学、辨伪学的经验贡献，如书名著录多用省称、根据避讳进行考证等，并对其历史文献价值做了探讨，但对其医学文献价值探讨不多。③ 芦青《古医籍导读之良师——〈四库全书总目·子部·医家类〉及续编》和张晓丽《论〈四库全书总目·医家类〉提要的文献价值》则探讨了《总目·医家类》在医学文献研究上的重要价值，认为它指示了医学文献研究的门径。④ 可惜的是，两者的论述比较笼统。

（三）探讨儒学思想对《总目·医家类》的影响

受儒家理性的影响，馆臣割裂神仙、房中与医学的关系。余嘉锡评价道："案

---

① 胡玉缙撰，王欣夫辑，《四库全书总目提要补正》，北京，中华书局，1964 年；胡玉缙撰，吴格整理，《续四库提要三种》，上海，上海书店出版社，2002 年。

② 胡露、周录祥，《〈四库全书总目·子部·医家类〉补正》，《上海高校图书情报工作研究》，2006 年，第 4 期（总第 63 期），第 55—57 页。

③ 王仁伟，《〈四库全书总目·医家类〉研究》，东北师范大学硕士论文，2007 年，导师刘奉文。

④ 芦青，《古医籍导读之良师——〈四库全书总目·子部·医家类〉及续编》，《医古文知识》，2001 年，第 18 卷第 1 期，第 24—26 页；张晓丽，《论〈四库全书总目·医家类〉提要的文献价值》，《南京中医药大学学报（社科版）》，2011 年，第 1 期，第 16—19 页。

《汉书·艺文志》医经、经方与房中、神仙同在《方技略》，班固云：方技者，皆生生之具，王官之一守也。太古有岐伯、俞拊、扁鹊、秦和，盖论病以及国，原诊以知政。汉兴，有仓公。今其技术晻昧，故论其书，以序方技为四种。其辞专就医经、经方立言，并无一语及于房中、神仙之术，而终之曰'故序方技为四种'。然则方技以医为主（所谓王官之一守，亦指《周礼·天官·医师》言之），而房中、神仙，以其亦为生生之具，皆统于医，为之附庸而已。故自《后汉书》以后，名医如华佗之流，皆入《方术》或《方技传》。所谓方士者，方技之士也。医家本是方技，则不必如文成五利之徒，始可名为方士。昔者晋之葛洪、梁之陶弘景，并好神仙家言，然亦兼通医药，著为方书。即唐之孙思邈，专以医学名家，亦留意养生，寿至百余岁。盖凡属方术，理本相通，药石可以却病，亦即所以延年。特医家治之于已病之后，神仙家治之于未病之前耳。非必刀圭入口，白日升天也。此非专门名家加以研究，恐未易断言。若谓《本草》所载轻身延年之说，出于方士，便不足信，则医药孰非方技，其书可废矣。"[①] 余嘉锡指出：首先，"房中神仙""亦为生生之具"，"治之于未病之前"，帮助人们养生，提高生命的质量，应"统于医"。其次，历史上医学家与神仙家往往不可分，晋之葛洪、梁之陶弘景是神仙家，但"兼通医药，著为方书"。唐孙思邈"以医学名家，亦留意养生"。由此可见，余嘉锡不是恒钉琐细地进行文献考据，而是在医学典籍的考辨过程中，以追根溯源的方式审查《总目》的医学思想，从而具有了"辨章学术、考镜源流"的学术史意义。

龚鹏程则指出，馆臣否定神仙、房中是出于儒家心态。他认为："中国古无医学史，《四库提要》可视为第一部医籍史论或医学史论，且它以儒学发展史来架构医学史，对后人启发甚大。但《四库》馆臣论医学，处处将儒医并论。"[②] 这就产生了将神仙、房中与医学分开的后果："到了《四库提要》，遂把医家与神仙家的关系断然切开，说：'《汉志》医经、经方二家后有房中、神仙二家，后人误读为一，故服饵导引，歧途颇杂，今悉删除。'其实《汉书·艺文志》所载，乃将医经、经方、房中、神仙合为方伎，说'方伎者，皆生生之具，王官之一守也，太古有岐伯、俞拊，中世有扁鹊、秦和。盖论病以及国，原诊以知政。汉兴有仓公。今其技术晻昧，故论其书以序方伎为四种'，明明说这四种都是治病生生之方伎。

---

① 余嘉锡著，《四库提要辨证》，北京，中华书局，2007年，第49页。

② 龚鹏程著，《道教新论》，北京，北京大学出版社，2009年，第296页。

后世如南齐褚澄《遗书》一卷，论受形、本气、平脉、津润、分体、精血、除疾、审微、辨书，发挥人身气血阴阳之理，《百川书志》就将之列为房中类，可见后人对于医经、经方和房中之分，也未必十分严格。……《四库》馆臣之说，本诸儒医的偏见，颇乖史实，故为辨正如上。"①

此外，《总目·医家类序》一开始提出了"儒之门户分于宋，医之门户分于金元"的断语。谢观《中国医学源流论》、步瑞兰《简论儒之门户分于宋与医之门户分于金元——简论理学对中医学之影响》等据此探讨了儒学对中医学的影响。②

（四）关于《总目》所提医学流派的研究

学术界普遍认为，《总目》开创了医学流派研究的先河。杨卓寅《"医之门户分于金元"考辨》认为"医之门户分于金元"不是很多人认为的金元时期刘完素、张从正、李杲、朱丹溪四大医家的学派之争，而是指以刘完素为创始者的河间学派与以张元素为开山祖的易水学派之争、朱丹溪与《局方》之争。③孟庆云先生认为，河间之学与易水之学争论的焦点不在内伤而在伤寒。④刘时觉先生认为丹溪之学与宣和《局方》之学争论的实质在于是用新理论指导临床还是"据证检方，即方用药"。⑤谷建军《论〈四库全书总目〉视角中的金元医学流派》则提出，馆臣反对门户之见，着重从用药特色上划分医学流派，而且对金元医派的划分与当今学术界颇有差异。⑥

另外，还有一些学者涉及其他问题。周积明探讨了《总目·医家类》的评价标准，认为"《总目》对医学著作的评价也一切从'利民生''切实用'出发"。⑦

---

①　龚鹏程著，《道教新论》，北京，北京大学出版社，2009年，第317、318页。

②　谢观著，余永燕点校，《中国医学源流论》，福州，福建科学技术出版社，2003年；步瑞兰，《简论儒之门户分于宋与医之门户分于金元——简论理学对中医学之影响》，《医学与哲学》，2006年，第27卷第2期（总302期），第59、60页。

③　杨卓寅，《"医之门户分于金元"考辨》，《江西中医药》，1987年，第6期，第47、48页。

④　孟庆云，《医中之王道——补土派大师李杲》，《江西中医学院学报》，2006年，第18卷第5期，第5—8页。

⑤　刘时觉，《医之门户分于金元的重要标志》，《浙江中医学院学报》，1982年第3期，第8—10页。

⑥　谷建军，《论〈四库全书总目〉视角中的金元医学流派》，《北京中医药大学学报》，2012年，第35卷第6期，第373—375页。

⑦　周积明著，《文化视野下的〈四库全书总目〉》，北京，中国青年出版社，2001年，第40页。

司马朝军谈及《总目·医家类》编纂时说："《子部·医家类》提要经陆锡熊审定。"①曹瑛《从〈四库全书总目·子部·医家类〉看清代学者的治学态度》谈到了《总目·医家类》与清代学术风气的关系。②

　　这些研究一定程度上促进了《总目》学术的发展，但毕竟单薄而缺乏系统，存在诸多空白点。正如陈晓华所说："《四库全书总目》的诸子学，对科技著作的评论、对兵学著作的评论等领域，尚鲜有人涉及。"③科技著作就包含医家类著作。这也表明了本课题研究的必要性。

① 司马朝军著，《〈四库全书总目〉编纂考》，武汉，武汉大学出版社，2005 年，第 727 页。
② 曹瑛，《从〈四库全书总目·子部·医家类〉看清代学者的治学态度》，《江西中医学院学报》，2007 年，第 19 卷第 6 期，第 16、17 页。
③ 陈晓华著，《"四库总目学"史研究》，北京，商务印书馆，2008 年，第 480 页。

第一章　提要补正

　　余嘉锡《四库提要辨证》、胡玉缙《四库全书总目提要补正》、李裕民《四库提要订误》、杨武泉《四库全书总目辨误》、胡露和周录祥《〈四库全书总目·子部·医家类〉补正》等都曾经对《总目》中的医籍提要做过辨正，而《钦定四库全书总目》（整理本）、魏小虎《四库全书总目汇订》在一定程度上汇编了这些辨正成果，为我们的研究提供了方便。[①] 现就学术界对《总目》中的医籍提要没有补正或补正有误的地方再补正如下。

第一节　医家类一

1.《黄帝素问》二十四卷

《总目》：

　　然《隋志》所载只八卷，全元起所注已阙其第七。冰为宝应中人，乃自谓得旧藏之本，补足此卷。

　　案：《隋书·经籍志》著录两本《黄帝素问》，分别为"《黄帝素问》九卷"，小字注曰"梁八卷"；"《黄帝素问》八卷"，小字注曰"全元起注"。[②] 第二条容易理解，就是全元起注释本为八卷本《黄帝素问》。第一条"梁八卷"是什么意思呢？章宗源在《隋书经籍志考证》卷八"《七录》"条下言："《隋志》依《七录》，凡注中称'梁有今亡'者，皆阮氏旧有。"也就是说，"梁有"就是指阮孝绪《七录》有著录。《隋书》这样的体例即《总目·崇文总目》所说的"《隋书·经籍志》参考《七录》，互注存佚"。那这两条的意思就比较明晰了：隋代藏书是九

---

　　① 魏小虎编撰，《四库全书总目汇订》，上海，上海古籍出版社，2012 年。
　　② （唐）魏征、（唐）令狐德棻撰，《隋书》（第四册），北京，中华书局，1973 年，第 1040、1043 页。

卷本《黄帝素问》，而南朝梁藏书为八卷本《黄帝素问》。这就是唐王冰《黄帝内经素问序》所说的"虽复年移代革，而授学犹存，惧非其人，而时有所隐"。总之，隋代藏书中既有八卷本《黄帝素问》，也有九卷本《黄帝素问》。但到了唐代又只剩下了八卷本《黄帝素问》，即王冰《黄帝内经素问序》所说的"今之奉行，惟八卷尔"。[①] 其原因可能在于唐武德五年（622）的一次浩劫。《隋书·经籍志》言："大唐武德五年，克平伪郑，尽收其图书及古迹焉。命司农少卿宋遵贵载之以船，溯河西上，将致京师。行经底柱，多被漂没，其所存者，十不一二。其《目录》亦为所渐濡，时有残缺。今考见存，分为四部，合条为一万四千四百六十六部，有八万九千六百六十六卷。其旧录所取，文义浅俗、无益教理者，并删去之。其旧录所遗，辞义可采，有所弘益者，咸附入之。"[②]《隋书·经籍志》本是以旧录（即《隋大业正御书目录》）为基础编成的，故著录有很多隋代存但武德五年漂没的书籍。九卷本《黄帝素问》恐怕就是其中之一。

2.《甲乙经》八卷

《总目》：

《唐志》有……杨玄孙《黄帝明堂》三卷。今并亡佚，惟赖是书存其精要。

案：《黄帝明堂》应为《黄帝明堂经》，《旧唐志》著录为"《黄帝明堂经》三卷，杨玄孙撰注"；[③]《新唐志》为"杨玄注《黄帝明堂经》三卷"[④]。另外，这些明堂类典籍，除《甲乙经》外，虽大都亡佚，但异域还有残卷存在，如杨上善《黄帝内经明堂》（即《黄帝内经明堂类成》）日本就存有残卷，黄以周《黄帝内经明堂叙》详细叙述了收购此书的情况及此书与《甲乙经》的不同，具体参见《六译馆丛书·隋本黄帝内经明堂》（四川成都存古书局刊本）。

3.《金匮要略论注》二十四卷

《总目》：

是书亦名《金匮玉函经》，乃晋高平王叔和所编次。陈振孙《书录解题》曰："此书乃王洙于馆阁蠹简中得之，曰《金匮玉函要略》。"

案：《金匮玉函经》与《金匮要略》完全不同，而与《伤寒论》关系密切。林亿等《校正金匮玉函经疏》云："《金匮玉函经》与《伤寒论》同体而别名，

① 郭霭春主编，《黄帝内经素问校注》，北京，人民卫生出版社，1992 年，第 13 页。
② （唐）魏征、（唐）令狐德棻撰，《隋书》（第四册），北京，中华书局，1973 年，第 1040、908 页。
③ （后晋）刘昫等撰，《旧唐书》（第六册），北京，中华书局，1975 年，第 2047 页。
④ （宋）欧阳修、（宋）宋祁撰，《新唐书》（第五册），北京，中华书局，1975 年，第 1565 页。

欲人互相检阅，而为表里，以防后世之亡逸，其济人之心不已深乎。"① 早在宋元时期，学术界已经把《金匮玉函经》与《金匮要略》混同为一书。孙永祚《医学史》言："《金匮玉函》即《伤寒论》别本。自晁公武《读书志》以《金匮玉函经》与《金匮要略方》混为一书，马端临、徐镕不能分别。"② 余嘉锡《四库提要辨证》也有误认，云："王叔和所编次者，为《张仲景药方》十五卷，又《伤寒论》十卷，本无'金匮玉函'之名，此不知何人取其药方删节之，为《要略》八卷，因尊重其书，名之为《金匮玉函经》。"③ 对于《金匮玉函经》的编纂者，余嘉锡已指出不是王叔和，但不知是"何人"；钱超尘先生进一步考证，认为"当由南朝医师据叔和整理之仲景书而编纂"。④

另，陈振孙《书录解题》卷十三"《金匮要略》三卷"条云："此书王洙于馆阁蠹简中得之，曰《金匮玉函要略方》。"⑤ 可见，《总目》引用有误。林亿等校注序云"翰林学士王洙在馆阁日，于蠹简中得仲景《金匮玉函要略方》三卷"⑥ 也证明了这点。

4.《巢氏诸病源候论》五十卷

《总目》：

隋大业中太医博士巢元方等奉诏撰。考《隋书·经籍志》有《诸病源候论》五卷，目一卷，吴景贤撰；《旧唐书·经籍志》有《诸病源候论》五十卷，吴景撰。皆不言巢氏书。《宋史·艺文志》有巢元方《巢氏诸病源候论》五十卷，又无吴氏书。惟《新唐书·艺文志》二书并载，书名卷数并同。不应如是之相复。疑当时本属官书，元方与景，一为监修，一为编撰，故或题景名，或题元方名，实止一书，《新唐书》偶然重出。观晁公武《读书志》，称"隋巢元方等撰"，足证旧本所列，不止一名。然则《隋志》"吴景"作"吴景贤"，"贤"或"监"字之误。……陈振孙《书录解题》称，王焘《外台秘要》诸论多本此书。今勘之，信然。……《读书志》称宋朝旧制用此书课试医士。

① （汉）张仲景著，《金匮玉函经》，北京，中医古籍出版社，2010年，序。

② 张如青、黄瑛主编，《近代国医名家珍藏传薪讲稿：医史类》（第2部），上海，上海科学技术出版社，2013年，第13页．

③ 余嘉锡著，《四库提要辨证》，北京，中华书局，2007年，第644页。

④ 钱超尘，《〈金匮玉函经〉四考》，《中医杂志》，1989年，第6期，第43页。

⑤ （宋）陈振孙撰，徐小蛮、顾美华点校，《直斋书录解题》，上海，上海古籍出版社，1987年，第384页。

⑥ 何任主编，《金匮要略校注》，北京，人民卫生出版社，2013年，第17页。

案：首先，关于吴景贤的问题，杨守敬《日本访书志》、余嘉锡《四库提要辨证》指出，史上有吴景贤，《隋志》无误。范家伟则认为，"吴景贤"可能是"吴景达"。他先引用了韩思复所撰的《大周故承奉郎吴府君墓志之铭并序》，指出吴景达曾任隋尚药奉御，进而对《巢氏诸病源候论》作者的情况进行了分析："《四库提要》这样说：巢元方与吴景，一为监修，一为编撰，因此，书名或题吴景，或题巢元方名，其实都是一部书。所以，《隋书》'吴景'作'吴景贤'，'贤'或'监'字之误；'五卷'亦当脱'十'字，如是'五卷'，不应目录就有一卷。《四库》馆臣的推测是有道理的……隋门下省尚药局最高长官，是尚药奉御，设有二人，巢元方为太医令，则地位在尚药奉御之下。如果吴景在编修《诸病源候论》一事上是监修，其地位必在太医令之上。正史所载的吴景或吴景达，是否就是吴景达？隋代国祚短速，炀帝一朝，按理曾任尚药奉御者不会太多，炀帝时两名尚药奉御应该就是吴景达和许胤宗两人。吴景达在隋亡入唐，仍任尚药奉御，而《诸病源候论》成于大业中，从大业至隋亡，不多于 10 年时间，不会如此巧合地有吴景和吴景达姓名如此接近的人担任尚药奉御。不过，尚有一个问题有待斟酌，因在《隋书·麦铁杖传》记有一医者名吴景贤，谓辽东之役时，麦铁杖为前锋，并与医者吴景贤对话。这位吴景贤会否就是《诸病源候论》的编者？辽东之役在大业八年，麦铁杖战死于大业八年三月。换言之，吴景贤在大业八年仍只是医者。《诸病源候论》成书于大业中，而大业共有十三年，如果此吴景贤在大业年中编修《诸病源候论》，何以此时又会追随麦铁杖？由此看来，若说《诸病源候论》的编者就是这位吴景贤，似乎不大可能。又隋代灌顶《国清百录》记开皇十八年，有一典签吴景贤被派往天台山，可见姓吴名景贤者，不止一人。如何能够解释上述这些记载纷乱的情况？目前仍很难有明确的答案。总之两《唐书》记吴景《诸病源候论》五十卷，'吴景'之下脱的应是'达'字，不是'贤'字，是最可能的。"① 应当说，范家伟的推测是极有可能的。

其次，陈振孙并没有说"王焘《外台秘要》诸论，多本此书"。查《书录解题》卷十三"《外台秘要方》四十卷"条云："唐邺郡太守王焘撰。自为序，天宝十一载也。其书博采诸家方论，如《肘后》《千金》，世尚多有之。至于《小品》、深师、崔氏、许仁则、张文仲之类，今无传者，犹间见于此书。大凡医书之行于世，皆仁庙朝所校定也。按，《会要》：嘉祐二年，置校正医书局于编修院，以直

---

① 范家伟著，《大医精诚——唐代国家、信仰与医学》，台北，东大图书公司，2007 年，第 51、52 页。

集贤院掌禹锡、林亿校理，张洞校勘，苏颂等并为校正。后又命孙奇、高保衡、孙兆同校正。每一书毕，即奏上，亿等皆为之序，下国子监板行，并补注《本草》，修《图经》《千金翼方》《金匮要略》《伤寒论》，悉从摹印。天下皆知学古方书。呜呼！圣朝仁民之意溥矣。"①无一语及《巢氏诸病源候论》。同卷"《巢氏病源论》五十卷"条则谈到《千金要方》诸论多本《巢氏诸病源候论》，云："隋太医博士巢元方等撰。大业六年也。惟论病证，不载方药。今案《千金方》诸论，多本此书。业医者可以参考。"②可见，馆臣把《千金要方》误作《外台秘要》了。但王焘《外台秘要》的确是把《巢氏诸病源候论》当作理论基础的。

最后，关于"《读书志》称宋朝旧制用此书课试医士"的情况比较复杂。《四库全书》本《郡斋读书后志》卷二"《巢氏病源候论》"条云："右隋巢元方等撰。元方，大业中被命与诸医共论众病所起之源。皇朝昭陵时，诏校本刻牍颁行，宋绶为序。"③无《总目》所言"《读书志》称宋朝旧制用此书课试医士"。但《四库全书》本《文献通考》卷二百二十二引用晁公武的话时则有《总目》所说内容，云："《巢氏病源候论》五卷，右隋巢元方等撰。元方，大业中被命与诸医共论众病所起之源。皇朝旧制，监局用此书课试医生。昭陵时，诏校本刻牍颁行，宋绶为序。"那是不是《文献通考》引用错了？不是，因为《郡斋读书志》版本较为复杂。晁公武撰成《郡斋读书志》后，首先由杜鹏举在四川刊行，这是该书最早流传的四卷本。杜鹏举刊刻后，晁公武继续对此书修改增补。淳祐九年（1249），黎安朝让赵希弁据四卷本加以校刻，同时加上了赵希弁的《附志》一卷，是为五卷本。同年，晁公武的门人姚应绩根据其他本（即晁公武的增补本），重编为二十卷本，由南充游钧在衢州刊刻，是为衢本。由于衢本较五卷本有颇多增益，为了弥补五卷本的缺失，赵希弁把衢本多出的部分辑为《郡斋读书后志》二卷。同时，赵希弁又比较了两本的差异，编成《二本四卷考异》。黎安朝于淳祐十年（1250）把《郡斋读书志》原有四卷、《附志》一卷、《郡斋读书后志》二卷及所附《二本四卷考异》合成一书，刊于元洲，是为袁本。《总目·郡斋读书志》亦言："淳祐己酉，鄱阳

———————

① （宋）陈振孙撰，徐小蛮、顾美华点校，《直斋书录解题》，上海，上海古籍出版社，1987年，第387页。

② （宋）陈振孙撰，徐小蛮、顾美华点校，《直斋书录解题》，上海，上海古籍出版社，1987年，第384页。

③ 在袁本《昭德先生郡斋读书志》中，此句在卷三下，不在《后志》中。见《宋元明清书目题跋丛刊》（第二册）第76页。

黎安朝守袁州，因令希弁即其家所藏书目参校，删其重复，撮所未有，益为《附志》一卷，而重刻之，是为袁本。时南充游钧守衢州，亦取公武门人姚应绩所编蜀本刊传，是为衢本。当时二书并行于世。"《四库全书》所收两江总督采进本属袁本系统，而《文献通考》主要依据衢本，固有上述内容的差异。可见，馆臣要么参考了衢本的《郡斋读书志》，要么直接引自《文献通考》。①

5.《银海精微》二卷

《总目》：

> 其曰"银海"者，盖取目为银海之义。考苏轼雪诗有"冻合玉楼寒起粟，光摇银海眩生花"句。《瀛奎律髓》引王安石之说，谓"道书以肩为玉楼，目为银海"。银海为目，仅见于此。然迄今无人能举安石所引出何道书者，则安石以前绝无此说，其为宋以后书明矣。

案：元方回《瀛奎律髓》卷二十一《雪类》载苏轼《雪后书北台壁》一诗，云"城头初日始翻鸦，陌上晴泥已没车。冻合玉楼寒起粟，光摇银海眩生花。遗蝗入地应千尺，宿麦连云有几家。老病自嗟诗力退，空吟冰柱忆刘义"，并解释道："雪宜麦而辟蝗，蝗生子入地，雪深一尺，蝗子入地一丈。'玉楼'为肩，'银海'为眼，用道家语，然竟不知出道家何书，盖黄庭一种书，相传有此说。"②可见，《瀛奎律髓》只是记载有这种说法，并没有记载这种说法来自王安石。实际上，早在方回之前就有此说法。如宋赵令畤《侯鲭录》卷一"荆公博学"载："东坡在黄州日，作雪诗云：冻合玉楼寒起粟，光摇银海眩生花。人不知其使事也。后移汝海，过金陵，见王荆公，论诗及此，云：道家以两肩为玉楼，以目为银海，是使此事否？坡笑之，退谓叶致远曰：学荆公者，岂有此博学哉！"③又如宋庄绰《鸡肋编》卷中："东坡作雪诗云：冻合玉楼寒起粟，光摇银海眩生花。人多不晓'玉楼''银海'事，惟王文正公云：此见于道家，谓肩与目也。"④

6.《外台秘要》四十卷

《总目》：

---

① 衢本《郡斋读书志》卷十五"《巢氏病源候论》"条有"监局用此书课试医生"这句话。见《宋元明清书目题跋丛刊》（第二册），第 695 页。

② （元）方回撰，（清）纪晓岚刊误，吴晓峰点校，《〈瀛奎律髓〉刊误》，武汉，武汉出版社，2008 年，第 587 页。

③ （宋）赵令畤撰，孔凡礼点校，《侯鲭录》，北京，中华书局，2002 年，第 50 页。

④ （宋）庄绰撰，萧鲁阳点校，《鸡肋编》，北京，中华书局，1983 年，第 71 页。

又唐制腊日赐口脂面药，今不知为何物，其方亦具在三十一卷中。

案：范家伟《大医精诚——唐代国家、信仰与医学》云："口脂面药虽是唐代腊日恩赐臣下的药物，《四库全书》馆臣显然不知来龙去脉，直至参看《外台秘要方》才知其梗概。唐代皇帝喜爱将口脂、面药、澡豆、红雪、紫雪一同赏赐……但从功效而言，口脂、面药、澡豆可归属一类，红雪、紫雪则与金石凌可归为一类……综合医书资料，口脂、面药、澡豆等方主要是与改善仪容有关。……金石凌与紫雪、红雪等药，治服石发大热，《外台秘要方》又说到红雪、紫雪，'凡服石人当宜收贮药等'。唐代皇帝在腊日赐予这些药物，与官员流行服石，似有相当关联。"①

7.《颅囟经》二卷

《总目》：

不著撰人名氏，世亦别无传本，独《永乐大典》内载有其书。考历代史志，自《唐艺文志》以上皆无此名，至《宋艺文志》始有师巫《颅囟经》二卷。……疑是唐末宋初人所为，以王冰《素问注》第七卷内有"师氏藏之"一语，遂托名师巫，以自神其说耳。……次论火丹证治，分别十五名目。皆他书所未尝见。

案：此书明代尚有传本。冈西为人《宋以前医籍考》言："按，《四库提要》云：世亦别无传本，独《永乐大典》内载有其书。今阅《脉望馆书目》有'《颅囟经》二本，即《小儿妙诀》。上本宋刊板，下本影宋抄'之目。又《万卷堂书目》有'《颅囟经》二卷。赵继宗'之目。盖知明代尚有《颅囟经》者，好事之家藏之。但不知其与《永乐大典》本同否。所谓赵继宗，亦未可考。"②查《千顷堂书目》卷十四《医家类》有"赵继宗《益后全书》二卷"，卷十五《类书类》有"赵继宗《正韵诗押》二十二卷，正德庚午序"。③可见，赵继宗应为明代前期人。

高晓山对此条提要曾有补正，指出：并不是"独《永乐大典》内载有其书"；王冰《素问注》第七卷内并无"师氏藏之"一语；火丹并不是15种，而是更多。其具体内容参见《〈颅囟经〉及其〈四库全书提要〉》一文。④不过，高晓山也

---

①　范家伟著，《大医精诚——唐代国家、信仰与医学》，台北，东大图书公司，2007年，第126—136页。

②　（日）冈西为人著，郭秀梅整理，《宋以前医籍考》，北京，学苑出版社，2010年，第861页。

③　（清）黄虞稷撰，瞿凤起、潘景郑整理，《千顷堂书目（附索引）》，上海，上海古籍出版社，2001年，第383、374、397页。

④　高晓山，《〈颅囟经〉及其〈四库全书提要〉》，《中国中医基础医学杂志》，2006年，第12卷第8期，第608、609、613页。

有失误，如他认为提要所说的"考历代史志，自《唐艺文志》以上皆无此名，至《宋艺文志》始有师巫《颅囟经》二卷"有误，并举《诸病源候论》《千金要方》等都有对《颅囟经》的论述来反驳。实际上，馆臣说的是"历代史志"，高晓山对此理解有误，故其反驳也就失去了意义。另，《永乐大典》卷一千三十七《二支·儿·小儿证治七十》引用的《颅囟经》中的确只有 15 种火丹。①

8.《铜人针灸经》七卷

《总目》：

不著撰人名氏。按，晁公武《读书后志》曰："《铜人腧穴针灸图》三卷，皇朝王惟德撰。仁宗尝诏惟德考次针灸之法，铸铜人为式。分脏腑十二经，旁注腧穴所会，刻题其名。并为图法及主疗之术，刻板传于世。"王应麟《玉海》曰："天圣五年十月壬辰，医官院上所铸腧穴铜人式二。诏一置医官院，一置大相国寺仁济殿。先是，上以针砭之法传述不同，命尚药奉御王惟一考明堂气穴经络之会，铸铜人式。又纂集旧闻，订正讹谬，为《铜人腧穴针灸图经》三卷，至是上之，摹印颁行。翰林学士夏竦序。"所言与晁氏略同，惟"王惟德"作"惟一"，人名小异耳。此本卷数不符，而大致与二家所言合。疑或天圣之旧本而后人析为七卷欤？

案：《铜人针灸经》与《铜人腧穴针灸图经》毫无关系。日本学者丹波元胤《医籍考》云："此书收在于《圣惠方》第九十九卷，今味其序语，非出于唐以后之人者，原本当自单行，王怀隐等编书采入其全文者也。熊氏卫生堂所刊，厘为七卷，改名《铜人针灸经》。《敏求记》并《提要》所著则是也。彼未见《圣惠方》《铜人图经》等书，故其说特致傅会也。"②森立之《经籍访古志补遗》云："《新刊铜人针灸经》七卷……此本翻刻元板者，旧系《圣惠方》第九十九卷，盖古《针经》之遗文，王怀隐等编入者。后人分为七卷，漫名曰《铜人针灸经》。《敏求记》并《提要》所载即是也。"③《宋以前医籍考》云："此书世人多与王惟一所编《铜人腧穴针灸图经》混同，《四库提要》亦然。今据《医籍考》及《经籍访古志》，此书收在《圣惠方》第九十九卷……王怀隐等编方书，采入其全文，后人更自《圣惠方》中抄出单行者，断非王惟一之《图经》也。"④

---

① 　萧源、张守知、张永安等辑，《永乐大典医药集》，北京，人民卫生出版社，1986 年，第 375、376 页。

② 　（日）丹波元胤著，郭秀梅、（日）冈西研吉校译，《医籍考》，北京，学苑出版社，2007 年，第 147 页。

③ 　中华书局编辑部编辑，《宋元明清书目题跋丛刊》（第十九册），北京，中华书局，2006 年，第 432 页。

④ 　（日）冈西为人著，郭秀梅整理，《宋以前医籍考》，北京，学苑出版社，2010 年，第 217 页。

9.《明堂灸经》八卷

《总目》:

考《唐志》有《黄帝十二经明堂偃侧人图》十二卷,兹或其遗法欤?其曰明堂者,钱曾《读书敏求记》曰:"昔黄帝问岐伯以人之经络,尽书其言,藏于灵兰之室。泊雷公请问,乃坐明堂授之。后世言明堂者以此。今医家记针灸之穴,为偶人点志其处,名明堂,非也。"今考《旧唐书·经籍志》,以明堂经脉别为一类,则曾之说信矣。

案:首先,此类典籍不是始自《唐志》中的《黄帝十二经明堂偃侧人图》,《隋书·经籍志》已经著录"《黄帝明堂偃人图》十二卷"。[①] 其次,钱曾的说法源自宋人。宋高承《事物纪原》卷七"明堂"言:"金医家记:针灸之穴,为偶人点志其处,名明堂。按,《铜人腧穴图序》曰:黄帝问岐伯以人之经络,穷妙于血脉,参变乎阴阳,尽书其言,藏于金兰之室。泊雷公请问,乃坐明堂以授之。后世之言明堂者以此。"[②]《铜人腧穴图序》的撰者为夏竦,其《铜人腧穴针灸图经序》曰:"昔我圣祖之问岐伯也,以为善言天者必有验于人。……上下有纪,左右有象,督任有会,腧合有数,穷妙于血脉,参变乎阴阳。始命尽书其言,藏于金兰之室。泊雷公请问其道,乃坐明堂以授之,后世之言'明堂'者以此。"[③] 可见,宋代人夏竦是此种论点始发明者。最后,他们对明堂的诠释并不符合事实。《续修四库全书总目提要》云:"《新集备急灸经》一卷,敦煌卷子本……考隋唐《志》著录针灸之书不下十种,今并亡佚,所存者惟宋人《铜人针灸经》七卷、《明堂灸经》八卷。此书作于唐末五代之世,较二书为近古,惜仅存腧穴正面一图并说明。图上天门犹题'明堂'二字,明堂之义当即指此,今医家犹有此称。钱曾《读书敏求记》曰:黄帝问岐伯以人之经络……后世言明堂者以此。今证以此书,可知所诠非是。《四库提要》采之,斯为误矣。"[④]

10.《博济方》五卷

《总目》:

原书久无传本,惟《永乐大典》内载有其文。

案:《妇人大全良方》《证类本草》《普济方》《本草纲目》《薛氏医案》《证治

① (唐)魏征、(唐)令狐德棻撰,《隋书》(第四册),北京,中华书局,1973年,第1047页。
② (宋)高承撰,(明)李果订,金圆、许沛藻点校,《事物纪原》,北京,中华书局,1989年,第396页。
③ (日)冈西为人著,郭秀梅整理,《宋以前医籍考》,北京,学苑出版社,2010年,第209页。
④ 刘时觉编注,《四库及续修四库医书总目》,北京,中国中医药出版社,2005年,第147页。

准绳》等都曾引用《博济方》，特别是《普济方》引用达上百条之多。

11.《寿亲养老新书》四卷

《总目》：

《文献通考》载有直所著《奉亲养老书》一卷，而此本则题曰"《养老奉亲书》"，其文互异。然此本为至正中浙江刊本，犹据旧帙翻雕，不应标题有误。盖《通考》传写倒置也。

案：《文献通考》所载无误。《文献通考》卷二百二十三《经籍考·子部·医家》言："《奉亲养老书》一卷，陈氏曰：泰州兴化令陈真撰，元丰中人。"[①] 可见，《文献通考》的记载源自宋陈振孙《直斋书录解题》。此书卷十三言："《奉亲养老书》一卷，泰州兴化令陈直撰，元丰中人。"[②] 陈振孙 1238 年左右开始撰写《直斋书录解题》，比元至正中（1355）早一百多年，其所记载更具权威性。此外，比陈振孙更早的周紫芝曾经在绍兴十六年正月七日撰写过《书〈奉亲养老书〉后》一文，此文收在其《太仓稊米集》（文渊阁《四库全书》本）卷六十六。这更证明了《奉亲养老书》之名的正确性。元人所修《宋史·艺文志》也著录为"陈直《奉亲养老书》一卷"。[③]

12.《脚气治法总要》二卷

《总目》：

考脚气即《素问》所谓厥疾，至唐始有此名，治法亦渐以详备。

案：文渊阁《四库全书》本《脚气治法总要》卷上载："汲尝考诸经脚气之疾，其来久矣。在黄帝时名为厥，两汉之间名为缓风，宋齐之后谓为脚弱，至于大唐始名脚气，其号虽殊，其实一也。"可见馆臣撰写提要时受此影响。但实际上，脚气之名早在魏晋南北朝时期就产生了，时人有"脚气帖"，云："数朝脚气转动不得，多有忧悬情也。二谢处委曲复当有情。故旧数有书问否？可复有兴也？知何时再言话报之？"[④] 医学典籍大量记载脚气始自隋代《诸病源候论》。该书有"脚

---

① （元）马端临撰，《文献通考》，北京，中华书局，1986 年，第 1798 页。

② （宋）陈振孙撰，徐小蛮、顾美华点校，《直斋书录解题》，上海，上海古籍出版社，1987 年，第 389 页。

③ （元）脱脱等撰，《宋史》（第十五册），北京，中华书局，1977 年，第 5320 页。

④ 刘茂辰、刘洪、刘杏认为，此文为王羲之撰，见三人所编撰《王羲之王献之全集笺证》（山东文艺出版社，1999 年，第 84 页）。明张溥辑《汉魏六朝百三家集》（文渊阁《四库全书》本）及严可均则认为此书撰者为梁武帝。

气病诸候"，且学术界认为"本篇对脚气病的记载，在古典医籍中是最早而又比较全面的"。①

13.《素问入式运气论奥》三卷附《黄帝内经素问遗篇》一卷

《总目》：

晁公武《读书志》云："温舒以《素问》气运为治病之要。"……焦竑《经籍志》载此书四卷，合此论为一书，益舛误矣。

案：首先，馆臣引用有误。正确的是"温舒以《素问》气运最为治病之要"，不管是《郡斋读书后志》卷二还是《文献通考》引用的"晁氏曰"，均如此。②虽然只少一个"最"字，但对文义影响极大。其次，早在南宋时郑樵《通志·艺文略》就著录为"刘温舒《内经素问论奥》四卷"。③《宋史·艺文志》也著录为"刘温舒《内经素问论奥》四卷"。④焦竑撰写《国史经籍志》受郑樵《通志·艺文略》影响巨大，故其错误可能源自郑樵。馆臣不指责《通志》《宋史》而指责焦竑，是有疏漏的。另外，《总目》对焦竑及《国史经籍志》评价甚低："盖万历间，陈于陛议修《国史》，引竑专领其事，书未成而罢，仅成此志，故仍以'国史'为名。顾其书丛抄旧目，无所考核，不论存亡，率尔滥载。古来目录，惟是书最不足凭。世以竑负博物之名，莫之敢诘，往往贻误后生。"如此看来，焦竑《国史经籍志》根本不值得批评，不知馆臣为何又特别提出。

14.《伤寒微旨》二卷

《总目》：

是书《宋史·艺文志》不载，陈振孙《书录解题》载有其名，亦不著作者名氏。但据序题"元祐丙寅"，知其为哲宗时人而已。今检《永乐大典》各卷内，此书散见颇多，每条悉标韩祗和之名，而元戴良《九灵山房集》亦称："自后汉张机著《伤寒论》，晋王叔和、宋成无己（案，无己乃金人，说见前《伤寒论》条下）、庞安常、朱肱、许叔微、韩祗和、王宾之流，皆互相开发。"所称祗和姓名，与《永乐大典》相合。是祗和实北宋名医，以伤寒为专门者，特《宋史·方技传》不载，其履贯遂不可考耳。

---

① 南京中医学院校释，《诸病源候论校释》，北京，人民卫生出版社，2009年，第325页。

② 中华书局编辑部编辑，《宋元明清书目题跋丛刊》（第二册），北京，中华书局，2006年，第219页；（元）马端临撰，《文献通考》，北京，中华书局，1986年，第1794页。

③ （宋）郑樵撰，《通志》，北京，中华书局，1987年，第810页。

④ （元）脱脱等撰，《宋史》（第十五册），北京，中华书局，1977年，第5319页。

案：《总目》用了很多材料来证明《伤寒微旨》的著者是韩祗和。实际上，宋严器之在《伤寒明理论序》中明确地说明了这一点，他言："我宋以来，名医间有著述者，如庞安常作《卒病论》、朱肱作《活人书》、韩祗和作《微旨》、王实作《证治》……岁在壬戌八月望日，锦帏山严器之。"① 此序也被收入文渊阁《四库全书》本《伤寒明理论》中，不知馆臣为何未能看到。至于韩祗和的籍贯，清范邦甸《天一阁书目》卷三之一载："《伤寒微旨》一册。抄本。宋淇川韩祗和撰。许昌滑寿校。"② 淇川，今河南淇县。据韩祗和在《伤寒微旨》中自述，他曾于"邢磁二郡""怀卫二郡"及"滏阳"等地行医。淇县属于河南省北部，其行医范围正好与此吻合。

15.《伤寒总病论》六卷附《音训》一卷、《修治药法》一卷

《总目》：

《宋史·艺文志》但载庞安时《难经解》，前后两见，而不载此书。《文献通考》载庞安时《家藏秘宝方》五卷，引陈振孙之言，谓"安时以医名世者，惟伤寒而已。此书南城吴炎晦父录以见遗。"似乎别为一书，而下列庭坚之序与此本同，而下列庭坚之序与此本同。疑当时已无刻本，故传写互异欤？又载张耒一跋，云："张仲景《伤寒论》，病方纤悉必具，又为之增损进退之法以预告人。嗟夫，仁人之用心哉！自非通神造妙，不能为也。安常又窃忧其有病证而无方者，续著为《论》数卷。淮南人谓安常能与伤寒说话，岂不信哉！"此本未载此跋，殆传写偶佚欤？

案：馆臣引用《宋史·艺文志》和《文献通考》等资料，用了大量篇幅来说明庞安时的《伤寒总病论》到底属于哪部书，是不是和庞氏《家藏秘宝方》同书异名。就好像这部书是突然出现的，前人从无著录似的。实际上，宋人书目中明确著录了此书。宋尤袤《遂初堂书目·医术类》载："庞安常《伤寒论》。"③ 宋郑樵《通志·艺文略》著录更加详细，言："《伤寒总病论》七卷，庞安时撰。"④ 不知馆臣为何不加引用，而引用著录错误的《宋史·艺文志》。《宋史·艺文志》著录《难经解》不但"前后两见"，而且也有其他错误，如"庞安时《难经解义》一卷""庞时安《难经解》一卷"，⑤ 前者书名错误，后者撰者错误。

① （金）成无己著，钱超尘、黄作阵考注，《伤寒明理论》，北京，学苑出版社，2009年，第5、6页。
② 顾廷龙主编，《续修四库全书》（第920册），上海，上海古籍出版社，2002年，第133页。
③ 中华书局编辑部编辑，《宋元明清书目题跋丛刊》（第一册），北京，中华书局，2006年，第494页。
④ （宋）郑樵撰，《通志》，北京，中华书局，1987年，第813页。
⑤ （元）脱脱等撰，《宋史》（第十五册），北京，中华书局，1977年，第5306、5318页。

　　至于庞安时《家藏秘宝方》和《伤寒总病论》的关系，陈振孙说得很明白。《直斋书录解题》卷十三《医书类》云："庞氏《家藏秘宝方》五卷，蕲水庞安时安常撰。安时以医名世，所著书传于世者，惟《伤寒论》而已。此书南城吴炎晦父录以见遗。"①这明确表明，这两本书不是同书异名，而是两本不同的书。这也表明，庞安时《家藏秘宝方》是后出的："南城吴炎晦父录以见遗。"至于馆臣所说的两书都有黄庭坚序则是受马端临的《文献通考》误导。《文献通考》卷二百二十三载："庞氏《家藏秘宝方》五卷，陈氏曰：蕲水庞安时安常撰。安时以医名世，所著书传于世者，惟《伤寒》而已。此书南城吴炎晦父录以见遗。"后其又逐录了"山谷黄氏《庞安常伤寒论后序》"和"宛丘张氏《跋伤寒论》"。②《文献通考》据《直斋书录解题》著录，实际上《直斋书录解题》无这些内容。馆臣不据《直斋书录解题》而据《文献通考》说庞安时《家藏秘宝方》有黄序张跋，这是不应出现的错误。至于《总目》著录的底本无张末跋的原因，可能就是馆臣所云的"殆传写偶佚"。

　　《总目》"安时以医名世者，惟伤寒而已"的引用有误。正如上文所引，《直斋书录解题》和《文献通考》一作"安时以医名世，所著书传于世者，惟《伤寒论》而已"；一作"安时以医名世，所著书传于世者，惟《伤寒》而已"。可见，不是庞安时"以医名世者，惟伤寒而已"，而是其所著书籍"传于世者，惟《伤寒论》而已"。这符合实情。因为庞安时不仅擅长伤寒，而且在很多方面都卓有建树。对此，《宋史》卷四百六十二本传有记载，其所著除了"补仲景《论》"，尚有《难经辨》《主对集》《本草补遗》等，涉及中医的方方面面，而且其医案也证明了其擅长妇科、针灸等。③

　　《总目》（整理本）整理此段有误，其标点为："《文献通考》载庞氏《家藏秘宝方》五卷，引陈振孙之言，谓：安时以医名世者，惟伤寒而已。此书南城吴炎晦父录以见遗，似乎别为一书，而下列庭坚之序与此本同。"实际上"此书南城吴炎晦父录以见遗"为陈振孙的原话，应放入引号内。

16.《圣济总录纂要》二十六卷

　　《总目》：

---

①　（宋）陈振孙撰，徐小蛮、顾美华点校，《直斋书录解题》，上海，上海古籍出版社，1987年，第389页。

②　（元）马端临撰，《文献通考》，北京，中华书局，1986年，第1797、1798页。

③　（元）脱脱等撰，《宋史》（第三十九册），北京，中华书局，1977年，第13520—13522页。

仍冠以徽宗原序、大德四年集贤学士焦惠校上序及校刊诸臣衔名。考晁、陈二氏书目，但有徽宗《圣济经》，不载是书。观焦惠序，称始成于政和，重刊于大定。……原本之末有《神仙服饵》三卷，或言烹砂炼石，或言嚼柏咀松，或言吐纳清和，或言斩除三尸，盖是时道教方兴，故有是妄语。林病其荒诞，一概汰除，惟约取其寻常颐养之药三十余方，其别择具有条理，故所录诸方多可行用，与胶执古法者异焉。

案：首先，"焦惠"误。黎然《诸暨图书馆目录》言："《四库目》有《圣济总录纂要》……次焦养直序，养直字无咎，《元史》有传，大德三年由典瑞少监迁集贤侍讲学士。序作于大德四年二月，结衔曰'集贤学士嘉议大夫典瑞少监'，正与史合。《四库提要》作'焦惠'，或沿程氏之讹。"[1]

其次，《总目》没有谈及禁咒，原因何在？范家伟《大医精诚——唐代国家、信仰与医学》言："《四库》馆臣以宋代道教兴盛，解释追慕长生的服饵法收入书中的原因。此处或许透露了一个讯息，《四库》馆臣没有将禁咒载入书中，并归因于道教兴盛，原因何在？"[2]范家伟的设疑非常敏锐。我们必须要承认：馆臣的这个观点来自程林。程林认为《神仙服饵》属于道教，《圣济总录纂要·凡例》言："《神仙服饵》三卷，非烹砂炼石，则嚼柏咀松，或吐纳清和，或斩除尸害，皆《藏经》所备载。"[3]符禁不属于道家，《圣济总录纂要·凡例》言："书中《针灸》四卷，《符禁》三卷，古法不易行。……俱不刻。"[3]其深层原因则在于范家伟所言的符禁已经理学化："禁咒法从先秦以至北宋，可说经历了两次转变：一次是在隋唐时代，随着佛、道两教盛行，禁咒被宗教化。另一次则在北宋，反映在《圣济总录》对符咒的解释上。虽然，《圣济总录》是北宋官方医籍，但在写成后，即被金人掳去，在当时似乎没有发挥什么影响力。然而，理学对医学的影响，透过《圣济总录·符禁门》与《千金翼方·禁经》比较，便可突显出来。第一，《千金翼方》禁咒使用原理的基础在于鬼神世界的存在，禁咒乃依靠神秘力量来对付鬼物、动物，而《圣济总录》则以传统医学中神为身主作为解释基础，神安则一切外邪皆不能入。第二，《千金翼方》以禁咒之功效决定于宗教上各种禁忌，《圣济总录》则以儒家诚的观念作为解释。《圣济总录》集医与儒两者理论作为解释

---

① （日）冈西为人著，郭秀梅整理，《宋以前医籍考》，北京，学苑出版社，2010年，第679页。
② 范家伟著，《大医精诚——唐代国家、信仰与医学》，台北，东大图书公司，2007年，第180页。
③ （日）冈西为人著，郭秀梅整理，《宋以前医籍考》，北京，学苑出版社，2010年，第693页。

基础，并不依靠鬼神特殊力量。"①

17.《小儿卫生总微论方》二十卷

《总目》：

前有嘉定丙午和安大夫特差判太医局何大任序，称"家藏是书六十余载，不知作者为谁。博加搜访，亦未尝闻此书之流播。因锓于行在太医院（案，南宋虽定都临安，而当时犹称行在，以示恢复之意，《咸淳临安志》所载甚明），以广其传"。案，北宋钱乙始以治小儿得名，其《药证真诀》一书，仅有传本，亦不免缺略。其他如晁、陈二氏所著录者，有《婴童宝镜》《小儿灵秘方》《小儿至诀》《小儿医方妙选》《小儿斑疹论》诸书，皆不可得见。

案：首先，嘉定是南宋皇帝宋宁宗的最后一个年号，共计 17 年，并无丙午年。叶德辉《书林清话》卷三"宋司库州军郡府县书院刻书"条言："太医局本。嘉定丙午（案，嘉定无丙午。三年为庚午，九年为丙子，十五年为壬午）刻《小儿卫生总微论方》二十卷，见《丁志》。（明刊本）"② 可见，嘉定丙午有误。至于何大任的生平见"《太医局程文》九卷"条。

其次，馆臣对于儿科典籍的梳理并不准确。《郡斋读书后志》卷二著录儿科书籍如下：《婴童宝镜》十卷（题曰"栖真子"，不著姓名）、《小儿灵秘方》十三卷（不题撰人）、《小儿玉诀》一卷（未详撰人名氏）等。③ 陈振孙《直斋书录解题》卷十三著录儿科书籍如下：钱氏《小儿药证直诀》三卷（太医丞东平钱乙仲阳撰）、《小儿癍疹论》一卷（东平董汲及之撰）、《小儿医方妙选》三卷（成安大夫惠州团练使张涣撰）、《小儿保生方》三卷（左司郎姑孰李柽与几撰）、汉东王氏《小儿方》三卷（不著名）、《幼幼新书》五十卷（直龙图阁知潭州刘昉方明撰）、汤氏《婴孩妙诀》二卷（东阳汤衡撰）等。④ 如此看来，晁、陈二氏所著录者根本没有《小儿至诀》一书，应是《小儿玉诀》之误。文渊阁《四库全书》本书前提要作"其他如晁、陈二氏所著录者，有《儿童宝镜》《小儿灵秘方》《小儿至诀》

---

① 范家伟著，《大医精诚——唐代国家、信仰与医学》，台北，东大图书公司，2007 年，第 188、189 页。

② （清）叶德辉撰，刘发、王申、王之江校点，《书林清话　附书林余话》，沈阳，辽宁教育出版社，1998 年，第 62 页。

③ 中华书局编辑部编辑，《宋元明清书目题跋丛刊》（第二册），北京，中华书局，2006 年，第 220、221 页。

④ （宋）陈振孙撰，徐小蛮、顾美华点校，《直斋书录解题》，上海，上海古籍出版社，1987 年，第 389—395 页。

《小儿医方》《小儿斑疹论》诸书，皆不可得见"，错误更多。

　　《婴童宝镜》《小儿灵秘方》《小儿玉诀》《小儿医方妙选》等典籍的确"皆不可得见"，但"晁、陈二氏所著录"的儿科著作并没有全部散佚，刘昉的《幼幼新书》五十卷、《小儿癍疹论》仍然传世，前者现存万历十四年丙戌（1586）古吴陈履端刻本，藏于国家图书馆等；后者参"《仁端录》"条。①

　　18.《太平惠民和剂局方》

　　《总目》：

　　晁公武《读书志》云："大观中，诏通医刊正药局方书，阅岁书成，校正七百八字，增损七十余方。"又《读书后志》曰："《太医局方》十卷，元丰中，诏天下高手医各以得效秘方进，下太医局验试，依方制药鬻之，仍摹本传于世。"是大观之本实因神宗旧本重修，故公武有校正增损之语也。……兼附《用药总指南》三卷，皆从《图经本草》抄撮增入，亦不知何时所加。陈振孙《书录解题》称"《和剂局方》其后时有增补"，殆指此类欤？

　　案：首先，《太医局方》与《太平惠民和剂局方》是不同的两部书，不存在大观之本由神宗时旧本重修的问题。丹波元胤《医籍考》卷四十六言："按，《太医局方》与《和剂局方》，本自不同，《提要》误以此书为神宗时旧本重修，疏甚。"②

　　其次，《用药总指南》即《指南总论》，编者为许洪。《四库全书总目汇订》引杨守敬《日本访书志补》，指明此书的编者就是许洪。③至于许洪的生平著述，杨守敬还有考证，言："余又得日本丹波元胤《医籍考》稿本，有许洪《太平惠民和剂局方注·自序》，末题'嘉定改元岁在戊辰日南长至敕授大医助教前差充四川总领所检察惠民局许洪谨书'。……序文中又称'洪袭父祖业三世矣'。按，许叔微有《普济本事方》十二卷，叔微，维扬人，绍兴三年进士，洪岂其孙欤？存以俟考。癸未五月守敬再记。"④

　　最后，《指南总论》与《图经本草》的关系比较复杂。可以肯定的是，许洪曾经研究过《图经本草》，明白云霁《道藏目录详注》卷三载："《图经集注衍义本草》卷一之五，宋通直郎辩验药材寇宗奭编撰，宋太医助教辩验药材许洪较正，

　　①　薛清录主编，《中国中医古籍总目》，上海，上海辞书出版社，2007年，第592页。
　　②　（日）丹波元胤著，郭秀梅、（日）冈西研吉校译，《医籍考》，北京，学苑出版社，2007年，第346页。
　　③　魏小虎编撰，《四库全书总目汇订》，上海，上海古籍出版社，2012年，第3178、3179页。
　　④　中华书局编辑部编辑，《宋元明清书目题跋丛刊》（第十九册），北京，中华书局，2006年，第303页。

疗风通用门。"①但《指南总论》绝对不仅仅是"皆从《图经本草》抄撮增人"。杨守敬言:"其所论列,皆有断制,非深明医术者不能。《提要》称其从《图经本草》抄录增人,亦浅之乎视洪矣。"②查文渊阁《四库全书》本《指南总论》,卷上有"论处方法""论合和法""论服饵法""论用药法""论三品药畏恶相反""论服药食忌""论炮炙三品药石类例"等;卷中有"论中风证候""论伤寒证候""论瘴疟证候""伤寒十劝"等;卷下有"论诸气证候附脾胃积聚""论痰饮咳嗽""论诸虚证候附瘤冷""论积热证候附咽喉口齿眼目""论泻痢证候""论痈疽诸证附疮癣""论妇人诸疾""论小儿诸疾"等。其所论内容的确不是《图经本草》所能涉及的。不过《学津讨源》本《增广太平惠民和剂局方》所附的《用药总论》的确抄自《证类本草》。冈西为人《宋以前医籍考》讨论《学津讨源》本《增广太平惠民和剂局方》时言:"按,右《学津讨源》本所附《用药总论》。《局方》前页题云'附《本草指南总论》',然检其内容,实系节录《证类本草》而成编者,而与许洪所编《指南总论》全别。《提要》以为从《图经本草》抄撮增人者,殊非真矣。"③

19.《卫生十全方》三卷《奇疾方》一卷

《总目》:

> 宋夏德撰。德,字子益,其里贯始末未详。是书有唐仲友原序,云:"友人夏子益,裒其师传之方经常简易用辄得效者为十卷。"……《书录解题》仅载《奇疾方》一卷。

案:唐仲友,字与政(或作"与正"),号说斋,绍兴二十一年(1151)进士,为西安主簿;绍兴三十年(1160)复中博学鸿词科;历建康府学教授、秘书省正字。其上万言书论时政,孝宗纳之;召除著作佐郎,出知信州、台州。其为学多与朱熹相左,后为朱熹劾罢。④夏子益与唐仲友不但是好友,还有师徒之情。《医说》卷二"唐与正治疾"条载:"唐与正,少年得脉法于临安医者黄泽,又得药法于太学生夏德懋。"⑤这里的夏德懋就是夏子益。《宋史·艺文志》就载:"夏德懋《卫生十全方》十三卷。"⑥唐仲友善治"奇疾",恐怕与夏子益的教导有关。故

---

① 中华书局编辑部编辑,《宋元明清书目题跋丛刊》(第六册),北京,中华书局,2006年,第848页。

② 中华书局编辑部编辑,《宋元明清书目题跋丛刊》(第十九册),北京,中华书局,2006年,第302页。

③ (日)冈西为人著,郭秀梅整理,《宋以前医籍考》,北京,学苑出版社,2010年,第669、670页。

④ 李致忠著,《中国出版通史:宋辽西夏金元卷》,北京,中国书籍出版社,2008年,第97页。

⑤ (宋)张杲撰,王旭光、张宏校注,《医说》,北京,中国中医药出版社,2009年,第61页。

⑥ (元)脱脱等撰,《宋史》(第十五册),北京,中华书局,1977年,第5317页。

夏子益生平可以推断如下：姓名应为夏德懋，曾为太学生，生活在南宋早期。

另，查《直斋书录解题》卷十三载："《治奇疾方》一卷，夏子益撰，凡三十八道，皆奇形怪证，世间所未见者。"① 可见，馆臣把《治奇疾方》误为《奇疾方》。

20.《传信适用方》二卷

《总目》：

《书录解题》有《传道适用方》二卷，称拙庵吴彦夔淳熙庚子撰，与此本卷帙正同，知此即彦夔之书，传写讹"信"为"道"也。……中有"八味图问难"一条，尤深得制方之旨。

案：首先，《四库全书总目汇订》引陈乐素指出："辑本《直斋书录解题》作'信'，《总目》当据《文献通考》云然。"②《四库全书简明目录》则改正了这个错误，云："《传信适用方》二卷，宋吴彦夔撰。《文献通考》作'《传道适用方》'，字之讹也。"③

其次，可以补充吴彦夔的里贯及著述。《绍兴十八年同年小录》（文渊阁《四库全书》本）云："（第四甲）第七十二人吴彦夔，兴国军永兴县崇儒乡双迁里；"又云："（第四甲）第七十二人吴彦夔，字节夫，小名道士，小字吴真，年三十二，十月二十八日生，外氏张，偏侍下，第九，兄弟二人，二举，娶杜氏，曾祖运，故，不仕；祖谅，故，不仕；父城，故，不仕；本贯兴国军永兴县崇儒乡双迁里，兄为户。"从此可见，吴彦夔曾祖名吴运，祖父名吴谅，父亲名吴城，兄弟两个，在叔伯兄弟中排行第九，娶妻杜氏，第二次参加科举才考中等信息。另外，还可推断吴彦夔的出生年龄。绍兴十八年（1148），吴彦夔32岁，故其应出生于1116年。其登进士之后的经历，还可通过其他资料进行推断。雍正《江西通志》卷十七《学校·武宁县儒学》云："学在县治东，宋绍兴十一年邑令谢铎（按，林《志》作'谢鉴'）始建，隆兴初知县吴彦夔即讲堂上为足才阁以藏书。"隆兴（1163—1164）是南宋皇帝宋孝宗的第一个年号，共计2年。隆兴初应该就是1163年，当时吴彦夔应该是47岁。蔡戡《定斋集》（文渊阁《四库全书》本）载有淳熙七年（1179）写的《臧否守臣奏状》，云："知韶州朝散大夫吴彦夔到官年余，郡无废事，财赋不阙，去年郴寇侵扰，彦夔保护一方安静无虞，但决事多

---

① （宋）陈振孙撰，徐小蛮、顾美华点校，《直斋书录解题》，上海，上海古籍出版社，1987年，第396页。

② 魏小虎编撰，《四库全书总目汇订》，上海，上海古籍出版社，2012年，第3180页。

③ 本书中《四库全书简明目录》引文均出自傅卜棠点校本（华东师范大学出版社，2012年）。

出胸臆，不甚详审。"又云："吴彦夔……为政平平，无卓然治行可书，亦无显然过恶可录，未敢轻加臧否，谨摭其实一二奏闻。"这时吴彦夔已经63岁，还在地方任职，可见其仕途不利。吴彦夔的著作除了《传信适用方》外，《宋史·艺文志》还著录有"吴彦夔《六朝事迹别集》十四卷"。①

最后，"八味图问难"应为"八味圆问难"，见《传信适用方》卷上，为形近而讹。"八味圆"即"八味丸"，避宋钦宗赵桓讳。

21.《医说》十卷

《总目》：

> 又既载天灵盖不可用，乃复收陈藏器《本草》"人肉"一条，亦为驳杂。

案：查《医说》卷四"天灵盖"条言："谨按，天灵盖，《神农本经》人部惟发髲一物外，余皆出后世医家，或禁术之流，奇怪之论，殊非仁人之用心。世称孙思邈有大功于世，以杀命治命，尚有阴责，况于是也。近数见医家用以治传尸瘵，未有一效者，信《本经》不用，未为害也。残忍伤神，又不急于取效，苟有可易，仁者宜尽心焉。"②可见，张杲不赞同用天灵盖，因为这不符合仁者之心。同卷"人肉治羸疾"条言："开元间，明州人陈藏器撰《草本拾遗》，云'人肉治羸疾'，自此闾阎相效割股。"③张杲并未对人肉进行否定。从表面上看，这和"天灵盖"条矛盾，即馆臣所言的"驳杂"。但事实并非如此。宋人认为"割股"是孝亲。苏轼《议学校贡举状》言："上以孝取人，则勇者割股，怯者庐墓。"④《宋史》里也记载了很多割股疗亲的孝子。如果我们注意到这个，就不会认为其所言"驳杂"了。一是仁一是孝，不但不矛盾，反而相得益彰。

到了明清时期，人们对割股的看法有变。如李时珍《本草纲目》卷五十二《人肉·发明》中言："张杲《医说》言，唐开元中，明州人陈藏器著《本草拾遗》，载人肉疗羸瘵。自此闾阎有病此者，多相效割股。按，陈氏之先，已有割股、割肝者矣，而归咎陈氏，所以罪其笔之于书，而不立言以破惑也，《本草》可轻言哉？呜呼！身体发肤，受之父母，不敢毁伤。父母虽病笃，岂肯欲子孙残其肢体，而自食其骨肉乎？此愚民之见也。按，何孟春《余冬录》云：江伯儿母病，割胁肉以进，不愈，祷于神，欲杀子以谢神。母愈，遂杀其三岁子。事闻太祖皇帝，怒

①（元）脱脱等撰，《宋史》（第十五册），北京，中华书局，1977年，第5104页。
②（宋）张杲撰，王旭光、张宏校注，《医说》，北京，中国中医药出版社，2009年，第126页。
③（宋）张杲撰，王旭光、张宏校注，《医说》，北京，中国中医药出版社，2009年，第125页。
④（宋）苏轼撰，孔凡礼点校，《苏轼文集》，北京，中华书局，1986年，第724页。

其绝伦灭理，杖而配之。下礼部议曰：子之事亲，有病则拜托良医。至于呼天祷神，此恳切至情不容已者。若卧冰割股，事属后世，乃愚昧之徒，一时激发，务为诡异，以惊世骇俗，希求旌表，规避徭役。割股不已，至于割肝；割肝不已，至于杀子。违道伤生，莫此为甚。自今遇此，不在旌表之例。呜呼！圣人立教，高出千古，趣哉如此。"[1] 但评价古人需"同情之了解"，不能以明清之今律唐宋之古。

22.《针灸资生经》七卷

《总目》：

前有嘉定庚辰徐正卿初刊序，称"东嘉王叔权作"。又有绍定四年赵纶重刊序，称"澧阳郡博士王执中作"，而疑叔权为执中字。以字义推之，其说是也。……然宋代官书，自有王惟德《铜人针灸经》，曷可诬也。

案：馆臣推断不错。王执中，字叔权。宋王璆《是斋百一选方》卷九"十味如神元"条载："峡州教授王执中，字叔权，永嘉人。其母患头风，卧病余半年……宜服此药。王有《针灸经》刊行。其自叙云尔。"[2] 除了为"澧阳郡博士"之外，王执中还是进士出身，曾担任过其他一些官职。清雍正《浙江通志》卷一百二十五《宋进士》载："乾道五年己丑郑侨榜：王执中，瑞安人，将作监。"《郡斋读书附志》载："《针灸资生经》七卷，右王执中所编也。执中，东嘉人，尝为从政郎、澧州教授云。"[3] 故方步范《遂初轩医话》卷上《名医补传》云："王执中，字叔权，瑞安人。乾道五年进士，尝为从政郎、澧州教授、将作监。工于灸刺之术……撰《针灸资生经》七卷……执中尚有《既效方》，惜不传。"[4]

另，王惟德所著为《铜人腧穴针灸图经》，不是《铜人针灸经》，见"《铜人针灸经》"条。

23.《太医局程文》九卷

《总目》：

迨崇宁间，改隶国子监，分上舍、内舍、外舍。其考试法，第一场问三经大义五道；次场方脉及临证运气各二道，针科、疡科试小经大义三道，运气二道；

---

① （明）李时珍编纂，刘衡如、刘山永校注，《本草纲目》，北京，华夏出版社，2002年，第1939、1940页。

② （宋）王璆原著，王伊明点校，《是斋百一选方》，上海，上海中医学院出版社，1991年，第133页。

③ 中华书局编辑部编辑，《宋元明清书目题跋丛刊》（第二册），北京，中华书局，2006年，第830、831页。

④ 方春阳编著，《中国历代名医碑传集》，北京，人民卫生出版社，2009年，第175页。

三场假令治病法三道。……此太医局，系绍熙二年后所置，程文以墨义为第一道，较旧制又稍异矣。其裒为一集，不知何人所编，世亦别无传本。今从《永乐大典》中排纂，得墨义九道，脉义六道，大义三十七道，论方八道，假令十八道，运气九道，谨厘次为九卷。

案：首先，"次场方脉及临证运气各二道"有误。"及"应为"试"；"方脉"即方脉科。《宋史·选举志》载："崇宁间，改隶国子监，置博士、正、录各四员，分科教导，纠行规矩。立上舍四十人，内舍六十，外舍二百，斋各置长、谕一人。其考试：第一场问三经大义五道；次场方脉试脉证、运气大义各二道，针、疡试小经大义三道，运气大义二道；三场假令治病法三道。"①

其次，关于《太医局程文》的编者及传本，余嘉锡在《四库提要辨证》曾有辨正，云："《永乐大典》所收书，多见于《文渊阁书目》，而此书则文渊阁不著录。考明张萱《内阁书目》卷六云：《诸科程文格》三册，全医院试册也。《千顷堂书目》卷十四有宋何大任《太医局诸科程文格》一卷（倪灿《宋史艺文志补》同），疑与《大典》所收者同，是一书题名各有省略耳。惟三册之书，似不当仅一卷，则疑《千顷堂》卷数有讹误也。大任不知何许人，所著尚有《保幼大全》二十卷（一名《小儿卫生总微论方》），亦见《千顷堂书目》。"②余嘉锡的辨正资料翔实，不过有两点是错误的。第一，《文渊阁书目》著录有此书，卷一五载："《医科程文》，一部四册。"③第二，何大任不是《保幼大全》的著者。《总目·小儿卫生总微论方》云："前有嘉定丙午和安大夫特差判太医局何大任序，称'家藏是书六十余载，不知作者为谁。博加搜访，亦未尝闻此书之流播。因锓于行在太医院（案，南宋虽定都临安，而当时犹称行在，以示恢复之意，《咸淳临安志》所载甚明），以广其传'。"这明确表明了何大任不过是刊者而已。何大任刊刻的医籍还有王叔和《脉经》，其《王氏脉经后序》言："南渡以来，此经罕得善本，凡所刊行，类多讹舛，大任每切病之。有家藏绍圣小字监本，历岁既深，陈故漫灭，字画不能无谬，然昔贤参考，必不失真。久欲校正传之，未暇。兹再承乏医学，偶一时教官，如毛君升、李君邦彦、王君邦佐、高君宗卿，皆洽闻者，知大任有志于斯，乃同博览群书，孜孜凡累月，正其误千有余字，遂鸠工创刊于本局，与众共之，其中旧有阙文、意涉

① （元）脱脱等撰，《宋史》（第十一册），北京，中华书局，1977年，第3689页。

② 余嘉锡著，《四库提要辨证》，北京，中华书局，2007年，第681、682页。

③ 中华书局编辑部编辑，《宋元明清书目题跋丛刊》（第四册），北京，中华书局，2006年，第159页。

疑似者，亦不敢妄加补注，尚赖后之贤者。嘉定丁丑仲夏望日濠梁何大任后序。"①
嘉定丁丑即嘉定十年（1217）。濠梁，今安徽凤阳。"濠梁"和"和安大夫特差判
太医局"的结衔能部分弥补"大任不知何许人"的遗憾。

24.《产育宝庆方》二卷

《总目》：

《宋史·艺文志》以为郭稽中撰。考陈振孙《书录解题》，称"濮阳李师圣得
《产论》二十一篇，有说无方，医学教授郭稽中为时良医，以方附诸论末，遂为
完书。"则稽中特因师圣所得旧本，增以新方，非所自撰。《宋史》所载，似未见
陈氏说也。然稽中所增，合原论共为一卷，与此本不合。以卷首诸序考之，盖括
苍陈言撰《三因方》，尝取其方论各评得失，婺医杜玹因采其所评，附入各条之下，
后赵莹得《产乳备要》，增以杨子建《七说》，合于《产论》为一集。有冀致君者，
又掇《御药院杂病方论》及《八月产图》《体玄子借地法》《安产藏衣方位》缀于
其末。是辗转增益，已非郭氏之旧，特沿其旧名耳。其书世罕传本，今载于《永
乐大典》者，得论二十一、陈言评十六、方三十四为一卷，《产乳备要》暨经气
妊娠等证方六十二为一卷，其《体玄子借地法》，《永乐大典》佚，不载，今亦阙焉。
按，胎教之法，古人所重，贾谊《新书》所引青史氏之记，刘向《列女传》所记
太任育文王之事，尚可见其崖略。惟产育方药则罕专书，《唐书·艺文志》有昝
殷《产宝》一卷，始别立一门，今其书不传，则讲妊育者当以是书为最古矣。卷
中惟陈言之评标识姓名，余皆不标为谁说。今以原本体例推之，上卷之方皆出郭
氏；下卷娩乳、安产、经气三条外，殆即杨氏之说；所附方药，殆即冀致君所采
《御药院方》也。陈言即撰《三因方》者。杨子建名倓，有《杨氏家藏方》，今未见。
李师圣等皆南宋人。冀致君序称诸人为宋儒，又称近在燕、赵间，盖元人云。

案：范行准指出："《宝庆集》诸序中，并无杜玹采附陈言评文附入各条之说。
为此说者，乃陈振孙《书录解题·附益产育宝庆集》中的话。我们知道《大典》
引用诸书，类多精当不苟，如当时确用杜玹之书，则必径题'杜玹《附益产育宝
庆集》'。而《四库》馆臣亦不至因偷懒而独把'附益'两字删去。如前揭出，参
加《大典》的纂修官，都很负责，而医书部分，更多精于本业的御医，他们本参
校其他医方之例，直接把陈言《三因方》中的评语，分条系入二十一论之后，故
与杜玹作《附益产育宝庆集》不谋而合，也是平常之事。因为此种简单的事情，

---

① 沈炎南主编，《脉经校注》，北京，人民卫生出版社，2013年，第317页。

以视《大典》引用诸方博校群书，其繁简难易，自不可同日而语。但纪昀、周中孚等却把它当作杜莅之书，这是不明《大典》纂修体例之故。"①查《产育宝庆集》（即《产育宝庆方》）诸序，的确"无杜莅采附陈言评文附入各条之说"。但范行准认为此书不是杜莅整理之书，则比较武断。查《直斋书录解题》并无《附益产育宝庆集》一书，而只有《产育宝庆集》，云："濮阳李师圣得《产论》二十一篇，有其说而无其方。医学教授郭稽中以方附诸论之末，遂为全书。近时括苍陈言尝评其得失于《三因方》，婺医杜莅者又附益之，颇为详备。"②《文献通考》引文与此相同。可见，宋人已经把杜莅之书命名为《产育宝庆集》。馆臣采纳这种观点比较明智。范行准的说法只是推测，没有扎实的根据。除此之外，此提要还有其他问题。

首先，《八月产图》误，应为《入月产图》。查冀致君序，言："公曰：此止一产书也，若更将《御药院杂病方论》并《入月产图》《体玄子借地法》《安产藏衣方位》附之，合为一集。可为完书矣。"入月即妇女孕期足月。

其次，"惟产育方药则罕专书，《唐书·艺文志》有昝殷《产宝》一卷，始别立一门。今其书不传"的论断有误。昝殷虽是唐人，查《唐书·艺文志》并没有著录昝殷《产宝》一书，《续修四库全书总目提要·经效产宝》云："是书新旧《唐志》均不载，宋绍兴中官撰《续编到四库阙书目》、王尧臣《崇文总目》始著于录，作'三卷'，云无撰人。《宋史·艺文志》同，云昝殷撰，均无续编，亦无'经效'二字。"③产育方药书并不是从昝殷《产宝》开始的。《太平御览》卷七百二十二载："《张仲景方序》曰：卫泛好医术，少师仲景，有才识，撰《四逆三部厥经》及《妇人胎藏经》《小儿颅囟方》三卷。"④《隋书·经籍志》著录此类典籍更多，"五行"有《产乳书》二卷、《产经》一卷、《推产妇何时产法》一卷（王琛撰）、《推产法》一卷、《杂产书》六卷、《生产符仪》一卷、《产图》二卷、《杂产图》四卷；"医方"有《疗妇人产后杂方》三卷等。⑤可见，古代产育方药书并不罕见，但传世者较少。幸运的是，昝殷《产宝》存于日本。晚清时，学术界把它购回。

最后，"李师圣等皆南宋人"有误。十万卷楼本《产乳备要》卷四卷首载李

①　中华书局上海编辑所编辑，《中华文史论丛》（第二辑），北京，中华书局，1962年，第260、261页。

②　（宋）陈振孙撰，徐小蛮、顾美华点校，《直斋书录解题》，上海，上海古籍出版社，1987年，第391页。

③　刘时觉编注，《四库及续修四库医书总目》，北京，中国中医药出版社，2005年，第426页。

④　（宋）李昉编，《太平御览》（第六册），石家庄，河北教育出版社，1994年，第619页。

⑤　（唐）魏征、（唐）令狐德棻撰，《隋书》（第四册），北京，中华书局，1973年，第1037—1047页。

师圣序，末题"大观三年九月五日濮阳李师圣序"。大观为宋徽宗第四个年号，大观三年即1109年，离北宋灭亡还有近二十年，故李师圣应为北宋人。李师圣序言"郭君稽中为时良医"，故郭稽中也应为北宋人。丹波元胤指出，杨子建与杨倓不是一人，杨倓是淳熙间人，为南宋人。杨子建为元符间人，是北宋人。[①]

25.《三因极一病证方论》十八卷

《总目》：

此本十八卷，盖何钜所分。第二卷中"太医习业"一条，有"五经二十一史"之语，非南宋人所应见。然证以诸家所引，实为原书，其词气亦非近人所及。疑明代传录此书者不学无术，但闻有廿一史之说，遂妄改古书，不及核其时代也。

案：丹波元胤《医籍考》云："按，侍医河野君通所藏宋椠《三因方》亦为十八卷，则知非后人所分。陈振孙以无择自序有'绍兴中集方六卷'之语，误与是书相混，《宋志》遂承其谬也。宋本及通行本'太医习业'条作'五经诸史'，不载'二十一史'之语。"[②]

26.《济生方》八卷

《总目》：

宋严用和撰。用和，始末未详。……澄又有《古今通变仁寿方序》，曰："世之医科不一，惟有所传授，得之尝试者多验。予最嘉严氏《济生方》之药，不泛不繁，用之辄有功。盖严师于刘，其方乃平日所尝试而验者也。"……明以来传本颇稀，又大抵脱佚错谬，失其本真，故医家亦罕相研究。今据《永乐大典》所载，补阙订讹，厘为八卷。书中议论平正，条分缕析，往往深中肯綮，如论"补益"云："药惟平补，柔而不僭，专而不杂。间有药用群队，必使刚柔相济，佐使合宜。"又云："用药在乎稳重。"论"咳嗽"云："今人治嗽，喜用伤脾之剂，服之未见其效，谷气先有所损。"论"吐衄"云："寒凉之剂不宜过进。"

案：查文渊阁《四库全书》本《吴文正集》，卷二十三《古今通变仁寿方序》载："世之医方不一，唯有所传授得之尝试者多验。予最喜严氏《济生方》之药，不泛不繁，用之辄有功。盖严师于刘，其方乃平日所尝试而验者也。淮南张道中，学脉法于朱鍊师永明，朱之师刘君名开，刘之师崔君名嘉彦。"可见，"世之医科不一"引用有误，应为"世之医方不一"。虽为一字之误，意思却差别很大。

---

① （日）丹波元胤著，郭秀梅、（日）冈西研吉校译，《医籍考》，北京，学苑出版社，2007年，第561页。

② （日）丹波元胤著，郭秀梅、（日）冈西研吉校译，《医籍考》，北京，学苑出版社，2007年，第360页。

此段内容亦表明了严用和的师承。他师从刘开，刘开师从崔嘉彦（即《崔真人脉诀》的作者）。关于严用和学习及行医情况，其《济生方·自序》有描述："用和幼自八岁喜读书，年十二，受学于复真刘先生之门。先生名开，立之其字也。独荷予进，面命心传。既十七，四方士夫，曾不以少年浅学，而邀问者踵至。"[①]其《济生续方·自序》又云："余夙嗜方书，早即师授，以医道行世五十余年。"[①]可见，严用和成才较早，17岁时已经行医，行医共五十余年。关于其籍贯，两篇序落款均为"庐山严用和"，故其应为庐山人。故方步范《遂初轩医话》卷上《名医补传》言："严用和，字子礼，庐山人。自幼好学，八岁即喜读书。年十二，受学于同郡刘开，开独赏其精进，面命心传，尽授其术。既十七，始以医道行世，四方士夫邀问者踵至。师弟同时，名誉正等，而心思挺出，顿悟捷得，众谓用和殆过其师。开殁后数年，求医问药者纷至迭来，咸归于严氏之门，凡五十余年。"[②]

另，日本存有枫山秘府所藏的《济生方》和丹波元胤的叔父所藏的《济生续方》，而《四库全书》本《济生方》把两书杂糅在一起。丹波元胤《医籍考》卷四十九："叔父筠庵君得之一门人，跋其后曰……考《济生方》今有足本行于世，中不载'补益'门。若'吐衄'又无'不宜过进寒凉'之说。《续方》反备载之，则知彼以二书缀辑为一。所谓匡庐面目，未认其真者也云。"[③]

27.《产宝诸方》一卷

《总目》：

> 又别有序论一首，王卿月序一首。

案：可以考察王卿月的履历。宋陈耆卿《赤城志》卷三十三《人物门二·本朝·进士科·五年郑侨榜》言："王卿月，临海人，字清叔，历宗正寺主簿、太府寺丞、秘书郎、起居舍人、起居郎、权中书舍人兼直学士院，知庐州、湖南运副使，知静江襄阳府、泸州宗正、少卿兼检正中书门下诸房公事，假吏部尚书为金国生辰使，未行，除太府卿，卒终朝请大夫，事见楼参政钥所为铭。"另，《宋以前医籍考》对王卿月的履历也多有考证。[④]

---

① （日）丹波元胤著，郭秀梅、（日）冈西研吉校译，《医籍考》，北京，学苑出版社，2007年，第374页。

② 方春阳编著，《中国历代名医碑传集》，北京，人民卫生出版社，2009年，第186页。

③ （日）丹波元胤著，郭秀梅、（日）冈西研吉校译，《医籍考》，北京，学苑出版社，2007年，第375页。

④ （日）冈西为人著，郭秀梅整理，《宋以前医籍考》，北京，学苑出版社，2010年，第930、931页。

28.《仁斋直指》二十六卷附《伤寒类书活人总括》七卷

《总目》：

浙江巡抚采进本……此本为明嘉靖庚戌所刻，前有余录序，称《直指》列为二十八卷，析七十九条。今考七十九条之数，与《序》相符，而其书实止二十六卷。焦竑《国史经籍志》载有此书，亦作"二十六卷"，盖序文偶误。然士瀛所撰本名《仁斋直指》，其每条之后题曰"附遗"者，则明嘉靖中朱崇正所续加。崇正，字宗儒，号惠斋，徽州人，即刊此本者也。焦《志》既题曰"《仁斋直指附遗方》"，乃惟注杨士瀛撰，则并"附遗"属之士瀛，亦未免小误也。其《伤寒类书活人总括》七卷，焦《志》不著录。

案：首先，"浙江巡抚"可能为"两淮盐政"。冈西为人《宋以前医籍考》言："按，右《两淮呈目》所记，《直指》二十六卷、《总括》七卷，与《提要》所云合。而《提要》以作'浙江巡抚采进本'，或疑'浙江巡抚'即'两淮盐政'之讹欤。"[①]查吴慰祖《四库采进书目》，的确如冈西为人所言。[②]

其次，很多书目都著录了《仁斋直指》，特别是《千顷堂书目》著录十分详细。《千顷堂书目》卷十四言："杨士瀛《医学真诠》二十卷，又《活人总括》十卷，又《仁斋直指附遗方》二十六卷。字登父，景定间三山人。"[③]可见，《千顷堂书目》虽然也没有把"附遗"属之朱崇正，但著录了《伤寒类书活人总括》，不知馆臣为何不引据《千顷堂书目》。

另外，朱崇正还对杨士瀛的《医学真诠》《婴儿指要》（即《小儿方论》）进行了附遗。其"附遗"颇有意义。《仪顾堂集》卷十七《小儿方论跋》言："《小儿方论》四卷，宋杨士瀛撰，明朱崇正附遗……崇正所附，间参以图，颇能补杨氏所未及，诚如婴之秘笈也。"[④]

29.《急救仙方》六卷

《总目》：

其书《宋志》及诸家书目均未著录。

案：此书应为十一卷，现传的明抄道藏本也是十一卷。对此，很多学者都有

---

① （日）冈西为人著，郭秀梅整理，《宋以前医籍考》，北京，学苑出版社，2010 年，第 803 页。

② 吴慰祖校订，《四库采进书目》，北京，商务印书馆，1960 年，第 63 页。

③ （清）黄虞稷撰，瞿凤起、潘景郑整理，《千顷堂书目（附索引）》，上海，上海古籍出版社，2001 年，第 387 页。

④ 顾廷龙主编，《续修四库全书·集部》（第 1560 册），上海，上海古籍出版社，2002 年，第 570 页。

论述。但对于"其书《宋志》及诸家书目均未著录",则未见人指出。实际上《千顷堂书目》著录了此典籍。《千顷堂书目》卷十四载:"《急救仙方》十一卷。"①《千顷堂书目》为明末清初著名史学家、藏书家和目录学家黄虞稷所著,《总目》对其评价甚高,云:"然焦竑《国史经籍志》既诞妄不足为凭,傅维鳞《明书·经籍志》、尤侗《明史·艺文志稿》尤冗杂无绪。考明一代著作者,终以是书为可据,所以《钦定明史·艺文志》颇采录之。"实际上,此书所著录的内容很多为《明史》及其他传记所不载。它是研究明史和古籍版本的一部重要工具书,也是考订有明一代著作的最佳根据。《总目》的其他部类也多次引用此书,不知《总目·医家类》为何一次都没引用。

第二节   医家类二

1.《宣明论方》十五卷

《总目》:

> 考《原病式·自序》云:作《医方精要宣明论》一部,三卷十万余言。今刊入《河间六书》者,乃有十五卷。

> 案:吴寿旸认为,三卷者是另外一书,《拜经楼藏书题跋记》卷四载:"《宣明论方》……旸按,……且按守真自序云:仆今详《内经》,编集运气要妙之说,七万余言,九篇,分为三卷,谨成一部,目之曰《内经运气要旨论》,备圣经之用也。对病论证,处方之法,本草性味,犹恐后学难为驱用,复宗长沙太守仲景之书,乃为一帙,计十万余言,目曰《素问药证精要宣明论方》云云。是三卷者,乃《内经运气要旨论》,非此书也。"②

2.《伤寒直格方》三卷、《伤寒标本心法类萃》二卷

《总目》:

> 旧本皆题金刘完素撰。《伤寒直格方》大旨出入于《原病式》,而于伤寒证治议论较详。前序一篇,不知何人所撰。马宗素《伤寒医鉴》引平城翟公"宵行遇灯"

---

① (清)黄虞稷撰,瞿凤起、潘景郑整理,《千顷堂书目(附索引)》,上海,上海古籍出版社,2001年,第381页。

② 顾廷龙主编,《续修四库全书·史部》(第930册),上海,上海古籍出版社,2002年,第434页。

之语，与此序正相合，殆即翟公所撰欤？《医鉴》又云："完素著《六经传变直格》一部，计一万七千零九字。又于《宣明论》中集紧切药方六十道，分六门，亦名《直格》。"此书有方有论，不分门类，不能确定原为何种，卷首又题为临川葛雍编，盖经后人窜乱，未必完素之旧矣。《伤寒标本心法类萃》上卷分别表里，辨其缓急；下卷则载所用之方。其中"传染"一条，称双解散、益元散皆为神方。二方即完素所制，不应自誉至此。考完素《原病式序》，称"集伤寒杂病脉证方论之文，目曰《医方精要宣明论》"。今检《宣明论》中已有《伤寒》二卷，则完素治伤寒法已在《宣明论》中，不别为书。二书恐出于依托。然流传已久，姑存之以备参考焉。

案：丹波元胤《医籍考》云："按，刘守真伤寒治法，据马宗素及翟公语，《宣明论》外似别有一书，则此书未全出于依托。若《伤寒标本》，味其旨趣，觉非完素所撰。葛雍，字仲穆，号华盖山樵，临川人。以镏洪《心要》、马宗素《医鉴》、常德《心镜》，校刊于《直格》卷后。《医统正脉》辑入其书，特于《直格》一书，题'临川葛雍编'。《提要》仍以为是书经后人改窜，抑失考耳。"[1]

3.《儒门事亲》十五卷

《总目》：

金张从正撰。从正，字子和，号戴人，睢州考城人。兴定中召补太医，寻辞去。事迹具《金史·方技传》。从正与麻知几、常仲明辈讲求医理，辑为此书。刘祁《归潜志》称："麻知几九畴与之善，使子和论说其术，因为文之。"则此书实知几所记也。其例有说有辨，有记有解，有诫有笺，有诠有式，有断有论，有疏有述，有衍有诀，有十形三疗，有六门三法，名目颇烦碎，而大旨主于用攻。

案：丹波元简《医賸》卷上："《儒门事亲》。骊恕公忠尝言：《儒门事亲》一书，前三卷议论精确，文亦俊逸。后八卷乃体裁殊异，必是别一种书，或出于门人之手焉。后阅《心印绀珠经》云：子和，金宛丘人，氏张，戴人是也。有《儒门事亲》三十篇，《十形三疗》一帙，《治病百法》一帙，《三复指迷》一帙，《治心要》一帙，《三法六门世传方》一帙。今考之于《医统正脉》所收本，从第一卷'七方十剂绳墨订'到第三卷'水解'，凡三十篇，此即《儒门事亲》也。自第四卷至第五卷，别是一书。自第六至第十一乃《十形三疗》也。自第十二至第十五乃《三法六门世传方》也。寻借元板于西京伊良子氏而抄之，凡三卷，首有中统年间高鸣序及

---

① （日）丹波元胤著，郭秀梅、（日）冈西研吉校译，《医籍考》，北京，学苑出版社，2007年，第239页。

金人张颐斋序，后有金人无名氏跋，篇数与《绀珠经》所载符矣。恕公没十余年，惜不见此书焉。"①《医籍考》卷五十言："按，《医统正脉》中所辑，是书凡十四卷。以嘉靖中邵伯崖刊本为祖者，原系于一部丛书，盖所谓《儒门事亲》止其前三卷，其他麻知几并弟子辈述子和之说，以所编也。《归潜志》曰：麻九畴知几……西京伊良子氏藏元中统中高鸣刻本《儒门事亲》，亦三卷。先子仍据朱好谦《心印绀珠》订其篇目，述之于所著《医賸》。今原其说，更据《医方类聚》各证门所列以加详核。识于左，使人知其旧观。"②可见，《儒门事亲》只有三卷，为张从正自著，其内容无"十形三疗""六门三法"等。"十形三疗""六门三法"等内容为"麻知几并弟子辈述子和之说，以所编也"。

4.《脾胃论》三卷

《总目》：

> 又有罗天益后序一篇。

案：查文渊阁《四库全书》本《脾胃论》无罗天益序。

5.《兰室秘藏》三卷

《总目》：

> 前有至元丙子罗天益序。

案：查文渊阁《四库全书》本《兰室秘藏》无罗天益序。冈西为人《宋以前医籍考》言："按，《四库提要》云'前有至元丙子罗天益序'，今查本研究所所藏诸本并缺之，因以但附记其目而俟于后搜云。"③

6.《此事难知》二卷

《总目》：

> 今本《东垣十书》竟属之杲，殊为谬误。考明李濂《医史》，亦以是书为杲作。则移甲为乙，已非一日矣。

案：《东垣十书》的编订时间和李濂《医史》成书时间相差无几。张一群先生《明代〈医史〉作者李濂生平著述考略》一文指出："《医史》纂辑年份约在1527年至1530年左右。"④《东垣十书》现存最早的版本是嘉靖八年（1529）年辽

---

① （日）丹波元简编，《皇汉医学丛书：医賸》，北京，人民出版社，1955年，第30页。

② （日）丹波元胤著，郭秀梅、（日）冈西研吉校译，《医籍考》，北京，学苑出版社，2007年，第384页。

③ （日）冈西为人著，郭秀梅整理，《宋以前医籍考》，北京，学苑出版社，2010年，第803页。

④ 张一群，《明代〈医史〉作者李濂生平著述考略》，《中华医史杂志》，2003年，第33卷第2期，第74页。

潘朱宠瀁梅南书屋刻本。①

7.《瑞竹堂经验方》五卷

《总目》：

杨士奇等《文渊阁书目》载有一部一册，而晁瑮《宝文堂书目》内亦列其名，则是明中叶以前，原帙尚存，其后遂鲜传本。

案：《瑞竹堂经验方》现存明成化种德堂本、明嘉靖高濂刻本，故不存在"鲜传本"的问题。另外，馆臣以目录著录之有无断《瑞竹堂经验方》存佚的方法是没有错误的，但问题是明中叶之后，还有书目著录《瑞竹堂经验方》，那就是前面提到的《千顷堂书目》。《千顷堂书目》卷十四载："萨德弥实《瑞竹堂经验方》十五卷，号谦斋。"②

8.《外科精义》二卷

《总目》：

孙一奎《赤水玄珠》引之，竟称东垣《外科精义》，不考甚矣。

案：孙一奎《赤水玄珠》并没有引用《外科精义》，但另一部典籍《医旨绪余》却有引用，其卷下言："医家雅议李东垣善于内伤，而虚怯非其所长，故有'补肾不若补脾'之语……故东垣惟孜孜以保脾胃为急。彼虚怯伤肾阴者，乃燕居安闲淫胜之疾，又不可同日而语也。不则，《内外伤辨惑》与《外科精义》及《兰室秘藏》等书皆治杂症者，岂止内伤已哉，此可以观矣！"③

9.《普济方》四百二十六卷

《总目》：

《明史·艺文志》作"六十八卷"，与此不合，盖传写脱误也。

案：《普济方》原为一百六十八卷，故浙本《总目》言："元本一百六十八卷，《明史·艺文志》作'六十八卷'，盖脱'一百'二字也。"《千顷堂书目》卷十四著录正确，云："周定王《普济方》一百六十八卷。"④但和整个《总目·医家类》不引用《千顷堂书目》一样，这里也没引用。

---

① 薛清录主编，《中国中医古籍总目》，上海，上海辞书出版社，2007年，第913页。
② （清）黄虞稷撰，翟凤起、潘景郑整理，《千顷堂书目（附索引）》，上海，上海古籍出版社，2001年，第389页。
③ （明）孙一奎撰，张玉才、许霞校注，《医旨绪余》，北京，中国中医药出版社，2009年，第82、83页。
④ （清）黄虞稷撰，翟凤起、潘景郑整理，《千顷堂书目（附索引）》，上海，上海古籍出版社，2001年，第379页。

10.《玉机微义》五十卷

《总目》：

> 明徐用诚撰，刘纯续增。……纯，字宗厚，咸宁人。……《明史·艺文志》惟著刘纯之名，盖失考也。其书虽皆采掇诸家旧论旧方，而各附案语，多所订正，非饩饤抄撮者可比。嘉靖庚寅，延平黄焯刻于永州。首载杨士奇序，知二人皆明初人。士奇序谓二人皆私淑朱震亨，今观其书，信然。

案：《千顷堂书目》卷十四著录此书，云："刘纯《玉机微义》五十卷；又《医经小学》六卷，采《素》《难》之言以便诵习，凡十八篇。纯，字宗厚，泰州人，洪武中名医。父叔渊，朱震亨弟子。"[①] 这条著录虽然和《明史·艺文志》一样惟著刘纯之名，但实际上其他信息相当丰富，如把"明初人"具体为"洪武中"，把"私淑朱震亨"具体为"父叔渊，朱震亨弟子"。更为重要的是，《千顷堂书目》所著录的刘纯的籍贯更为准确。刘纯自序及杨士奇序均称"吴陵刘纯"，吴陵即泰州之古称。至于咸宁只不过是居住地。雍正十三年《陕西通志》卷六十四："刘纯，字宗厚，洪武中居咸宁，博学工文辞，喜吟咏，深明医道，作《医经小学》等书。《贾志》。"

11.《仁端录》十六卷

《总目》：

> 案，痘疮之症，古所不详，惟《书录解题》载董汲《小儿斑疹论》二卷，作于宋元祐中，然其书不传，未知所谓斑者即痘否？钱乙《药证真诀》于小儿诸病皆条列至详，亦不及于是事。

案：《小儿斑疹论》即《董氏小儿斑疹备急方论》，此书传世，附刊于钱乙《小儿药证直诀》后，现存多种刊本，如明嘉靖十八年己亥（1539）刻本、清康熙五十九年庚子（1720）三友堂刻本、清康熙陈世杰起秀堂影宋刻本等，所以不存在"其书不传"的问题。[②] 此书是现存最早的痘疹专书。森立之《经籍访古志·补遗》言："《董氏小儿斑疹备急方论》一卷……按，此实为痘书之嚆矢。"[③]

宋代探讨痘疹的著作并不是仅有董汲的《董氏小儿斑疹备急方论》，钱乙《小儿药证直诀》卷上《脉证治法·疮疹候》也是专论痘疮的，其云："痘疹始出之时，

---

① （清）黄虞稷撰，瞿凤起、潘景郑整理，《千顷堂书目（附索引）》，上海，上海古籍出版社，2001年，第374页。

② 薛清录主编，《中国中医古籍总目》，上海，上海辞书出版社，2007年，第591页。

③ 中华书局编辑部编辑，《宋元明清书目题跋丛刊》（第十九册），北京，中华书局，2006年，第463页。

五藏证见，惟肾无候，但见平证耳，尻凉、耳凉是也。尻、耳俱属于肾，其居北方，主冷也，若疮黑陷而耳、尻反热者，为逆也。若用百祥丸、牛李膏各三服，不愈者，死病也。"著名医家张山雷对此笺正云："痘发之先，身必发热。耳凉尻凉，是肾不受热之征，庶为顺候。若痘疮黑陷，而耳、尻皆热，则肾藏热炽，相火燔灼，故主以百祥丸之大戟一味，泻肾家相火实热。"①

另，明孙一奎在《赤水玄珠》卷二十七《痘疹心印小引》中曾经回顾古人论治痘疹的过程："生生子曰：余考痘之为症，上古轩岐、秦越人、淳于公辈，皆未之论列也。自东汉建武中，南阳征虏染流中国，时谓之虏疮。医者以蜜煎升麻数数拭之。然则痘盖肇于东汉也。已顾奈何张仲景、华元化、王叔和、皇甫谧、褚澄、孙真人、王冰、许学士诸名公亦未之置喙。至宋钱仲阳而下，陈文中、李东垣、王好古、朱彦修乃始言之。迨刘昉之《幼幼新书》、王宾湖之《幼科类萃》、徐用宣之《袖珍》……闻人规……皆特以痘疹为言者，不下数十家，各相发明，似无遗漏，宜乎今之婴童可无虞矣。"②其中钱仲阳、陈文中、刘昉、闻人规均为宋代人。陈文中著有《小儿痘疹方论》一卷，闻人规撰有《闻人氏痘疹论》四卷。前者现存明成化六年庚寅（1470）李果刻本后印本，后者现存元至治三年癸亥（1323）刻本、明嘉靖二十三年甲辰（1544）刘尚义刻本、明嘉靖三十三年甲寅（1554）张鹗刻本、明嘉靖三十五年丙辰（1556）刻本、明万历新安吴勉学校刻本等。③值得注意的是，《总目·薛氏医案》载："其订定旧本附以己说者……陈文中《小儿痘疹方》一卷。"可见，馆臣也知道《小儿痘疹方》存世。

12.《推求师意》二卷

《总目》：

考李濂《医史》有《原礼补传》，称平生著述不多见，仅有订正丹溪先生《金匮钩玄》三卷，间以己意附于后，又有《证治要诀》《证治类方》《类证用药》总若干卷，皆隐括丹溪之书而为之。然则此二卷者，其三书中之一欤？

案：《证治要诀》《证治类方》今传世，内容与《推求师意》不同。这两部书也不是戴原礼所著，具体参见史常永《〈证治要诀〉及〈证治类方〉质疑》一文。④

---

①　（清）张山雷著，浙江省中医管理局《张山雷医集》编委会编校，《张山雷医集》（下册），北京，人民卫生出版社，1995 年，第 245 页。

②　（明）孙一奎著，《赤水玄珠》，北京，中国中医药出版社，1996 年，第 462 页。

③　薛清录主编，《中国中医古籍总目》，上海，上海辞书出版社，2007 年，第 594、624 页。

④　史常永，《〈证治要诀〉及〈证治类方〉质疑》，《中医杂志》，1981 年，第 12 期，第 56—58 页。

刘时觉先生据姜春华、万方考证，也认为"《证治要诀》：此伪托戴原礼所作，原作者当为南宋永嘉戴煟，字复庵。"①

13.《神农本草经疏》三十卷

《总目》：

> 首为序例二卷，论三十余首，备列九方十剂，及古人用药之要。

案："九方十剂"应为"七方十剂"，《神农本草经疏》卷一《续序例上》载有"论七方本义""附录七方""论十剂本义""附录十剂"。七方者，"大、小、缓、急、奇、偶、复"也。十剂者，"宣、通、补、泻、轻、重、滑、涩、燥、湿"也。②

14.《类经》三十二卷

《总目》：

> 《内经》分类实自李杲创其例，而罗天益成之。

案：对《黄帝内经》进行分类不是"李杲创其例"，而是在李杲之前就有的。张介宾《类经·自序》就言"晋有玄晏先生之类分"，只不过《甲乙经》除了取材于《黄帝内经》之外，还取材于《明堂孔穴针灸治要》，且只是将有关针灸学内容等进行分类合编而已，故又名《黄帝三部针经》。对《黄帝内经》全部类分始自唐杨上善的《黄帝内经太素》，该书将《素问》《灵枢》原文分为摄生、阴阳等19类。宋代之后，《黄帝内经太素》逐渐散佚，直至中国本土不存。幸运的是，日本还有残卷，现已影印回国。

15.《御定医宗金鉴》九十卷

《总目》：

> 次为《正骨心法要旨》五卷，则古有是术，而自薛己《正体类要》以外无专门之书，故补其遗。

案：虽然中国古代骨科学的专门之书很少，但并不是只有薛己《正体类要》一部。学术界公认最早的骨科学著作是《仙授理伤续断秘方》。此书序言说为唐代蔺道人所著，虽然有学者认为此书不可能为唐代著作。此书现存明弘治崇德堂刻本。③当时薛己还不到20岁，故《仙授理伤续断秘方》应早于《正体类要》。《仙授理伤续断秘方》首论整骨手法的步骤，次论伤损服药次序及方药。书中对骨

① 刘时觉编注，《四库及续修四库医书总目》，北京，中国中医药出版社，2005年，第294页。
② （明）缪希雍著，郑金生校注，《神农本草经疏》，北京，中医古籍出版社，2002年。
③ 薛清录主编，《中国中医古籍总目》，上海，上海辞书出版社，2007年，第709页。

伤科常见的跌打损伤、关节脱臼等都有阐述。需要注意的是，《千顷堂书目》卷十四著录有《蔺道接骨仙方》二卷，但馆臣又一次没有参考《千顷堂书目》。[①] 除了《仙授理伤续断秘方》之外，《中国中医古籍总目》还著录有元王承业《接骨入骱全书》等十余部早于《正骨心法要旨》的骨伤类著作。[②]

16.《医门法律》十二卷附《寓意草》四卷

《总目》：

> 后附《寓意草》四卷，皆其所治医案。首冠论二篇，一曰先议病后用药，一曰与门人定议病证。

案："与门人定议病证"，《寓意草》作"与门人定议病式"，云："某年，某月，某地，某人，年纪若干，形之肥瘦长短若何？色之黑白枯润若何？声之清浊长短若何？人之形志苦乐若何？病始何日？初服何药？次后再服何药？某药稍效？某药不效？时下昼夜孰重？寒热孰多？饮食喜恶多寡？二便滑涩有无？脉之三部九候何候独异？二十四脉中何脉独见？何脉兼见？其症或内伤，或外感，或兼内外，或不内外，依经断为何病？其标本先后何在？汗、吐、下、和、寒、温、补、泻何施？其药宜用七方中何方？十剂中何剂？五气中何气？五味中何味？以何汤名为加减和合？其效验定于何时？——详明，务令纤毫不爽，起众信从，允为医门矜式，不必演文可也。"后面还具体解释了为什么要有这么多项目，如"某年者，年上之干支，治病先明运气也。某月者，治病必本四时也"。[③] 可见，这部分内容主要探讨议病的模式，提出了规范化病历的撰写原则。然而馆臣误为"议病证"，不但格式和规范化的意思丢失了，而且使人误认为它的主要内容是探讨各类病证。

17.《伤寒舌鉴》一卷

《总目》：

> 舌白胎滑之说……后《金镜录》推至三十六图，未为赅备。《观舌心法》衍至三十有七图，又颇病繁芜。

案："三十有七图"应为"一百三十有七图"。《续修四库全书总目提要·舌鉴辨正》言："张氏《舌鉴》一书，《四库》已著录，乃合元杜清碧《金镜录》三十六图，明申斗垣《观舌心法》一百三十七图（《四库提要》作'三十七图'，乃误

① （清）黄虞稷撰，瞿凤起、潘景郑整理，《千顷堂书目（附索引）》，上海，上海古籍出版社，2001 年，第 386 页。

② 薛清录主编，《中国中医古籍总目》，上海，上海辞书出版社，2007 年，第 709、710 页。

③ （清）喻昌撰，艾军等校注，《寓意草》，北京，中国中医药出版社，2008 年，第 2、3 页。

脱'一百'二字），删繁去复，为一百二十图。"① 另，文渊阁《四库全书·伤寒舌鉴提要》无误，作"一百三十有七图"。不过，文渊阁《四库全书·伤寒舌鉴提要》其他部分也有错误。《总目》作"分白胎、黄胎、黑胎、灰色、红色、紫色、霉酱色、蓝色八种"，书前提要作"分白胎、黑胎、灰色、红色、紫色、徽酱色、蓝色八种"，无"黄胎"二字；"霉酱色"作"徽酱色"，盖为"霉"之形误。

第三节　医家类存目

1.《素问钞补正》十二卷

《总目》：

明丁瓒编。瓒，字点白，镇江人。嘉靖丁丑进士，官至温州府知府。

案：杨武泉在《四库全书总目辨误》一书中曾经指出，丁瓒应为正德丁丑（1517）进士。② 但杨武泉没有指出，丁瓒担任的最高官职应为浙江按察司副使而不是温州府知府。嘉靖庚寅即嘉靖九年（1530）后，丁瓒不再担任温州府知府。乾隆《浙江通志》卷二十四"泰顺县城池"条云："《万历温州府志》：泰顺旧无城，嘉靖六年矿寇起，九年知府丁瓒议发官银五千余两，委同知高美总其事，典史邓缪董其役，未几，知府赵锦以代至。"丁瓒这次离开温州，应该是升任为浙江按察司副使。明曹学佺《石仓历代诗选》卷二百二十一载丁瓒跋，题为"嘉靖辛卯岁三月浙江按察司副使京口丁瓒跋"。嘉靖辛卯即嘉靖十年（1531）。另，乾隆《浙江通志》卷一百十八《职官·提刑按察司副使》记载："丁瓒，丹徒人。"

2.《图注难经》八卷

《总目》：

《难经》旧有吴吕广、唐杨德操诸注。

案：杨德操应为"杨玄操"。《郡斋读书后志》卷二载："《丁德用注难经》五卷，右皇朝丁德用注，以杨玄操所演甚失大义因改正之。"③《医籍考》也著录："杨

---

①　刘时觉编注，《四库及续修四库医书总目》，北京，中国中医药出版社，2005年，第135页。

②　杨武泉著，《四库全书总目辨误》，上海，上海古籍出版社，2001年，第138页。

③　中华书局编辑部编辑，《宋元明清书目题跋丛刊》（第二册），北京，中华书局，2006年，第218页。

氏玄操《黄帝八十一难经注》。"①

3.《金匮悬解》二十二卷

《总目》：

国朝黄元御撰。元御谓张机著《金匮玉函经》以治内伤杂病，大旨主于扶阳气以为运化之本。

案：《金匮玉函经》应为《金匮要略》，《金匮要略》"以治内伤杂病"，《金匮玉函经》与《伤寒论》"同体而别名"，具体参见"《金匮要略论注》"条。黄元御本人也明确表明自己注解的是《金匮要略》，其序言："仲景先师，著《金匮玉函要略》一书，垂诸杂病之法，以约言而析玄理。玉楸子神宇天光，自负解者，乃参伍悦研，三载于兹。……戊辰八月东莱都昌黄元御撰。"②

4.《大本琼瑶发明神书》二卷

案：应为三卷。黄龙祥《〈琼瑶神书〉考略》："明刊《大本琼瑶发明神书》三卷，现藏浙江天一阁博物馆。卷端题'赐太师刘真人集'。序文作'《大本琼瑶真人针经序》'，故钱曾《读书敏求记》《述古堂藏书目》又记作'《琼瑶真人针经》三卷'（明代《近古堂书目》《脉望馆书目》同）；《四库全书总目》《浙江采集遗书总目》作'二卷'；然据书目提要，内容与现存三卷本相同，当是同一书。今检《四库采进书目·郑大节呈送书目》著录《琼瑶发明神书》记作'二本'，即二册，有可能《四库》馆臣未细核原书，将原书二册，上、中、下三卷误作上下二卷。"③

5.《崔真人脉诀》一卷

《总目》：

宋以来诸家书目不载，焦竑《国史经籍志》始载之。……李时珍已附入《濒湖脉学》中。

案：在焦竑《国史经籍志》之前，高儒《百川书志》已经著录，《百川书志》卷十《子·医家》载："《紫虚崔真人脉诀》一卷。"④高儒，字子醇，号百川，嘉靖时曾任职兵部，著名藏书家；嘉靖十九年（1540）编成《百川书志》二十卷。焦竑，字弱侯，万历十七年进士，万历二十二年（1594）领修《国史》，仅成《经籍志》。可见，《百川书志》比《国史经籍志》早了五十多年。

---

① （日）丹波元胤著，郭秀梅、（日）冈西研吉校译，《医籍考》，北京，学苑出版社，2007年，第37页。
② 孙洽熙主编，《黄元御医学全书》，北京，中国中医药出版社，1999年，第578页。
③ 黄龙祥，《〈琼瑶神书〉考略》，《中华医史杂志》，1999年，第29卷第1期，第19页。
④ 中华书局编辑部编辑，《宋元明清书目题跋丛刊》（第四册），北京，中华书局，2006年，第762页。

《濒湖脉学》虽收录了《崔真人脉诀》，但其非原本。冈西为人《宋以前医籍考》言："《东垣十书》所收之《紫虚脉诀》，一句四言，六百八十二句。《医统正脉》与之全同。但《濒湖脉学》所收之《四言举要》，虽题'崔嘉彦著'，计六百六十句，较之于《东垣十书》少二十二句，文亦少异，是盖系李言闻所删补者，而非紫虚之旧也。"①

6.《流注指微赋》一卷

《总目》：

元何若愚撰。若愚，爵里未详。……惟此赋载《永乐大典》中。

案：何若愚应为金人。张金吾《爱日精庐藏书志》卷二十二："《流注指微针赋》，金南唐何若愚撰集，常山阎明广注。若愚、明广仕履俱未详。按，序云：近有南唐何公撰《指微论》。又云：近于贞元癸酉收何公所作《指微针赋》。贞元癸酉，金海陵王贞元元年也，则若愚、明广俱金人可知，赋后即附明广《子午流注针经》，合三卷。"②冈西为人《宋以前医籍考》："《四库提要》以若愚为元人，《医籍考》亦赞之。然阎序既云'近有南唐何公，务法上古，撰《指微论》'，又云'又近于贞元癸酉间，收何公所作《指微针赋》一通'，盖若愚是金中世人。赋中所云'范九思疗咽'之一节，亦其证耳。《爱日志》称'金南唐何若愚撰集'，当是定论也。"③

除了《永乐大典》载此赋外，《普济方》《针灸聚英》等医籍也有收录。冈西为人《宋以前医籍考》："《针灸聚英》卷四载《流注指微赋》。"③苏侗志《论何若愚的按时刺灸学术思想》："何若愚，字公务，金代人，生卒年月不详，里籍南唐，亦说卢江，倡导子午流注法，著有《流注指微论》和《流注指微赋》。后者是撷取前者要义写成的，阎明广为之注释。前者已经散佚，唯于阎明广作注的《流注指微赋》还可见其梗概，在《普济方》中可见到全文。"④

7.《如宜方》二卷

《总目》：

焦氏《经籍志》、高氏《百川书志》俱不著录。

---

① （日）冈西为人著，郭秀梅整理，《宋以前医籍考》，北京，学苑出版社，2010年，第162页。

② 中华书局编辑部编辑，《宋元明清书目题跋丛刊》（第十一册），北京，中华书局，2006年，第459、460页。

③ （日）冈西为人著，郭秀梅整理，《宋以前医籍考》，北京，学苑出版社，2010年，第233页。

④ 苏侗志，《论何若愚的按时刺灸学术思想》，《山东医科大学学报（社会科学版）》，1991年，第1期，第10页。

案：《文渊阁书目》著录："《如宜方》一部一册。"①《文渊阁书目》是由明杨士奇编撰的官修书目，对明初内阁藏书收录较全。因为明初内阁藏书较完整，故《文渊阁书目》著录了大量的珍贵古本。嘉靖以后，文渊阁藏书大量流失，《文渊阁书目》也就成了考订散佚典籍的重要工具。清《四库全书》中的《永乐大典》本，世无流传，却往往被《文渊阁书目》著录。故《总目·文渊阁书目》云："惟藉此编之存，尚得略见一代秘书之名数，则亦考古所不废也。"但不知为何馆臣在这里没有引用《文渊阁书目》却引用了成书较晚、质量不高的焦竑《国史经籍志》。

8.《泰定养生主论》十六卷

《总目》：

旧本题"元洞虚子王中阳撰"。……后有杨易跋，谓《吴宽集》中载："中阳为吴人，名珪，字均章，自号中阳老人。生元盛时。年四十，弃官归隐虞山之下。慕丹术，尤邃于医。"

案：《总目》引用有误。查文渊阁《四库全书》本《家藏集》（明吴宽撰）卷十一《题海虞钱氏所藏王均章虞山图》云："均章，名珪，号中阳老人，元盛时年未四十，弃官归隐虞山之下，慕丹术，尤邃于医，所著有《泰定养生主论》等书，年余九十而卒，见吴思庵跋。"可见，王均章不是生于"元盛时"，而是"元盛时"尚未四十；不是四十弃官归隐，而是未到四十就弃官归隐。另，明徐春甫《古今医统大全》卷一《历世圣贤名医姓氏》云："王珪，字均章，号中阳老人，吴郡人。志行高洁，见道真明，尤邃于医学。屏世虑，隐居吴之虞山，人称隐君。所著方书，超出群表，自幼及壮至老，调摄有序，论证有旨；至于诸痰诸饮挟火为患，悉究精详，制有滚痰丸，最神效；名《泰定养生主论》。"②

9.《保婴撮要》八卷

《总目》：

其论乳下婴儿有病，必调治其母，母病子病，母安子安，且云"小儿苦于服药，亦当令母服之，药从乳传，其效自捷"。皆前人所未发。

按：馆臣所述不确。古人早就认识到乳母与婴儿的这种关系。如隋代巢元方《诸病源候论》卷四十六《小儿杂病诸候·中客忤候》言："若乳母饮酒过度，醉

---

① 中华书局编辑部编辑，《宋元明清书目题跋丛刊》（第四册），北京，中华书局，2006年，第156页。
② （明）徐春甫编集，崔仲平、王耀廷主校，《古今医统大全》（上册），北京，人民卫生出版社，1991年，第35、36页。

及房劳喘后乳者，最剧，能杀儿也。”同书卷四十七《小儿杂病诸候·霍乱候》更指出乳母自身的原因能导致婴儿霍乱，云：“或乳母触冒风冷，食饮生冷物，皆冷气流入乳，令乳变败，儿若饮之，亦成霍乱吐利。……凡小儿霍乱，皆须暂断乳，亦以药与乳母服，令血气调适，乳汁温和故也。”① 到了宋代，这种认识更加深刻。如《小儿卫生总微论方》除了在《乳母论》专门探讨此问题外，在其他章节也多次谈及，如卷八《疮疹论》有“一切诸候，皆随证用药。其乳下儿患者，可令乳母同服其药，则病得易愈”“凡疮疹，若婴小及乳下儿病者不可与稚一等为治，妄施汤药，小者宜少少服药，惟忌多服，服则反为累也，又令母慎口，又不可令儿失饥，避其风冷，及用药调理乳母为佳”之类的论述。②

10.《神应经》一卷

《总目》：

明陈会撰，刘瑾补辑。会，字善同，称宏纲先生。瑾，字永怀，号恒庵。均不知何许人。瑾所附论皆冠以“臣”字，不知何时进御本也。案，宦官刘瑾，武宗时流毒海内，终以谋逆伏诛，断无人肯袭其姓名者，此书当在正德前矣。所论皆针灸之法，有歌诀，有图，有说，传写讹谬，不甚可据。前有宗派图一页，称梓桑君席宏达九传至席华叔，十传至席信卿，十一传至会。会传二十四人，嫡传者二人，一曰康叔达，一即瑾也。又有席宏达《誓词》，谓：传道者必盟天歃血，立誓以传，当于宗派图下注其姓名。如或妄传非人，私相付度，阴有天刑，明有阳谴云云。是直道家野谈耳。

案：此书前有宁献王序，馆臣未见。《医籍考》曰：“按，《提要》说欠详，盖似未见宁献王序者。献王序旧不题名，有‘咸蹄寿域’印记并花押，与其所著《乾坤生意》《活人心序》所识同。即知是书刘瑾因献王之命，就陈会《广爱书》节抄为编。”③ 宁献王序云：“独宏纲乃遇信卿席真人所授之术，故其补泻折量之法、其口诀指下之妙，与世医之所不同，出于人者，见于此也。其徒二十四人，独刘瑾得其指下之秘，故能继宏纲之术而无坠也。……乃命医士刘瑾，重校其师宏纲先生所传《广爱书》十卷，予止取其穴之切于用者为一卷，更其名曰《神应经》。”④

---

① 南京中医学院校释，《诸病源候论校释》，北京，人民卫生出版社，2009 年，第 977、982 页。

② （宋）佚名，《小儿卫生总微论方》，上海，上海卫生出版社，1958 年，第 102、103 页。

③ （日）丹波元胤著，郭秀梅、（日）冈西研吉校译，《医籍考》，北京，学苑出版社，2007 年，第 158 页。

④ （明）陈会撰，（明）刘瑾补辑，李宁点校，《神应经》，北京，中医古籍出版社，1990 年，第 2 页。

这里明确表明了陈会、刘瑾所处的时代，并言此书为"医士刘瑾"重校其师所传《广爱书》而成，并不是所谓的"道家野谈"。故谢观在《中国医学源流论》云："会与瑾皆江西人，会先著《广爱书》十二卷，虑其浩瀚，乃独取一百一十九穴以成此书，为学者守约之规，而瑾为之校正，盖皆当时之针灸专家也。"[①] 还需要指出的是，在《四库全书》编修过程中，各地进呈遗书时需开载简明书目并初拟各书大意，供《四库全书》馆甄选采录。浙江《进呈书目》载有此书，且言为"医士刘瑾增校"。清沈初等撰《浙江采集遗书总录》："《神应经》一册。二老阁藏刊本。右明陈会撰。医士刘瑾增校。专纪针灸之术，称得于梓桑君席宏远之秘传。"[②] 由此可见，《总目》虽在此基础而成，但有些论断实际上并不如初。

11.《伤寒医鉴》一卷

《总目》:

元马宗素撰。

案：马宗素应为金人。丹波元胤《医籍考》卷三十二云："《医学源流》引《历代名医图》曰：金有何公务、侯德和、马宗素、杨从正、袁景安。而是书又载正治、反治之法，曰'闻诸守真之言'，则宗素亦金人，当得亲炙于守真之门者。《提要》为元人，误矣。"[③]

12.《灵秘十八方加减》一卷

《总目》:

旧本题"德府良医所良医济南胡嗣廉校编"。前有嘉靖十七年可泉子序，云"不知何人所辑"。则嗣廉但校正编次耳，非所撰也。其书以世人多用《和剂局方》，不知加减之用，因以此十八方各详其因证加减之法，以便于用。

案：明边贡《华泉集》(文渊阁《四库全书》本)卷九《患病乞休疏》言："南京刑部右侍郎臣边贡谨奏为自陈患病自劾不职乞恩休致事……于嘉靖七年十二月十九日陛辞南行，途中因感风寒，旧患痰火胃痛偶尔大作，沿途访医服药不效，只得兼程便道抵家，即请德府候缺良医胡嗣廉、登州府蓬莱县医士毛翔议方调治，比因为急于赴任，过用凉剂，以致元气大伤，脾胃虚损，饮食日减，病势日增，

① 谢观著，余永燕点校，《中国医学源流论》，福州，福建科学技术出版社，2003年，第66页。

② (清)沈初等撰，杜泽逊、何灿点校，《浙江采集遗书总录》，上海，上海古籍出版社，2010年，第489页。

③ (日)丹波元胤著，郭秀梅、(日)冈西研吉校译，《医籍考》，北京，学苑出版社，2007年，第239页。

腰足酸软，头目虚眩，四月以来水泻不止，五月以来转成痢疾，卧床日久，未能起步。臣思一身之眇，诸疾交攻，未老先衰，浸成残痼，方欲具本奏乞致仕。"可见，胡嗣廉嘉靖七年还是德府候缺良医。另外，胡嗣廉用药并不完全株守《太平惠民和剂局方》。《太平惠民和剂局方》用药偏于温燥，但胡嗣廉在治疗边贡时却"过用凉剂"。

13.《心印绀珠经》二卷

《总目》：

明李汤卿撰。汤卿不知何许人。……惟以十八剂为主，而欲以轻、清、暑、火、解、甘、淡、缓、寒、调、夺、湿、补、平、荣、涩、和、温数字该之，未免失之拘泥。

案：首先，李汤卿乃河间学派传人。黄虞稷撰，瞿凤起、潘景郑整理的《千顷堂书目》卷十四云："汤卿，刘河间弟子。"[①]但《四库全书》本《千顷堂书目》中没有这句话。其次，"十八剂"是《心印绀珠经序》对方剂的一种分类方法。《冷庐医话》卷一《用药》云："徐之才十剂：宣、通、补、泄、轻、重、滑、涩、燥、湿。王好古补二种，曰：寒可去热，大黄、芒硝之属是也；热可去寒，附子、官桂之属是也。药之用已无遗。《心印绀珠经》标十八剂之目曰'轻、清、解、缓、寒、调、甘、火、暑、淡、湿、夺、补、平、荣、涩、温、和'，则翻而寡要矣。"[②]可见，馆臣误读了十八剂。

14.《痘证理辨》一卷、《附方》一卷

《总目》：

明汪机撰。

案：应为《痘治理辨》。汪机自序云："予今所辑，以诸家所论列之于前，而以魏君之说辨之于后，庶得以为全书，而凡诸说之同异得失，亦皆了然，不复为其所惑矣。书成，因名之曰《痘治理辨》。"胡希绍题词云："友人陈惟宜，时游石山先生门，因过之，而以先生所纂曰《痘治理辨》者以示余。"[③]《医籍考》著录为："《痘治理辨》一卷。"[④]

---

①　（清）黄虞稷撰，瞿凤起、潘景郑整理，《千顷堂书目（附索引）》，上海，上海古籍出版社，2001年，第389页。

②　（清）陆以湉著，宝珊、广辉点校，《冷庐医话》，太原，山西科学技术出版社，1993年，第28页。

③　高尔鑫主编，《汪石山医学全书》，北京，中国中医药出版社，1999年，第483、484页。

④　（日）丹波元胤著，郭秀梅、（日）冈西研吉校译，《医籍考》，北京，学苑出版社，2007年，第239页。

15.《志斋医论》二卷

《总目》：

明高士撰。士，字志斋，鄞县人。

案：清胡文学《甬上耆旧诗》卷十六载："高志斋先生士，字克学，少孤，好学，事伯兄以礼，兄弗爱也。后伯兄为吏坐赃，尽以己产偿，家遂落，尝终日贳米未得，怡然也。里中高其人，延修郡乘，谓：郑清之、余天锡附权臣，陷济王竑，得罪名教；程徐为元大臣，失节，三人俱不宜立传。其持议若此，晚年益嗜学，亦精于医，言'医家之有《灵枢》犹五经之有《易》'，遂注其书行世。"可见，高士的另一个字为克学。

16.《丹溪心法附余》二十四卷

《总目》：

明方广撰。广，字约之，号古斋，休宁人。

案：方广的号应为古庵。贾咏序云："予以多病，恳乞赐休林下，暇日检方，亦窃疑之。于是远延方君过颍，因出所次《丹溪心法附余》凡二十四卷，相与订之。夫方君名广，字约之，古庵其号，新安儒医也。"[1]明徐春甫《古今医统大全》卷之一《历世圣贤名医姓氏》载："方广，字约之，号古庵，新安休阳人。博学精医，常游河洛，寓陈留，名著中原。所集《丹溪心法附余》《脉药证治》《伤寒地理》等书行世。"[2]明李梴《医学入门·历代医学姓氏》载："方广，字约之，号古庵，嘉靖休宁人。著《丹溪心法附余》《药性书》《伤寒书》。"[3]

17.《伤寒指掌》十四卷

《总目》：

明皇甫中撰。中，字云洲，仁和人。其书原始《内经》，发明仲景立法之意，于诸家议论独推陶华。

案：明张鳌《明医指掌图序》曰："予门人皇甫生山暨其弟嵩、岱，皆仁和知名士。别十年，山来谒金陵，手书一编。阅之，《明医指掌图》也。曰：山为是书三世，用之亦三世矣。自其菊泉大父治轩岐，集履历经验效具蒙斋氏为《伤

---

① （日）丹波元胤著，郭秀梅、（日）冈西研吉校译，《医籍考》，北京，学苑出版社，2007 年，第 411、412 页。

② （明）徐春甫编集，崔仲平、王耀廷主校，《古今医统大全》（上册），北京，人民卫生出版社，1991 年，第 44、45 页。

③ （明）李梴著，《医学入门》，南昌，江西科学技术出版社，1988 年，第 43 页。

寒指掌》书,而云洲翁成之,盖以广《指掌》也。图参《内经》,博采古哲遗方,变通不泥。凡旬岁而后成,为卷若干。"① 可见,《伤寒指掌》由皇甫中之父菊泉撰写,皇甫中(云洲)"广《指掌》"而成《明医指掌图》。

18.《医学六要》十九卷

《总目》:

> 明张三锡撰。三锡,字叔承,应天人。

案:张维藩等序云:"先大父讳三锡,字叔承,特号嗣泉。"② 可见,张三锡号为嗣泉。

19.《雷公炮制药性解》六卷

《总目》:

> 旧本题"明李中梓撰"。……《江南通志》载"中梓所著书有《伤寒括要》《内经知要》《本草通原》《医宗必读》《颐生微论》凡五种",独无是书。卷端"太医院订正姑苏文喜堂镌补"字,亦坊刻炫俗之陋习。殆庸妄书贾随意裒集,因中梓有医名,故托之耳。

案:馆臣据《江南通志》认为《雷公炮制药性解》为托名,实际上不然。金芷君言:"《四库全书提要》根据《江南通志》载'李中梓所著书有《伤寒括要》《内经知要》《本草通原》《医宗必读》《颐生微论》凡五种'而断定本书系托名之作,非李中梓原撰。为此,作了多方考证。其一,《医宗必读》虚劳医案中李中梓本人言到:'邑宰何金阳令郎,虚损已濒于危,见余拙刻《微论》《药解》《脉象》诸书,遣使聘余,余遂往。'其二,《医宗必读》新安吴肇广序中言:'先时先生有《颐生微论》《药性解》诸书行世,脍炙人口已二十年。'其三,《中国分省医籍考》载:'《雷公炮制药性解》六卷,明李中梓,见嘉庆二十三年《松江府志》卷七十二《艺文志·子部》。'其四,据尚志钧等著《历代中药文献精华》称:'《本草通玄》有李氏门生戴子来序,提到在《本草通玄》之前,李中梓已有两种本草(即《本草微要》《药性解》),所以该书确系李氏原撰。'其五,本书订补者钱允治亦在合序中明确论道:'本朝万历末云间李中梓士材,玄禅之暇,研精此道,出其所蕴为注二卷……而炮炙则未遑也,余览雷公所论,僭为条附于各药之下,熬者修事种种俱悉。'以上所论,可以证实《药性解》确系李中梓原撰,而《四

---

① (日)丹波元胤著,郭秀梅、(日)冈西研吉校译,《医籍考》,北京,学苑出版社,2007年,第452页。

② (日)丹波元胤著,郭秀梅、(日)冈西研吉校译,《医籍考》,北京,学苑出版社,2007年,第464页。

库全书》编者未见天启二年原刊，仅据《江南通志》推断此书为托名，实误。"①
另外，《千顷堂书目》卷十四著录此书，云："李中梓《药性解》二卷。"②但与整
个《总目·医家类》一样，此处馆臣亦没有引用《千顷堂书目》。

20.《普门医品》四十八卷附《医品补遗》四卷

《总目》：

> 明王化贞撰。

案：《中国医籍通考》云："《四库全书提要》以《医品补遗》属之王化贞，
然观《补遗》郎廷模序，知是书乃史朴庵手集，复经郎氏补益而成者。《提要》
之说未免失考也。"③

21.《河间六书》二十七卷

《总目》：

> 明吴勉学编。勉学，字肖愚，歙县人。

案：吴勉学，又字师古。《续修四库全书总目提要·古今医统正脉全书》载：
"明王肯堂汇辑，吴勉学编刊……勉学，字师古，歙县人。多刻古籍，不善校雠。"④

22.《折肱漫录》六卷

《总目》：

> 明黄承昊撰。……承昊体羸善病，因参究医理，疏其所得以著是书。分养神、
> 养气、医药三门。其论专主于补益，未免一偏。

案：明黄承昊撰写该书的目的是为那些和他一样患病的人提供借鉴。其自序
言："予少年病羸，徽缠一二十年，备尝诸苦，少不知医多误药，苦乃弥甚。当
茹荼时，苦极而悔，悔极而恨，惝恍侘傺，几滨于死。私自矢曰：吾病得愈，吾
年得老，必揭此以告同患者，使毋蹈予之覆辙。"⑤故程永培跋曰："其意是惕病者
之鉴戒，原非为医家立说也。"⑤谢观《中国医学源流论》亦言："其意原以供病
者之鉴戒，非为医家自居也。"⑥

---

① 金芷君，《〈（镌补）雷公炮制药性解〉校勘后记》，《医古文知识》，2001 年，第 1 期，第 30 页。
② （清）黄虞稷撰，瞿凤起、潘景郑整理，《千顷堂书目（附索引）》，上海，上海古籍出版社，
2001 年，第 379 页。
③ 严世芸主编，《中国医籍通考》（第二卷），上海，上海中医学院出版社，1991 年，第 2671 页。
④ 刘时觉编注，《四库及续修四库医书总目》，北京，中国中医药出版社，2005 年，第 572、573 页。
⑤ （日）丹波元胤著，郭秀梅、（日）冈西研吉校译，《医籍考》，北京，学苑出版社，2007 年，第 480 页。
⑥ 谢观著，余永燕点校，《中国医学源流论》，福州，福建科学技术出版社，2003 年，第 99 页。

23.《针灸聚英》四卷

《总目》：

明高武撰。武，始末未详。

案：丹波元胤《医籍考》云："按，此书原八卷，《提要》以为四卷者，唯据其凡例所言，未熟读全书，故致误耳。"① 关于高武始末，《古今图书集成·医部全录·医术名流列传》载："按，《鄞县志》：高武，号梅孤。负奇，好读书，凡天文、律吕、兵法、骑射，无不闲习。嘉靖时，中武举北上，因历览塞垣，以策干当路，不用，遂弃归。所言乾象，无不验。晚乃专精于医，治人无不立起。尝慨近时针灸多误，手铸铜人三，男、妇、童子各一，以试其穴，推之人身，所验不爽毫发。所著《射学指南》《律吕辨》《痘疹正宗》《针灸聚英》《发挥直指》各三十卷，行于世。"②

24.《简明医彀》八卷

《总目》：

明孙志宏撰。志宏，字台石，杭州人。

案：台石应是孙志宏的号，刘时觉云："据是书钟祖保序，'孙君名志宏，字克容，台石其别号'。"③ 刘时觉所言极确。另，钟祖保序云："厥考桂公以医术著嘉、隆间，君仍其业而阐绎之。"④ 可见，孙志宏出身于医学世家。

25.《马师津梁》八卷

《总目》：

国朝马元仪撰。元仪，苏州人。是编前有雍正壬子汪濂夫序，称"元仪受学于云间李士材、西昌喻嘉言"。

案：马元仪，名俶，元仪其字也。《续修四库全书总目提要·病机汇论》："清沈郎仲撰，门人马俶校订。郎仲以字行，俶字元仪，并苏州人。"⑤ 关于马元仪的师承，《病机汇论序》有交代。《续修四库全书总目提要·印机草》云："俶之医学渊源所自，于《病机汇论序》中言之甚明，初师沈郎仲，后师李中梓，于喻昌未及亲炙，窃私淑之。"可见，马俶没有受学于喻嘉言，只是私淑而已。马俶还

---

① （日）丹波元胤著，郭秀梅、（日）冈西研吉校译，《医籍考》，北京，学苑出版社，2007年，第160页。

② （清）陈梦雷等编，《古今图书集成医部全录》（第十二册），北京，人民卫生出版社，1962年，第285页。

③ 刘时觉编注，《四库及续修四库医书总目》，北京，中国中医药出版社，2005年，第305页。

④ （日）丹波元胤著，郭秀梅、（日）冈西研吉校译，《医籍考》，北京，学苑出版社，2007年，第486页。

⑤ 刘时觉编注，《四库及续修四库医书总目》，北京，中国中医药出版社，2005年，第393页。

著有《印机草》一书。光绪中建德周学海认为马俶为张璐门人，其学出于李杲。《续修四库全书总目提要·印机草》又云："至周评称为张璐门人，则未见于俶所自述，未悉有无明据。张氏《伤寒绪论》有'论伤寒兼湿热者甚多'一条，因南方地气湿热熏蒸，人多气虚多痰，一受风寒，便与湿痰相结，俶之治案往往从泻心、陷胸诸方套出，与张氏持论相合。江浙卑湿之区，医者多主斯义，盖不独张氏一家之言也。"①

26.《张氏医通》十六卷

《总目》：

康熙乙酉，圣祖仁皇帝南巡，璐子以柔以璐所著《本经逢原》《诊宗三昧》《伤寒缵绪论》及此书汇辑恭进，得旨留览。

案：康熙乙酉（康熙四十四年）四月，张璐之子张以柔进呈这几部书，"奉旨交与御前儒医张睿查看"。3 年后，即康熙四十七年闰三月二十六日，张睿具折覆，"奏云：此书各卷全是原于《内经》，可比《证治准绳》。奉旨，是即发裕德堂，另为装订备览。钦此。"这些内容都非常清晰地记载于《张氏医通》卷首《进〈医通〉疏》中。可见，馆臣只是笼统言之，并没有具体说明"得旨留览"的时间及过程。另外，《张璐医学全书》所载《进〈医通〉疏》不但有标点错误，而且把"康熙四十四年"误为"康熙四十年"，漏掉了一个"四"。②

27.《保生碎事》一卷

《总目》：

国朝汪淇撰。是书又名《济阴慈幼外编》……卷末一条云"随有《济阴纲目》及《慈幼纲目》即镌行"。则是书之成，犹在《济阴纲目》之前。

案：《济阴纲目》为明人武之望所撰，故远在《保生碎事》之前，不然《保生碎事》无法又名《济阴慈幼外编》，至于"随有《济阴纲目》及《慈幼纲目》即镌行"的话，只不过表明这次刊刻的顺序而已。

28.《伤寒论条辨续注》十二卷

《总目》：

后喻昌因之作《尚论篇》，张璐因之作《伤寒缵论》，程嘉倩因之作《后条辨》。

案："程嘉倩"应为"程郊倩"。《医籍考》引汪琥云："《伤寒后条辨》，康

---

① 刘时觉编注，《四库及续修四库医书总目》，北京，中国中医药出版社，2005 年，第 557 页。
② 张民庆，王兴华、刘华东主编，《张璐医学全书》，北京，中国中医药出版社，1999 年，第 15 页。

熙中新安程应旄郊倩条注。"①《续修四库全书总目提要》云："《伤寒论后条辨》十五卷，康熙刊本。清程应旄撰。应旄，字郊倩，歙县人，明诸生。入清避兵，侨寓苏州，弃儒为医。"②

29.《司牧马经痊骥通元论》六卷

《总目》：

《明史·艺文志》不著录，惟高儒《百川书志》有之，卷帙与此本合。

案：《千顷堂书目》也有著录，卷九云："《马经通玄方论》六卷，卞管勾集。"③与整个《总目·医家类》一样，此次馆臣也没引用《千顷堂书目》。

附

《小儿药证真诀》三卷

《武英殿聚珍版丛书》本提要：

《小儿药证真诀》三卷，宋大梁阎季忠所编钱乙方论也。……阎季忠，《永乐大典》作"阎孝忠"，然《书录解题》及《通考》皆作"季忠"，疑《永乐大典》为传写之讹，今改从诸家作"季"。

案："阎季忠"应为"阎孝忠"。冈西为人《宋以前医籍考》言："按，陈氏《书录解题》'阎孝忠'作'阎季忠'，马氏《文献通考》同，《四库提要》以二氏为正，改'孝'作'季'。然考杨氏所见宋椠本、曾氏《活幼心法》及《口议》《永乐大典》等，皆作'孝'不作'季'。又按，刘氏《幼幼新书》云：《保生信效》，阎孝忠编。孝忠，字资钦，许昌人。《宋志》亦载：阎孝忠《重广保生信效方》一卷。据此观之，《提要》之说，未足信据。似传写之讹，宁在陈氏之书矣。"④

---

① （日）丹波元胤著，郭秀梅、（日）冈西研吉校译，《医籍考》，北京，学苑出版社，2007年，第205页。

② 刘时觉编注，《四库及续修四库医书总目》，北京，中国中医药出版社，2005年，第217页。

③ （清）黄虞稷撰，翟凤起、潘景郑整理，《千顷堂书目（附索引）》，上海，上海古籍出版社，2001年，第254页。

④ （日）冈西为人著，郭秀梅整理，《宋以前医籍考》，北京，学苑出版社，2010年，第872页。

第二章　编纂人员考论

　　从乾隆三十八年（1773）《四库全书》馆开馆到乾隆五十八年（1793）《四库全书》由武英殿刊版印行，《总目》编纂历时 20 年。馆臣为誊录入库的 3500 余种图书（"著录书"）和抄存卷目的 6700 余种图书（"存目书"）全部撰写了提要，为此付出了很多心血。这些提要先由学有专长的纂修官分头撰写，再经纪昀等增窜删改、反复修订而成。今人司马朝军《〈四库全书总目〉编纂考》对于编纂者多有考论，亮点颇多。但其对于《总目·医家类》提要的编纂者没有涉及，仅言"《子部·医家类》提要经陆锡熊审定"。[①]究其原因，主要在于资料匮乏，如在确定是否有专门办理医书的机构方面据翁方纲记载，医家类作为《四库全书》的特殊一类，在《四库全书》编纂过程中有专门机构负责，提要也由专人撰写。《翁方纲纂四库提要稿·金匮玉函经》云："《金匮玉函经》一种应归医书内另办。"《翁方纲纂四库提要稿·本草经疏》云："此书应归医书门内办理，是以无庸另拟提要。"[②]这个"医书门"到底是什么形式？为何"乾隆四十七年七月十九日奉旨开列办理《四库全书》在事诸臣职名"中有"天文算学纂修兼分校官"（见浙本《总目》）而无"医学纂修兼分校官"呢？限于资料的短缺，想解决这些问题还待时日。下面的研究也只是仅据现有的资料进行，存在很多不足之处。

第一节　太医院

　　《总目》是编纂《四库全书》的副产品。《四库全书》是由乾隆皇帝组织各方面力量编纂的大型丛书。其编纂人员既有博学鸿儒，又有专业人士，其中钦天监

---

①　司马朝军著，《〈四库全书总目〉编纂考》，武汉，武汉大学出版社，2005 年，第 727 页。
②　司马朝军著，《〈四库全书总目〉编纂考》，武汉，武汉大学出版社，2005 年，第 439、442 页。

等专门机构就负责了天文算学典籍的编纂。那么医学典籍是不是由太医院负责编纂的呢？据现有资料判断，太医院在《四库全书》及《总目》的编纂过程中发挥作用有限。《总目》卷首的"职名"没有太医院官员的信息，查文渊阁《四库全书》、文津阁《四库全书》，文渊阁《四库全书》本医籍详校官为太医院官员，但清廷在表彰这些太医时明确表示这些人员"从未曾充当《四库》馆总阅、总纂、总校、分校等官及校对清文者"。① 可见，太医院虽然承担了部分校对工作，但其工作程度无法与分校官等的工作程度相比，故未在"职名"中出现。

一、太医院没有主导《四库全书·医家类》编纂之原因

首先，宋代已经排斥由专业人士编纂专业典籍。《汉书·艺文志》记载，汉成帝时侍医李柱国校方技。这说明，中国历史上有专业人士编纂专业典籍的传统。但随着儒学社会的发展，儒臣开始反对专业人士编纂专业典籍。李焘《续资治通鉴长编》卷四百六十五"哲宗"条载，哲宗元祐六年，秘书监王钦臣乞差道士陈景元校黄本道书。给事中范祖禹反对此事，并提出了几个理由。其所提理由中有两个理由与医籍编纂有关。第一，儒学为本，其他典籍并不重要："臣窃惟祖宗置三馆、秘阁，以待天下贤材，公卿侍从皆由此出，不专为聚书。设校理、校勘之职，亦非专为校书也。六经之书不可不尊，孔氏之道不可不明。至于诸子百家、神仙、道释，盖以备篇籍，广异闻，以示藏书之富，无所不有，本非有益治道也"。第二，儒臣有能力编纂："今馆阁群聚天下贤材，宜有殚见洽闻之士，博极群书，乃使陈景元先取道藏之书，校定成本，供秘书省委本省官校对，书皆取正于景元，不亦轻朝廷之体，羞朝廷之士乎？……今馆阁之书，下至稗官小说、街谈巷语、道听途说之所造者，无所不有。既使景元校道书，则他日僧校释书，医官校医书，阴阳卜相之人校技术，其余各委本色，皆可用此为例，岂祖宗设馆阁之意哉！"② "景元校道书，则他日僧校释书，医官校医书，阴阳卜相之人校技术"本为好事，但由于儒臣的反对而被扼杀。

更加重要的是，清廷在编纂《医宗金鉴》时曾经强调儒臣的作用。《御纂医

① 中国第一历史档案馆编，张书才主编，《纂修四库全书档案》，上海，上海古籍出版社，1997年，第 2070、2071 页。

② （宋）李焘撰，上海师范大学古籍整理研究所、华东师范大学古籍研究所点校，《续资治通鉴长编》（第三十一册），北京，中华书局，1993年，第 11122—11124 页。

宗金鉴·首卷·奏疏》载，乾隆四年十一月十七日上谕太医院："尔等衙门该修医书，以正医学。"太医院闻此非常兴奋："闻命之下，曷胜惶惧欣跃。医道废弛，师范不立久矣。皆因医书驳杂，人不知宗。今我皇上圣慈仁心，视民如子，欲其同登寿域，德意之厚，与天无极，此乃万世寿民公事。"并立刻行动，设置凡例："《伤寒论》《金匮要略杂病论》，创立方法格式，始有法有方，诚医宗之正派，启万世之法程，实医门之圣书也。故先改正错讹注释，以利天下时用。"在确定好编书的基本方法后，太医院请求朝廷予以帮助："请将大内所有医书发出，再命下京省，除书坊现行医书外，有旧医书无板者、新医书未刻者，并家藏秘书，及世传经验良方，着地方官婉谕购买，或借抄录，或本人愿自献者，集送太医院，命官纂修。上自三皇以至我朝，分门聚类，删其驳杂，采其精粹，发其余蕴，补其未备，成书二部。其小而约者，以便初学诵读；其大而博者，以便学成参考。使为师者，必由是而教；为弟子者，必由是而学，则医学昌明，寿民于万万世矣。"但乾隆皇帝命"大学士鄂尔泰酌议具奏"后，太医院不再独享编纂医书的话语权，且是否通文理成为选择纂修官重要的标准："其纂修官只需八员，总修官须用二员。御医吴谦、刘裕铎，应令充总修官，仍兼纂修，外其余纂修官八员。应令太医院堂官并吴谦、刘裕铎等，将平日真知灼见，精通医学、兼通文理之人，保举选派。如不足数，再于翰林院及各部院官员内，有通晓医学者，酌量查派。盖因前代医书，词义深奥，诠解不易，而分门别类，考订成书，既欲理明，亦须辞达；既贵详晰，尤须贯串。此医理、文理、分修、总修四者缺一，必不能成完书，以垂诸久远者也。再院使钱斗保、左院判陈止敬、右院判王炳，俱有本衙门办理事件。且内庭差事，所关重大，难以分任修书之事，请将该馆一切应行事务，令钱斗保等三员照看经理。其收掌官酌用二员，亦令该医院堂官于所属人员内选派。再于该医院效力人等内，选取字画尚好者，以备誊录。如不敷用，照例行文国子监直隶学政，将生监秉公考试，务择字画端楷，咨送本馆，以凭选取。"[①]

上述标准值得注意的有以下两点。第一，"分门别类，考订成书，既欲理明，亦须辞达；既贵详晰，尤须贯串"，故"于翰林院及各部院官员内，有通晓医学者，酌量查派"。第二，"内庭差事，所关重大"，所以太医院主要负责人也就没有时间编纂医书。当然，和硕和亲王弘昼报告"谦于余暇已详加删订，书成八九，稍加增减，即可告竣"，才让太医院不至于游离于这次编书之外。

---

① （清）吴谦等编，郑金生整理，《医宗金鉴》，北京，人民卫生出版社，2006年，第11—16页。

二、校勘文渊阁、文源阁《四库全书》医籍

在《医宗金鉴》编纂过程中太医院还有一定地位，而在综合性丛书《四库全书·医家类》编纂过程中，太医院则完全失去了主导地位，只是在编纂完成后，进行了校订工作。《纂修四库全书档案》收入了相关的资料。乾隆五十二年五月十九日《军机大臣奏拟写在京官员校改文渊文源阁书籍谕旨进呈片（附清单）》云："臣等面奉谕旨，寄信六阿哥、阿桂，派在京阿哥及大小各官阅看文渊阁书籍。……附清单：遵旨拟派看书……太医院，专看医书。（军机处上谕档）"① 之所以校勘两阁书籍，是因为乾隆皇帝在热河发现文津阁《四库全书》讹误甚多，从而想起文渊阁、文源阁《四库全书》也应该存在讹误。同日《寄谕六阿哥永瑢等文渊文源所贮全书着派科甲出身尚书等校阅》云："大学士和（珅）字寄六阿哥（永瑢）、大学士□公阿（桂），乾隆五十二年五月十九日奉谕：热河文津阁所贮《四库全书》，朕偶加翻阅，其中讹谬甚多，已派随从热河之阿哥及军机大臣并部院随出之阮葵生、阿肃、胡高望、嵩贵、吉梦熊，再行详加校阅改正。因思文渊、文源二阁所贮《四库全书》，其讹舛处所，亦皆不一而足。除年老大学士稽（嵇）璜不派外，着派科甲出身之尚书、侍郎、京堂以及翰、詹、科、道、部属等官，分司校阅。……内中天文、推算等书交钦天监堂司各官专看，乐律等书交乐部专看，医药等书交太医院官员专看。"其还提出了校阅的要求："除校出一、二错字即随时挖改，毋庸零星进呈，如有语句违碍，错乱简编，及误写庙讳，并缮写荒谬，错乱过多，应行换五页以上者，再随报进呈。仍查明原办总纂、总校、提调、校对各员，分别治罪，并将业经议叙已登仕板之该誊录亦予斥革，俾甄叙不得滥邀，而藏书益臻完善。"其对校阅人员的生活也做了安排："天气炎热，阅书诸人家中早饭于辰正进，申初出，仍给予清茶暑汤。（军机处上谕档）"② 太医院校对的医籍共有 1316 册。乾隆五十二年五月二十三日《质郡王永瑢等奏现办覆校文渊文源两阁书籍事宜折（附清单二）》云："附清单二：……医药、方书二百四十七函，计一千三百十六册，应归太医院看。"③

---

① 中国第一历史档案馆编，张书才主编，《纂修四库全书档案》，上海，上海古籍出版社，1997 年，第 2003、2004 页。

② 中国第一历史档案馆编，张书才主编，《纂修四库全书档案》，上海，上海古籍出版社，1997 年，第 2004—2006 页。

③ 中国第一历史档案馆编，张书才主编，《纂修四库全书档案》，上海，上海古籍出版社，1997 年，第 2015 页。

三、参与校勘文渊阁、文源阁《四库全书》医籍太医院官考

校勘医籍后，太医院受到了奖赏。乾隆五十二年七月初四日《军机大臣奏开列拟赏文津阁校书人员纱匹数目进呈片（附清单）》云："查现在热河详校文津阁书籍人员，除太医院官已蒙恩赏外，谨将各员开写名单，并拟赏纱匹数目进呈。谨奏。"①这里没有说明哪些太医院官蒙受恩赏，被赏赐何种东西，所以也就无法获知校勘文津阁《四库全书》医籍的太医名单。乾隆五十三年十月初九日《军机大臣奏遵旨查明文渊文源阁详校各员等拟赏缎匹名单进呈片（附清单一）》则列举了校勘文渊阁、文源阁《四库全书》医籍的人员名单："臣等遵旨查明文渊、文源两阁详校各员，从未曾充当《四库》馆总阅、总纂、总校、分校等官及校对清文者，每人拟赏缎一匹。谨开写名单进呈。谨奏。附：拟赏详校《四库全书》各员名单：……太医院张肇基、姜晟、屠景云、黄发、吕显功、栗国柱、吴尊夔、宋桂、周世泰、吕德润、陆廷贵、赵正池、舒岱、程泰、丁涟、孙绍元、王辅臣、赵圣功、袁天锡、孔毓秀、赵庆麟、梅尚志。"②

共有 22 位太医受到奖赏。但非常遗憾的是，关于他们的资料非常稀少，学术界也很少有人对他们的生平事迹进行探讨。收入中医人名较多的李云《中医人名辞典》竟然连一位都没著录。③徐江雁博士论文《北京御医学派研究》附录的"明

---

① 中国第一历史档案馆编，张书才主编，《纂修四库全书档案》，上海，上海古籍出版社，1997 年，第 2037 页。

② 中国第一历史档案馆编，张书才主编，《纂修四库全书档案》，上海，上海古籍出版社，1997 年，第 2070、2071 页。另，查文渊阁《四库全书》医籍详校官署名与列举名单较为一致。文津阁《四库全书》中，《永乐大典》本医籍既无总校官也无详对官，其他医籍总校官要么是章维桓，要么是叶佩荪。详校官是李严，署名为"详校官助教臣李严"。不知是太医院官参与了文津阁《四库全书》医籍的校对没有署名，还是参与较少，限于资料，还无法给出结论。

③ 李云主编《中医人名辞典》（国际文化出版公司，1988 年，第 483、400、66 页）著录了张肇基、宋桂、王辅臣三位同名医生："张肇基，字培元。清代河北南皮县人。性恬静，博通医学，尤精痘疹。著有《痘疹要论》二卷，未见刊世（《南皮县志》）"；"宋桂清代山东乐安县大相村人。乾隆庚子（1780）举人。桂与名医宋确同族，亦通医术……（《乐安县志·宋确传》）"；"王辅臣（1851—?）近代四川万源县七区人。善医术，尤长于外科。民国二十一年（1932）寿八十二岁，尚健在。（《万源县志·耆寿》）"。此王辅臣与太医王辅臣明显时代不符。张肇基、宋桂如果是太医，地方志会有记载。李云增修的《中医人名大辞典》（中国中医药出版社，2016 年）虽然补录了吴尊夔（第 438 页）、周世泰（第 725 页）、袁天锡（第 864 页）、孔毓秀（第 130 页）四人，但也只言"生平里居未详，为太医院医官"，并错误地认为这四人于乾隆三十七年（1772）任《四库全书·医家类》校勘官，而实际上此四人校勘《四库全书·医家类》的时间远在这之后。

清两朝参与宫廷医疗活动部分医家统计表"里出现了姜晟、张肇基、舒岱、赵正池、吴尊夔、王辅臣的名字，但没有他们的任何信息，既没有记载他们的生卒年，也没有记载他们的任职，更没有记载其医疗活动。其另一个附录——"北京四朝医官统计表"中更是没有了这些人的名字。[①]

笔者通过爬梳资料，对部分太医的生平整理如下。

（一）张肇基

《钦定千叟宴诗（乾隆五十年）》卷十五载有其诗一首，署名为"太医院左院判张肇基年六十六"，诗云："木公东海驰星早，西有昭华奏琼管。杖藜拜阙寿筵开，六日迎春春已暖。帝德如春万物熙，引年蒙赏青囊医。长生永奉调元体，舜陛尧阶瑞草滋。"乾隆五十年即 1785 年，因古人记载年龄用虚岁，故张肇基生年应为 1720 年，即康熙五十九年。嘉庆三年，张肇基参与了乾隆皇帝的临终治疗，清宫档案载："乾隆六十三年（嘉庆三年）十二月初一日寅正二刻，进参麦饮一次，人参一钱、麦冬二钱去心，水煎。陈世官、罗衡、张肇基方。"[②]故张肇基卒年应在此之后，当时他已 79 岁高龄。

乾隆五十年，张肇基官居左院判，而在文渊阁《四库全书》中已经署名为"详校官太医院院使臣张肇基"。可见"千叟宴"后不久，张肇基已经升任院使。关于左院判、院使的职责和品级，赵尔巽《清史稿》有载。《清史稿》卷一百十五《职官》云："太医院，管理院事王大臣一人，特简。院使，初制正五品。宣统元年升正四品。左、右院判，初制正六品，宣统元年升正五品，俱汉一人。其属：御医十有三人，内兼首领厅事二人，初制正八品，雍正七年升七品，给六品冠带。宣统元年升正六品。吏目二十有六人，内兼首领厅事一人，初制八、九品，各十有三人。宣统元年，改八品为七品，九品为八品。医士二十人，内兼首领厅事一人，给从九品冠带。医生三十人。院使、院判掌考九科之法，帅属供医事。"由此可以确定张肇基的地位和职责。

在清宫档案中，张肇基最早的医疗活动是乾隆四十三年七月二十日为乾隆的循嫔诊病。从此，张肇基在太医院开始了繁忙的医疗活动。他的忙碌从对循嫔 1 个多月的治疗可见一斑，档案载："（乾隆四十八年）六月初二日，张肇基、姜

[①]　徐江雁，《北京御医学派研究》，北京中医药大学博士论文，2004 年，导师鲁兆麟。

[②]　清宫医疗档案均引自陈可翼主编的《清宫医案集成》（科学出版社，2009 年）。

晟请得嫔脉息浮数……初三日，张肇基、姜晟请得嫔脉息浮数……初四日，张肇基、姜晟请得嫔脉息弦缓……初五日，张肇基、姜晟请得嫔脉息弦缓……初六日，张肇基、姜晟、马敬伦、鲁维淳请得嫔脉息弦缓……初七日，张肇基等请得嫔脉息弦缓……初八日，张肇基等请得嫔脉息弦缓……初九日，张肇基、姜晟、马敬伦、鲁维淳请得嫔脉息弦缓……初十日，张肇基等请得嫔脉息弦缓……十一日，张肇基、姜晟、马敬伦、鲁维淳请得嫔脉息弦缓……十二日，张肇基等请得嫔脉息弦缓……十八日，张肇基、姜晟请得嫔脉息弦数……十九日，张肇基等请得嫔脉息弦数……二十日，张肇基等请得嫔脉息弦数……二十一日，张肇基等请得嫔前方清肺止嗽汤二贴……二十二日，张肇基等请得嫔前方清肺止嗽汤二贴……二十三日，张肇基等请得嫔脉息弦数……二十四日，张肇基等请得嫔脉息弦数……二十五日，张肇基等请得嫔清肺和荣汤……二十六日至七月初一日，嫔前方清肺和荣汤……七月初二日，张肇基、姜晟、马敬伦、鲁维淳请得嫔脉息和缓……"

张肇基的忙碌还可以从治疗对象之多看出。档案中记载其治疗对象除了乾隆皇帝、循嫔之外，还包括乾隆朝的惇妃、禄贵人、十一阿哥、十一阿哥福晋、绵勤阿哥、十五阿哥福晋、定郡王（即以后之定亲王），嘉庆朝的华妃（莹嫔）等，涉及内科、外科（疮疡科）、口齿科等多个方面。其用药时内服、外敷兼用。如张肇基同其他太医在治疗循嫔"右项结核，破流黄水"时除开具内服药外，还"外上黄连渗湿膏调理"；治疗十一阿哥风热牙痛时除用内服药外，还用了"漱口药，搽牙散"。

张肇基的治疗颇有章法，这从其对惇妃的治疗可以看出。档案载："（乾隆四十九年五月）二十一日张肇基、刘太平拟得妃清热化饮汤，二十四日减去赤芍，加黄芩一钱五分……二十二日，张肇基、李德宣请得妃脉息沉弦。系气道不宣，饮热凝滞，以致胸膈满闷，烦热口渴。议用清热化饮汤调理。前方清热化饮汤一贴。二十三日，妃前方清热化饮汤一贴。二十四日，张肇基、李德宣请得妃脉息弦数。系气道不宣，饮热凝滞，服清热化饮汤，脉息渐减。议仍用原方加减调理。六月初五日，张肇基、李德宣请得妃脉息弦滑。系气道不宣，饮热凝滞，以致胸满腹痛，恶心嘈杂。议用香连化滞汤调理（初六日减槟榔、大黄，加麦芽二钱，神曲二钱）……初六日，张肇基、李德宣请得妃前方香连化滞汤二贴，午晚服。初七日，张肇基、李德宣请得妃脉息弦缓。系气滞湿热，服香连化滞等汤，胸满腹痛渐减。惟胃气未和。议用香连和胃汤调理。初八日，前方香连和胃汤一贴。

初十日，张肇基、李德宣请得妃脉息和缓。寒暑渐减，湿热未清，病后身支沉软，胃气欠和。议用和胃胜湿汤调理……十一日，张肇基、李德宣请得妃脉息和缓。寒暑湿热已清，惟病后身支沉软，胃气未和。议仍用和胃胜湿汤加减调理……十二日，张肇基、李德宣请得妃脉息和缓，寒暑湿热已清，惟病后身支沉软，胃气未和。议用和胃养阴汤调理。”

在惇妃的治疗中，有两次调方非常重要。第一，初七日，惇妃的脉息不再滑数，说明其不再有湿热，故加以调方。《清宫医案集成》评价道：“脉已不滑，湿热已去，故诸症减。以香连和胃汤除余邪、和胃气，颇有章法。”第二，十二日，用药从祛湿转向养阴。《清宫医案集成》评价道：“湿浊已祛，理应和胃，热邪伤阴，自当养阴。惟湿邪未尽，故重在和胃。”此表明了张肇基医术之高超。

因为技术及职位较高，张肇基往往在治疗的关键时刻出现。如乾隆五十三年二月二十日，十一阿哥福晋因内有饮热，外感风凉而病，经过王诏恩、姜晟治疗后效果不佳，二十八日张肇基开始介入，一直到三月十六日治好为止。此外，他还参与了乾隆皇帝及乾隆朝禄贵人的临终治疗等重要医疗活动。

至于张肇基参与校对《四库全书》的情况，虽然文源阁《四库全书》已经在战火中化为灰烬，但完整地保存下来的文渊阁《四库全书》还保留了一些重要信息，统计如下。

张肇基校阅书籍有：《旅舍备要方》一卷、《素问入式运气论奥》三卷（附《黄帝内经素问遗篇》一卷）、《证类本草》三十卷、《仁斋伤寒类书》七卷[①]、《类经附翼》四卷、《兰台轨范》八卷，共7部医籍，五十四卷。

应当说，张肇基所校订的医籍是随机选定的，既不是同一时代也不是同一类别的，而各科兼通也正是张肇基的特点。另外，他所校对的医籍的数量非常少，这和他繁忙的临床工作有很大关系。但由于他地位最高，故排在表彰名单的首位。

（二）姜晟

《钦定千叟宴诗（乾隆五十年）》卷十五载有姜晟诗两首，署名为“太医院御医姜晟年六十七”。这两首诗分别为：“国脉延洪世寿康，上池何必饮长桑。护持元气三千界，都有人天驻景方。”“夜看卷舌耿医星，黄帝长留本草灵。忽悟驻颜鸿秘术，只须丹地觅仙醽。”乾隆五十年姜晟已经67岁，故其生年应为1719年，

① 《总目》作“《伤寒类书活人总括》”。

即康熙五十八年。在清宫档案中，乾隆五十三年二月底到三月中旬，姜晟一直参与十一阿哥福晋的治疗，故其卒年应在此之后，当时他已 70 岁高龄。

乾隆五十年，姜晟自己署名为"太医院御医"；在文渊阁《四库全书》中其署名为"详校官太医院医官臣姜晟"。"太医院御医"，具有实质意义；"太医院医官"是统称。前文所引赵尔巽《清史稿》明确记载，御医是太医院的高级医生，共 13 人，内兼首领厅事 2 人，初制正八品，雍正七年升七品，给六品冠带。一般认为，御医主要"负责宫中上层官员医疗事宜"。[①]这明确了姜晟在太医院之地位及职责。

在清宫档案中，姜晟的名字也多次出现。早在乾隆四十二年六月，他就参与了惇妃的似妊治疗，而且很早就能独当一面。乾隆四十三年二月十三日，循嫔因为肺胃有热，外感风凉，以致发热恶寒、头疼身痛、口干思饮，就是由姜晟诊治的。其所开方剂为"疏表清热汤"。第二天，陈世官等人和姜晟复诊，认为"服疏表清热汤，外感渐解"。可见其所开方剂的治疗效果不错。姜晟也常常在诊疗活动中占有非常重要的地位。如乾隆四十九年六月二十一日给十五阿哥福晋做妊娠检查的太医排名顺序就是"姜晟、张文瑞、李世隽、鲁瑾、鲍锦璋"，姜晟排名第一。姜晟的治疗对象也很多，如循嫔、禄贵人、十一阿哥福晋、十五阿哥福晋、九公主（和恪和硕公主）、郎中翁悟托等。

姜晟的治疗对象，除了郎中翁悟托之外，均为女性。这固然与他处于宫廷有关，但我们也可由此推断他可能擅长妇人治疗。在清宫档案中，姜晟多次参与妇产科病证的治疗。其所参与的妇产科病证治疗，除了惇妃的似妊治疗与十五阿哥福晋妊娠检查外[②]，还有很多。清宫档案载："（乾隆四十九年）九月初七日，陈世官、姜晟、张文瑞、李世隽、鲍锦璋、鲁瑾请得皇十五子福晋脉息和缓，于本日申时育喜格格，母女均安。谨此奏闻。""（乾隆五十年七月）十五日，姜晟请得十五阿哥福晋妊娠三个月，忽于十四日戌时，腹痛腰痠，血分大小，以（已）经小产，但下血过多，以致心跳头晕，身软懒食，今用养荣归脾汤调理。"除了

---

① 赵绍琴，《清代太医院考》，中国人民政治协商会议北京市委员会文史资料研究委员会编，《文史资料选编》（第 29 辑），北京，北京出版社，1986 年，第 156 页。

② 档案记载，姜晟两次为十五阿哥福晋做妊娠检查，一次是"乾隆四十五年二月十五日，罗衡、姜晟看得皇十五子福晋，脉息和缓，妊娠已进七个月，饮食起居俱好，相应敬谨调理，谨此奏闻"；一次是"四十九年六月二十一日，姜晟、张文瑞、李世隽、鲁瑾、鲍锦璋请得皇十五子福晋脉息和缓，妊娠已进八个月，精神起居俱好，相宜谨慎调理，谨此奏闻"。

妇产科病证之外，他还治疗过女性的其他病证，如劳症。清宫档案载："乾隆四十五年十一月十九日，陈世官、姜晟、李德宣、那永泰看得和恪和硕公主，原系肝虚肺燥，咳嗽吐红，消耗日久劳症。竭力设法用药调治不应，于本月十九日卯时薨逝。"《清史稿》云："御医、吏目、医士各专一科，曰大方脉、小方脉、伤寒科、妇人科、疮疡科、针灸科、眼科、咽喉科、正骨科，是为九科。"任锡庚《太医院志·职掌》："国初依明制，术分十一科，曰大方脉、曰小方脉、曰伤寒科、曰妇人科、曰疮疡科、曰针灸科、曰眼科、曰口齿科、曰咽喉科、曰正骨科、曰痘疹科。嘉庆二年，以痘疹科并入小方脉、咽喉、口齿共为一科。"由此可见，姜晟应是妇人科御医。

姜晟为妇人科御医在他校对《四库全书》时也表现了出来。在其负责校对的文渊阁《四库全书》医籍中，就有妇科杰作《妇人大全良方》二十四卷（另有目录二卷、《辨识修制药物法度》一卷）。当然，除此之外，姜晟还校对了其他典籍，有《伤寒明理论》三卷（附《伤寒论方》一卷）、《巢氏诸病源候论》五十卷、《银海精微》二卷、《三因极一病证方论》十八卷、《急救仙方》六卷、《兰室秘藏》三卷、《此事难知》二卷、《名医类案》十二卷、《赤水玄珠》三十卷、《类经图翼》十一卷、《医门法律》十二卷、《伤寒类方》二卷，共 15 部医籍，一百七十九卷。

（三）屠景云

与张肇基、姜晟相比，屠景云资料较少。现存的文渊阁《四库全书》并没有其署名校对的医学典籍，故其校对的应为已经化为灰烬的文源阁《四库全书》医籍。不过在清宫档案中，他的名字也多次出现。早在乾隆四十三年四月十七日，他就曾参与治疗循嫔的"荣分有热，肝胃不和"，直到乾隆五十九年正月初二日，他还"看得绵勤阿哥拈痛汤"。由此看来，他至少在太医院服务了 16 年。在此期间其治疗对象较多，有乾隆朝的循嫔、禄贵人、绵勤阿哥、十五阿哥福晋、定郡王（即以后之定亲王）等。不过，他独当一面的机会较少。现将其独自治疗的医案转引如下："乾隆五十一年十一月初八日，屠景云看得绵勤阿哥清热化滞汤。……初十日，屠景云看得绵勤阿哥芎菊饮。……五十九年正月初二日，屠景云看得绵勤阿哥拈痛汤……（乾隆四十五年二月）二十八日，屠景云、刘彬看得十五福晋照原方减去僵蚕，加山豆根一钱五分，晚服。"

虽然独当一面的机会较少，但屠景云的临床技术还是比较高的。乾隆四十五年二月二十八日他对十五阿哥福晋做的治疗就比较成功。乾隆四十五年二月十五日，罗衡、姜晟认为"皇十五子福晋，脉息和缓，妊娠已进七个月，饮食起居俱好"，二十六日，刘彬诊断十五福晋脉细微数，认为是"肺经有热，咽紧微痛，拟用甘桔汤调理"；二十七日，罗衡、全志修诊视，也认为系肝肺郁热，"议用牛蒡甘桔汤调治"；二十八日，屠景云、刘彬同意前面的诊断，只建议"原方减去僵蚕，加山豆根一钱五分，晚服"。因为档案后面没有了记载，但按照乾隆四十五年四月皇十五子福晋正常分娩而言，此次治疗的效果应该不错。

因为资料稀少，故无法确定屠景云的生卒年。但从其在表彰名单中所处的位置，可以大致推断其在太医院的品级。在表彰名单中，他处在姜晟之后，黄发之前。前面已经论述，姜晟为太医院御医，位居七品，给六品冠带。黄发在文渊阁《四库全书》中署名为"详校官太医院八品吏目臣黄发"。乾隆时期，太医院共有吏目二十多人，分为八、九两品。黄发为"八品吏目"，也就是品级较高的吏目。在乾隆五十二年的表彰名单中，屠景云的位置在他之前，故屠景云在太医院高则为"太医院御医"，低则为"八品吏目"。

（四）黄发

有关黄发的资料更少，甚至清宫医案中都没有他的名字。核对文渊阁《四库全书》，知其为"八品吏目"。他所校对的医学典籍有《伤寒论注释》十卷[①]、《医说》十卷（另有目录一卷）、《医垒元戎》十二卷、《格致余论》一卷、《局方发挥》一卷、《金匮钩玄》三卷、《证治准绳》一百二十卷、《类经》三十二卷、《绛雪园古方选注》十六卷（附《得宜本草》一卷）[②]，共 10 部医籍，二百零七卷。

（五）吕显功

现存的文渊阁《四库全书》中并没有吕显功署名校对的医学典籍，但其名字在清宫医案中出现过 1 次，他曾在乾隆四十三年七月初一日为循嫔治病。当时循嫔"微有湿热，外受微风，以致巅顶黄水湿疮"，马秀、吕显功"议内服防风通圣丸黄连汤送，外上渗湿膏调治"。这次治疗的效果不错。《清宫医案集成》评价道："循嫔巅顶黄水湿疮，当系湿疹类病。多由风湿热邪客于肌肤而成。嫔之湿疹起病突然，故知当属急性。防风通圣具解表通里、疏风清热之功效，黄连汤即

---

① 《总目》作"《伤寒论注》"。
② 《总目》著录《绛雪园古方选注》作"三卷"。

黄连煎汤，可解毒燥湿，合用当有效。"从此案可以看出，吕显功应该擅长疮疡科。根据太医院"御医、吏目、医士各专一科"的原则，吕显功应该属于疮疡科太医。又从乾隆五十二年七月因为校对文源阁《四库全书》受表彰来看，吕显功在太医院时间至少有9年。

吕显功的品级在黄发之后，栗国柱、吴尊夔之前。有关栗国柱的直接资料较少，而与吴尊夔相关的资料较多。在文渊阁《四库全书》中，吴尊夔的署名为"详校官太医院吏目臣吴尊夔。"据上文所述，吏目分两类，一类八品，一类九品。吴尊夔不像黄发自称八品，故应为九品。故吕显功、栗国柱应该都为吏目，至于其是八品还是九品需要新的资料来证实。

（六）栗国柱

虽然能够断定栗国柱为吏目，但关于他的资料少而又少。清宫医案中，他的名字出现过1次。乾隆四十七年七月二十八日，陆廷贵、丁连、栗国柱"请得十一福晋加味甘桔汤"。在这次治疗中，栗国柱排名在陆廷贵之后，这与乾隆五十二年的表彰名单顺序不一致。因为资料匮乏，对于其原因，我们只能猜测一二。第一，栗国柱可能是后来居上。如果是这个原因的话，栗国柱应该有过人之处，且其名字在清宫医案中应该多次出现，但其名字仅在清宫医案中出现过1次。第二，陆廷贵、栗国柱两人为同一品级，诊断时排名具有随机性。[①]

（七）吴尊夔

在文渊阁《四库全书》中，吴尊夔的署名为"详校官太医院吏目臣吴尊夔。"另外，《钦定千叟宴诗（乾隆五十年）》卷二十三收录了署名为"太医院吏目吴遵夔年六十四"的诗歌一首，云："群老陪欢燕，芳辰饫赐筵。升恒歌日月，仁寿庆埏埏。醴浃醲膏沛，盘荸法馔鲜。黄舆同受福，绛阙并登仙。自有《灵枢》奥，宁须《玉版》篇。圣皇春锡祉，齐庆万斯年。"此处的吴遵夔应该就是吴尊夔。因为太医院吏目有限，九品吏目只有十几个人，吴遵夔和吴尊夔为两人的可能性不大。故其生年应为1722年，即康熙六十一年。据清宫档案中记载，他曾于乾

---

① 其他医案中排名也有随机现象。乾隆五十年八月，太医院为十五阿哥福晋诊视，十八日，排名顺序为"张肇基、姜晟、刘太平"；十九日、二十日，排名顺序为"张肇基、刘太平、姜晟"；二十二日排名顺序为"姜晟、刘太平"；二十四日排名顺序为"刘太平、姜晟"。

隆五十二年十二月十二日为定郡王（即以后之定亲王）诊疾，故其卒年应在乾隆五十二年之后。

在清宫档案中，吴尊夒的名字仅出现几次。但就是这几次的出现表明他是一位口齿科太医。乾隆五十年十一月初七日，他为十一阿哥治疗风火牙痛病。经过诊断，他认为十一阿哥是"风火相激，以致作痛，宜用散火宣风汤漱之，吐去勿咽。防风（一钱）、荆穗（一钱）、蜂房（一钱）、石膏（二钱）、火硝（一钱）、雷丸（一钱）、川椒（五分）。右药水钟半，煎八分热，漱仍吐去。清胃散火汤：防风（二钱）、荆穗（二钱）、煅石膏（二钱）、升麻（一钱）、黄芩（一钱五分）、炒栀（一钱五分）、薄荷（三钱）、甘草（六分）。引生姜一片"。他的诊断和治疗都是比较准确的。初八、初九、初十日，虽有其他太医进入，但吴尊夒开具的漱口药等一直被运用。如初十日的档案就载："昨服消风清胃饮，兼漱口药、搽牙散，风热已解，肿痛大减。今宜止汤药，仍用漱口药兼搽牙散调理。"

吴尊夒的患者除了十一阿哥之外，还有定郡王（即以后之定亲王）。不过定郡王是先由别人治疗，后来才由吴尊夒治疗的。乾隆五十二年十二月十一日，"花映墀看得定郡王疏风清胃饮。……漱口药。"可能是由于花映墀所治效果不好或其他原因，十二月十二日，改由吴尊夒对定郡王进行治疗。吴尊夒开具了"疏风散火汤"和"漱口药"。后面档案无载，说明这次治疗成功。

核对文渊阁《四库全书》，吴尊夒所校对的医学典籍有《甲乙经》十二卷[①]、《颅囟经》二卷、《铜人针灸经》七卷、《明堂灸经》八卷、《针灸资生经》七卷、《扁鹊神应针灸玉龙经》一卷、《外科精义》二卷、《推求师意》二卷、《针灸问对》三卷、《本草乘雅半偈》十卷，共 10 部医籍，五十四卷。这些著作中并没有口齿类的。这是因为古代的口齿类著作较少且很少传世。但他校对的医籍也很有特点。其所校对的《医籍》大都是针灸类著作，这可能是其兴趣所在吧。

（八）宋桂

在文渊阁《四库全书》中其署名为"详校官太医院吏目臣宋桂"，即其为九品吏目，但其最终品级应不是九品吏目。因为宋桂校对文渊阁《四库全书》医籍时为乾隆五十二年左右，且据清宫档案记载，直到嘉庆二十年他还在太医院任职，所以经过近 30 年的沉浮，他的职位应该有所提高。

---

① 《总目》作"八卷"。

清宫档案中记载了宋桂为二阿哥大侧福晋治阴蚀症的情况。嘉庆二十年四月十四日，宋桂、郝进喜开始为二阿哥大侧福晋治阴蚀症，"请得二阿哥大侧福晋脉息和缓。原系肝阴不足，湿热下注，阴蚀之症。用药调治已（以）来，症势俱好。惟肝阴素虚，今议用和肝养荣丸，常服调理"。这次治疗应该是有些效果的。直到嘉庆二十年七月，郝进喜等太医又开始为二阿哥大侧福晋治疗。八月二十四日，宋桂开始负责治疗。清宫档案载："八月二十四日，宋桂请得二阿哥大侧福晋脉息弦数。系肝脾湿热下注之症。以致肿疼作痒，破流湿水。今议内服清肝渗湿汤，外敷渗湿散调治。……二十五日，宋桂请得二阿哥大侧福晋藜芦散一零。……二十六日，宋桂请得二阿哥大侧福晋脉息弦数。原系肝脾湿热下注之症。以致肿疼作痒，破流湿水。服清肝渗湿汤，肿疼渐减，湿水亦少。今议内服清热除湿汤，外敷渗湿散调治。……二十九日，宋桂请得二阿哥大侧福晋脉息弦数。原系肝脾湿热下注之症。以致肿疼作痒，破流湿水。自服药以来，肿痛已消，湿痒渐减。今议内服和荣除湿汤，外敷渗湿散调治，四贴，每晚服一贴。"

宋桂的治疗颇有章法，内服与外敷兼用。《清宫医案集成》评价道："阴蚀之症，多因于情志郁火，损伤肝脾，湿热下注，蕴而'生虫'，'虫'蚀阴中所致。治疗大法，不外清热、利湿、杀虫诸途，临床治疗亦多内外兼行。二阿哥大侧福晋之病阴蚀，亦源于情志导致湿热下注为患。因之宗清热解毒、除湿和营诸法而收效。其中以和营除湿法善后，颇具深意。因其情志郁而化火，必定伤阴以致营亏，营阴亏损，必致阳亢为火、为热，故救其营，亦是治本之法。"

宋桂校对的文渊阁《四库全书》医学典籍有《千金要方》九十三卷、《外台秘要》四十卷（另有目录二卷）、《仁斋直指》二十六卷、《外科理例》七卷（另有《附方》一卷）、《神农本草经疏》三十卷、《尚论篇》八卷，共 6 部医籍，二百零七卷。

在这些典籍中，多有关于阴蚀症的记载，以"阴蚀"为关键词检索文渊阁《四库全书》可发现，与"阴蚀"相关的原文，《千金要方》有 6 条，《外台秘要》有 9 条，《仁斋直指》有 5 条，《神农本草经疏》有 26 条，共计 46 条，占全部《四库全书》医学典籍中与"阴蚀"相关的 205 条原文的 22%。但宋桂所校对的典籍的部数只占《四库全书》典籍总数（110 部）的 5%；其所校对的典籍的卷数占《四库全书》典籍总卷数（一千七百六十九卷）的 12%。可见，其校对的《四库全书》医籍与其后期临床之间存在一定的联系。

（九）周世泰

在文渊阁《四库全书》医籍中，其署名为"详校官太医院吏目臣周世泰"。周世泰校对的书籍有《灵枢》十二卷、《难经本义》二卷、《全生指迷方》四卷、《伤寒直格方》三卷（附《伤寒标本心法类萃》二卷）、《保命集》三卷[①]、《普济方》四百二十六卷（附有《直音略》一卷）、《薛氏医案》七十七卷[②]、《续名医类案》六十卷，共 9 部医籍，五百九十卷。

需要说明的是，周世泰是所有受表彰的太医中校对医籍最多的。他校对的医籍有五百九十卷之多，占《四库全书》典籍总数的 33.4%。不过，与校对经史的人员相比，这个工作量并不是特别巨大。乾隆五十二年五月二十日上谕曾规定各级官僚的工作量："因思文渊、文源二阁所贮《四库全书》，其讹舛处所，亦皆不一而足。除年老大学士嵇璜不派外，着派科甲出身之尚书、侍郎、京堂以及翰、詹、科、道、部属等官，分司校阅。其尚书、侍郎管理事务繁多者，每日每人着看书一匣；六阿哥、八阿哥及事简之堂官，各看书二匣；京堂、翰、詹、科、道、部属等官，每人每日各看书二匣。再，六部司员中，并着该堂官每司各派出一人，每日各看书二匣。总计大小各官不下二百余人，每人每日二匣计算，不过两月，两阁书籍即可校阅完竣。"[③] 一匣书约有多少卷呢？乾隆五十二年四月初二日《军机大臣奏遵旨销毁李清书四种应行补函商酌办理情形片》言："查得《四库全书》每分六千余匣。"[④] 乾隆五十六年十月初十日《军机大臣阿桂等奏酌议纪昀请筹办新添空函诸书情形折》言："《四库全书》共六千一百四十四函。"[⑤]"据《四库全书总目》统计，它著录书籍 3461 种，79309 卷"[⑥]，也就是说一匣书有将近十三卷。看书二匣也就是看书二十六卷。周世泰每天校对的书籍还不到十卷。当然需要指出的是，这里的工作量只就文渊阁而言，因为文源阁已毁，故周世泰真正的工作

---

① 《总目》作"《病机气宜保命集》"。

② 《总目》作"七十八卷"。

③ 中国第一历史档案馆编，张书才主编，《纂修四库全书档案》，上海，上海古籍出版社，1997 年，第 2007 页。

④ 中国第一历史档案馆编，张书才主编，《纂修四库全书档案》，上海，上海古籍出版社，1997 年，第 1997 页。

⑤ 中国第一历史档案馆编，张书才主编，《纂修四库全书档案》，上海，上海古籍出版社，1997 年，第 2243 页。

⑥ 黄爱平，《纪昀与〈四库全书〉》，《安徽史学》，2005 年，第 4 期，第 33 页。

量无法统计。

（十）吕德润和陆廷贵

两人的名字均未出现在文渊阁《四库全书》医籍中，故他们校对的应是文源阁《四库全书》。因为文源阁已被烧毁，故无从获知吕德润、陆廷贵在太医院的品级。由于他们的排名在九品吏目周世泰的后面，在"太医院医士赵正池"的前面，故他们两位要么是九品的吏目，要么是太医院医士。

与吕德润相比，陆廷贵比较幸运，清宫档案有关于他的记载。早在乾隆四十三年八月十二日，他就为十五阿哥福晋诊病，并开具疏风清热饮。这说明他在太医院的时间很长。等到乾隆五十二年因校对《四库全书》医籍受表彰时，他在太医院的时间已经将近 10 年。乾隆四十六年三月十九日，陆廷贵还为十五阿哥福晋开具了"浮麦二钱，煎汤代茶"。除了为十五阿哥福晋诊病外，他还曾为十一阿哥福晋诊病。"乾隆四十七年七月二十六日，陆廷贵请得十一福晋脉息浮数。病系风热之症，以致发热恶寒、咽喉疼痛。今用疏风清热汤调理。""二十七日，陆廷贵请得十一福晋疏解利咽汤。""二十八日，陆廷贵、丁连、栗国柱请得十一福晋加味甘桔汤。""八月初二日，罗衡、田福、陆廷贵请得十一福晋脉息弦数，原系风热咽喉之症，服清咽利膈汤风凉已解，咽痛大减，惟余热未清，胃气不和，议用清热和胃汤调治。"通过对十一阿哥福晋的治疗，我们可以推断，陆廷贵可能是咽喉专科医生。

（十一）赵正池

在文渊阁《四库全书》医籍中，其署名为"详校官太医院医士臣赵正池"。如上文《清史稿》等所引，医士是太医院的低级职位，没有品级，所以很难独立看病诊疾，清宫档案就表明了这点。"乾隆四十七年六月十二日，陈世官、刘彬、李世隽、赵正池、吕纶请得皇十五子福晋脉息安和。妊娠已近八个月，饮食起居精神俱好，谨此奏闻。"随后的诊断亦是如此。七月十二日，诊断者是"鲁维淳、赵正池"；十三日，诊断者是"李世隽、赵正池"；十六日，诊断者是"刘彬、赵正池"。八月初三日，诊断者是"李世隽、赵正池"；初十日，诊断者是"陈世官、刘彬、李世隽、赵正池、吕纶"；十一日，诊断者是"刘彬、李世隽、赵正池、吕纶"；十四日、十六日，诊断者是"李世隽、赵正池"。要注意的是，皇十五子就是嘉庆皇帝，其福晋就是清仁宗孝淑睿皇后喜塔腊氏，这次怀的孩子就是清宣宗，即道光皇帝。八月初十日，道光皇帝出生，档案载："八月初十日，陈世官、刘彬、李世隽、赵正池、吕纶请得皇十五子福晋脉息和缓，于本日寅时有育阿哥，母子均安。谨此奏闻。"

另外，通过赵正池参与的治疗可以判断，他可能属于妇人科医生。这与他校对的《四库全书》医籍毫无关系。文渊阁《四库全书》中，他校对的医学典籍有《伤寒微旨论》二卷①、《伤寒总病论》六卷（附有《音训》一卷、《修治药法》一卷）、《太平惠民和剂局方》十卷、《素问玄机原病式》一卷、《宣明论方》十五卷、《脉诀刊误》二卷（附录一卷）②、《医经溯洄集》二卷、《玉机微义》五十卷、《石山医案》三卷（附录一卷）、《医旨绪余》二卷、《奇经八脉考》一卷、《濒湖脉学》一卷、《先醒斋广笔记》四卷、《景岳全书》六十四卷、《瘟疫论》二卷（附《补遗》一卷）、《痎疟论疏》一卷、《寓意草》四卷，共 17 部医籍，一百七十五卷。

（十二）舒岱

在文渊阁《四库全书》医籍中，其署名为"详校官太医院医士臣舒岱"。但舒岱当时之所以品级低下可能与比较年轻、入太医院的时间短有关。在清宫档案中，舒岱在嘉庆二十四年还曾为二阿哥福晋诊病，这离他校对《四库全书》医籍（乾隆五十二年）已经有 32 年之久。故舒岱在太医院的最终品级绝对不是"太医院医士"。

在清宫档案中，舒岱在嘉庆朝才开始活跃。嘉庆元年十月初二日，他在别的太医的带领下开始为孝淑睿皇后诊病。嘉庆二年六月初一日，舒岱已能独立行医，为莹嫔（即华妃）开方：藿苓汤。他的治疗对象很多，除了孝淑睿皇后、莹嫔（即华妃）外，还有二阿哥福晋、三阿哥、三阿哥下二格格等。这表明舒岱在嘉庆朝的太医院里是个比较重要的人物，也表明舒岱的治疗技术很高。

舒岱的临床技术从嘉庆二十四年他为二阿哥福晋做的治疗可见一斑。"嘉庆二十四年五月十五日，舒岱、郝进喜请得二阿哥福晋脉息浮数，系内停湿饮，外受微凉，以致两胁胀满、攻冲作痛，有时湿邪，今议用胃苓汤一贴调理。"虽然随后一段时间内的治疗有其他太医介入，但在治疗之中，舒岱的用药颇为老道。嘉庆二十四年五月十六日，"申正，舒岱、郝进喜请得二阿哥福晋脉息弦缓，系

---

① 《总目》作"《伤寒微旨》"。
② 《总目》作"附录二卷"。

停饮受暑之症，用药调治，诸症微减，惟腿膝疼痛，胸腹胀满，此由气不化湿所致。今议用大橘皮汤，晚服一贴调理"。对于这次用药，《清宫医案集成》评价道："大橘皮汤（《奇效良方》六），治湿热内盛，胸腹胀满，与证颇符。"清宫档案也表明了这点："十七日，舒岱、郝进喜请得二阿哥福晋脉息……昨服大橘皮汤胀满微缓，今议仍用原方加减调理。"虽然如此，二阿哥福晋并没有痊愈，在"十八日"更出现了"搐搦气闭，神识不清"。"未正三刻"，"王文彬、苏钰、郝进喜"对她进行了治疗，但效果不佳。"舒岱、苏钰、郝进喜晚请得二阿哥福晋清肝定风煎。"对于这次用药，《清宫医案集成》评价道："经云：诸风掉眩，皆属于肝。素有肝火，阳亢阴虚，肝风内动，风火相煽，上扰而致抽搐神昏。清肝定风乃正治之法。""十九日"的诊疗也证明了这点："舒岱、苏钰、郝进喜晚请得二阿哥福晋脉息沉弦，原系里滞不清，复受暑热，以致（搐）搦气闭，神识不清，自汗腹痛，服清暑定风等汤诸症微减，惟里滞不行，今议用滋阴润燥汤，午服一贴调理。"调方为"滋阴润燥汤"，非常不错。《清宫医案集成》评价道："里滞不清，恐阳明燥热更甚，故用滋阴润燥汤通滞清热。"药与证应，故"二十日""仍照原方滋阴润燥汤"。后继续治疗以致痊愈。

舒岱用药颇有章法，这也体现在其对嘉庆朝三阿哥的治疗中。三阿哥饮滞受寒症多有变化，舒岱用药随证而变。"嘉庆年八月十九日，商景霁、舒岱、孙奉廷请得三阿哥脉息沉弦，系饮滞受寒之症，以致肚腹疼痛，二便不利，头闷干呕，今议用厚朴温中汤，午晚二贴调理。""八月二十日，商景霁、舒岱、孙奉廷请得三阿哥脉息弦滑，系饮滞受寒之症，用药调治，腹痛渐止，寒气已开。大便连行数次，积滞渐畅。今议用温中平胃汤，晚服一贴调理。""八月二十一日，商景霁、舒岱、孙奉廷请得三阿哥脉息弦滑，原系寒湿腹痛之症，用药调治，腹痛已止，泄泻渐减。惟余滞未净，今议用香砂胃苓汤，晚服一贴调理。"对此，《清宫医案集成》评价道："寒湿腹痛，因于内有饮滞，外受寒邪而致。治疗先以温中除湿，此则温中和胃，终以健脾除湿，治疗之先后有序，自当收效。"

核对文渊阁《四库全书》，舒岱校对的《四库全书》医籍有《肘后备急方》八卷、《褚氏遗书》一卷、《寿亲养老新书》四卷、《脚气治法总要》二卷、《传信适用方》二卷、《卫济宝书》二卷、《集验背疽方》一卷、《济生方》八卷、《产宝诸方》一卷、《世医得效方》二十卷、《神农本草经百种录》一卷、《医学源流论》二卷，共12部医籍，五十二卷。

至于这些医籍对舒岱的影响不太容易界定。如其为二阿哥福晋开的方剂中，既有在其校对的《四库全书》医籍中出现的，如胃苓汤（曾出现在《世医得效方》中），也有未在其校对的医籍中的，如大橘皮汤、清肝定风煎、滋阴润燥汤等，即使在其校对的《四库全书》医籍中出现过的，也不能保证舒岱就取法于这些医籍，如胃苓汤只在文渊阁《四库全书》医籍中就出现过 118 次。

（十三）程泰

在文渊阁《四库全书》医籍中，其署名为"详校官太医院医士臣程泰"。其校对的《四库全书》医籍有《金匮要略论注》二十四卷、《太平惠民和剂局方指南总论》三卷、《内外伤辨惑论》三卷、《脾胃论》三卷、《仁端录》十六卷、《伤寒论条辨》八卷（附《本草钞》一卷、《或问》一卷、《痉书》一卷），共 9 部医籍，六十卷。因为关于程泰的资料匮乏，故对于其生卒年、在太医院的时间长短及其临床技术还需要进一步研究。

（十四）丁涟、孙绍元、王辅臣、赵圣功

在乾隆五十二年的表彰名单中，这四人的位置在程泰之后，袁天锡之前。程泰的职衔是太医院医士，袁天锡在文渊阁《四库全书》医籍中自称为"太医院恩粮"。故丁涟等四人当时的职衔高为"太医院医士"，低为"太医院恩粮"。何为"太医院恩粮"？任锡庚《太医院志·学位》云："凡初进医生令其随时取具六品以上同乡官印结，旗籍取具该管佐领圆结，均仍取本院官保结，由首领官查明粗知医书，通晓京语，加结呈堂，面为考试，准其入院，听候肄业，是谓医生，挨名传其到院，肄业者曰肄业生，旧例三年期满经礼部考试取中者曰医士，不取者仍照常肄业，以待再考。顺治九年礼部奏准医士定额四十名，月给银米，在院供事粮生二十名……由是凡肄业一年以上，且季考三次一等者，遇有粮生缺，出签挈申明礼部充补。雍正八年奉旨添设粮生十名并改粮生曰恩粮生。自是遇有医士缺出由院签挈申部充补，不复考取矣。"由此可见，恩粮生本是在太医院学习的学生，想要成为太医（医士）必须经过考试；不需考试后，恩粮生也就成了太医院里级别最低的太医。赵绍琴《清代太医院考》认为："恩粮生相当于助理住院医师。"[1] 赵绍琴、袁立人《京都名医赵文魁》云："恩粮、医士、吏目均为太医院中

之职称，恩粮级别较低，医士次之，吏目为八品医官。吏目之上，则为御医。"①

关于这四人的资料较少，清宫医案中只出现过王辅臣的名字。清宫档案载："嘉庆十七年三月初三日，商景霨、王辅臣看得三阿哥大格格脉息弦数，系肺胃有热，外受风凉风疹之症。头目微痛、肢倦咽干。今议用荆防清表汤，晚服一贴调理。"此时距王辅臣因校对《四库全书》医籍受表彰（乾隆五十二年）已有25年之久，这表明王辅臣受表彰的时候还比较年轻，故在太医院品级不高。随着在太医院时间的增长，王辅臣在太医院的职衔一定会有所提高。

（十五）袁天锡

在文渊阁《四库全书》医籍中，其署名为"详校官太医院恩粮臣袁天锡"。袁天锡校对的《四库全书》医籍有《黄帝内经素问》二十四卷②、《圣济总录纂要》二十六卷、《小儿卫生总微论方》二十卷、《儒门事亲》十五卷，共4部医籍，八十五卷。

（十六）孔毓秀

在文渊阁《四库全书》医籍中，其署名为"详校官太医院恩粮臣孔毓秀"。孔毓秀校对的《四库全书》医籍有《博济方》五卷、《苏沈良方》八卷、《类证普济本事方》十卷、《太医局诸科程文格》九卷③、《产育宝庆集》二卷④、《汤液本草》三卷、《瑞竹堂经验方》五卷、《本草纲目》五十二卷⑤、《御纂医宗金鉴》九十卷（另《首卷》一卷）、《伤寒舌鉴》一卷、《伤寒兼证析义》一卷，共11部医籍，一百八十七卷。

（十七）赵庆麟、梅尚志

这两人在乾隆五十二年的表彰名单中名列孔毓秀之后。孔毓秀为太医院恩粮，已经是太医院的最低职员。但从上文所引《太医院志》内容可知，太医院恩粮由肄业生而选。故太医院还有一大批没有职衔的医生，即肄业生。赵绍琴《清

---

① 赵绍琴、袁立人，《京都名医赵文魁》，《北京中医》，1985年，第4期，第9页。
② 《总目》作"《黄帝素问》"。
③ 《总目》作"《太医局程文》"。
④ 《总目》作"《产育宝庆方》"。
⑤ 另有《图卷》，因不是文字没有计入。

代太医院考》认为，太医院的官职包括肄业生。《清代太医院考》曰："太医院的官职有院使（即正院长）一名；左院判和右院判（即副院长）各一名（一般院使为三品，院判为四品）；下有御医（相当于主任医师）二十人左右，负责宫中上层官员医疗事宜；再下有吏目（相当于主治医师）二十余人，分为八品及九品，负责为一般官员看病；医士（相当于住院医师）二十名左右，恩粮生（相当于助理住院医师）约二十至三十人不等，肄业生（相当于实习生，没有处方权）约五至十人左右。"① 晚清太医赵文魁的经历也证明了这点，"1890 年入太医院，先后任肄业生、恩粮生、医士、吏目、御医等职。宣统末年升任太医院院使，兼管御药房、御药库，受赐头品顶戴花翎"。②

第二节　总纂官及助校人员

学术界认为，总纂官共有 4 位，其中纪昀、陆锡熊对《总目》编纂贡献最大。③此外，劳树棠曾帮助纪昀编纂《总目·医家类》。故本节只论述此 3 人。

一、纪昀

学术界很多人认为，《总目·医家类》与纪昀关系不大。清李慈铭《越缦堂读书记》云："《总目》虽纪文达、陆耳山总其成，然经部属之戴东原，史部属之邵南江，子部属之周书仓，皆各集所长。"④ 今人司马朝军认为："《总目·经部·易类》提要经纪昀审定，《子部·医家类》提要经陆锡熊审定。"⑤ 纪昀在《阅微草堂笔记》卷八中也言："余不知医。"⑥ 如此看来，纪昀与《总目·医家类》无关好像已成定案。实际上不然，纪昀多次表示自己非常关注《四库全书·医家类》

① 赵绍琴，《清代太医院考》，中国人民政治协商会议北京市委员会文史资料研究委员会编，《文史资料选编》（第 29 辑），北京，北京出版社，1986 年，第 156、157 页。
② 赵绍琴，《清代御医赵文魁医案选》，《北京中医》，1988 年，第 2 期，第 3 页。
③ 司马朝军著，《〈四库全书总目〉编纂考》，武汉，武汉大学出版社，2005 年，第 78 页。
④ （清）李慈铭著，《越缦堂读书记》，上海，上海书店出版社，2000 年，第 556 页。
⑤ 司马朝军著，《〈四库全书总目〉编纂考》，武汉，武汉大学出版社，2005 年，第 727 页。
⑥ （清）纪昀著，汪贤度校点，《阅微草堂笔记》，上海，上海古籍出版社，2001 年，第 138 页。

的编纂。

《重刻活人辨证序》言："余每阅《四库》所收名医方论诸书。"①

《济众新编序》言："余校录《四库全书》，子部凡分十四家。儒家第一，兵家第二，法家第三，所谓礼、乐、兵、刑国之大柄也。农家、医家，旧史多退之末简，余独以农家居四，而其五为医家。农者民命之所关，医虽一技，亦民命之所关，故升诸他艺术上也。"②

《阅微草堂笔记》卷十二言："蔡葛山先生曰：吾校四库书，坐讹字夺俸者数矣，惟一事深得校书力。吾一幼孙，偶吞铁钉，医以朴硝等药攻之，不下，日渐弱。后校《苏沈良方》，见有小儿吞铁物方，云剥新炭皮研为末，调粥三碗，与小儿食，其铁自下。依方试之，果炭屑裹铁钉而出。乃知杂书亦有用也。此书世无传本，惟《永乐大典》收其全部。余领书局时，属王史亭排纂成帙。苏沈者，苏东坡、沈存中也。二公皆好讲医药，宋人集其所论，为此书云。"③

《阅微草堂笔记》卷十九言："唯太素脉，揣骨二家，前古未闻。太素脉至北宋始出，其授受渊源，皆支离附会，依托显然。余于《四库全书总目》已详论之。揣骨……流传既古，当有所受。故一知半解，往往或中，较太素脉稍有据耳。"④

如此看来，纪昀为《四库全书·医家类》的编纂做出了很大的贡献。大至医家类在丛书中所处的位置，中至《永乐大典》本辑佚的安排，小到提要的撰写都是其所关注的。我们可以确定《总目》提要的一些内容出自纪昀之手，举例如下。

《总目·医家类序》言："《太素脉法》，不关治疗，今别收入术数家，兹不著录。"

《总目·医史》云："然如医和诊晋侯而知赵孟之死，据和所称主不能御，吾是以云，盖以人事天道断之，而濂以为太素脉之祖。……至于宋僧智缘，本传但有'善医'二字，别无治验，特以太素脉知名，与张扩之具有《医案》者迥别，载之医家，尤为滥及。"

除此之外，还有一些提要内容基本上可断定出自纪昀之手。如《总目·神农本草经疏》云："考王懋竑《白田杂著》有《用石膏辨》一篇，篇末《附记》极

---

①（清）陈尧道著，《伤寒辨证》，北京，人民卫生出版社，1957年，第6页。

②（清）纪昀著，孙致中、吴恩扬、王沛霖、韩嘉祥校点，《纪晓岚文集》（第一册），石家庄，河北教育出版社，1995年，第179页。

③（清）纪昀著，汪贤度校点，《阅微草堂笔记》，上海，上海古籍出版社，2001年，第239页。

④（清）纪昀著，汪贤度校点，《阅微草堂笔记》，上海，上海古籍出版社，2001年，第413、414页。

论是书多用石膏之非，其说良是。至云缪仲淳以医名于近世，而其为《经疏》，议论甚多纰缪，前辈云《经疏》出而《本草》亡，非过论也。是则已甚之词矣。"文渊阁《四库全书》本《神农本草经疏》提要没有这段话，而《阅微草堂笔记》卷十八言："考喜用石膏，莫过于明缪仲淳（名希雍，天崇间人，与张景岳同时，而所传各别），本非中道，故王懋竑《白田集》有《石膏论》一篇，力辩其非。不知何以取效如此。此亦五运六气，适值是年，未可执为定例也。"①这说明，纪晓岚对王懋竑的这篇文章非常熟悉，故其可能在整理提要过程中加上了这些话。

另外，还有一些提要的内容可能出自纪昀之手。如《苏沈良方》提要云："盖方药之事，术家能习其技而不能知其所以然，儒者能明其理而又往往未经试验，此书以经效之方而集于博通物理者之手，固宜非他方所能及矣。"《武英殿聚珍版丛书》本《苏沈良方》提要无此内容。这也可能是纪昀所加的。

实际上，纪昀在最后整理过程中，使整个《总目·医家类》都呈现出纪氏的风格。我们如果仔细考察纪昀在其他地方的医学观点，就会发现他的观点与《总目》重视医学、轻视医人、批判神仙与房中、反对温补倾向寒凉等医学观点有许多相同之处，特别是两者在对张介宾喜用药物的理解上都存在相同的误读。

现仅以对张介宾的误读为例说明纪昀的医学观点与《总目》的医学观点一致。纪昀认为张介宾最喜欢用的药物是人参。《阅微草堂笔记》卷十云："卢霁渔编修患寒疾，误延读《景岳全书》者投人参，立卒。"②卷三："张介宾辈矫枉过直，遂偏于补阳，而参芪桂附，流弊亦至于杀人。"③《总目》也有这种认识。如"《素问玄机原病式》"条云："介宾愤疾力排，尽归其罪于完素。然则参桂误用亦可杀人，又将以是而废东垣书哉？""《证治准绳》"条云："其书……于寒温攻补无所偏主，视缪希雍之余派虚实不问，但谈石膏之功，张介宾之末流诊候未施，先定人参之见者，亦为能得其平。"实际上，张介宾最喜欢用的药物是熟地，人称"张熟地"。同样的误读在一定程度上证明了两者观点的一致性。④

———————
①　（清）纪昀著，汪贤度校点，《阅微草堂笔记》，上海，上海古籍出版社，2001年，第399、400页。
②　（清）纪昀著，汪贤度校点，《阅微草堂笔记》，上海，上海古籍出版社，2001年，第183页。
③　（清）纪昀著，汪贤度校点，《阅微草堂笔记》，上海，上海古籍出版社，2001年，第44页。
④　具体参见杨东方、周明鉴《纪昀与〈四库全书总目·医家类〉》[《南京中医药大学学报（社会科学版）》，2011年，第1期，第20—25页]。

二、劳树棠

劳树棠是纪昀的弟子，曾协助纪昀编纂《总目·医家类》。纪昀《重刻活人辨证序》言："侍御劳镜浦……余每阅《四库》所收名医方论诸书，延侍御参校。"[①]劳树棠虽没有出现在《四库全书·医家类》详校官、总校官、纂修官等名单中，但却是《总目·医家类》一名重要的编纂人员。这种士人襄助馆臣编纂、校勘《四库全书》典籍的情况，张升称之为助校现象。[②]至于劳树棠生平如何，如何襄助纪昀，发挥了多大作用，学术界无人研究。

（一）劳树棠及其家庭情况

劳树棠，臧励龢《中国人名大辞典》、李云《中医人名辞典》等未加著录。[③]笔者利用民国十五年（1926）《阳信县志》及《明清进士题名碑录索引》等资料，对其生平勾勒如下。[④]

劳树棠，原名瑾，字宝琳，号镜浦，山东阳信人。乾隆四年（1739）生，嘉庆二十一年（1816）卒，寿78岁。乾隆癸卯（1783）中举，第二年殿试以第三甲第七名的身份中进士，在录取的112人中名列50。当年会试的副主考官是纪昀，故纪昀在《重刻活人辨证序》云："侍御劳镜浦，余甲辰春闱所得士也。"[①]劳树棠由进士授兵部车驾司主事，转职司员外郎、武选司郎中，历任江南道监察御史、江南河库道、直隶通永河道、江苏督粮巡道，嘉庆戊辰科江南文闱监试。其为官政尚简清、兴利剔弊，所在有声。其性廉洁，疏食敝衣，在任与寒儒无异。其殁后家无余资，一贫如洗，故一时称廉者必首屈一指焉。

劳树棠家世代书香，科第不绝。其曾祖劳可式，字敬仪，为康熙乙酉举人，官至绍兴太守。其叔伯曾祖劳可嘉，劳可式之兄，为邑庠生，子十一人，三列士林。其叔伯祖劳天宠，字勿斋，劳可式之季子，为雍正丙午举人，乙酉充江南房考，所取皆知名士。其叔伯劳凤矞，字云麓，晚号劳山逸民，劳可式之孙，为经艺汪洋恣肆，学使金台于公有韩潮苏海之目，为邑诸生。其父劳凤翔少工举业，

---

① （清）陈尧道著，《伤寒辨证》，北京，人民卫生出版社，1957年，第6页。

② 张升，《〈四库全书〉编修中的助校现象》，《编辑之友》，2011年，第10期，第105、106页。

③ 臧励龢等编，《中国人名大辞典》，上海，上海书店出版社，1980年。

④ 朱保炯、谢沛霖编，《明清进士题名碑录索引》，上海，上海世纪出版股份有限公司、上海古籍出版社，1979年。

性好读书，为监生。其家与其他书香世家颇有交谊，如纪昀家。即纪昀《重刻活人辨证序》所说的"镜浦家阳信，去余家仅四百里耳，戚谊相连者甚多"。[①] 这种书香传家的风气一直延续很久。劳树棠的儿子劳长龄任江宁布政司仓大使，曾孙劳承庆、劳乃宽俱考中举人。劳承庆历任直隶大名府同知、上海货捐司总办。劳乃宽考中进士，仕至学部副大臣、江宁提学使。

（二）劳树棠的医学主张——"以王刘二家为宗"

劳树棠与医药的渊源来源于其父劳凤翔。劳凤翔少工举业，但功名不利，以监生终身。对此，劳树棠评价道："晦迹邱园，不求利达。"[②] 在功名不利的情况下，劳凤翔把眼光转向了医药，"经史而外，百家之书，无不窥寻，而于《千金》《肘后》之秘，尤所究心"。[②] 其中对其影响最大的是清人陈尧道所著的《伤寒辨证》。纪昀《重刻活人辨证序》云："询其所传，则以《活人辨证》一书封公所最得力者。"[①] 劳凤翔一直"欲刻之而力不逮"。后来，劳树棠完成父亲的遗愿，于嘉庆十一年刊刻了此书。除此之外，劳凤翔还积极向当时名医请教。周光铺《重刻伤寒活人辨证序》就云："晚得异人授以针法，故于铜人腧穴之术甚神。"[③] 时人公认劳凤翔"精于岐黄"。劳树棠虽以科举出身，但父亲的言传身教，使他在医学方面也有相当的造诣。纪昀在《重刻活人辨证序》中就谈到了劳树棠受其父影响而"亦明于医"。[①]

但不管是"精于岐黄"的劳凤翔，还是"明于医"的劳树棠都没有医学著作传世，不过幸好劳树棠刊刻了一本其父心仪的《伤寒辨证》。劳树棠在刊刻此书的序中记载了其父告诫他的话。其父云："六气六淫皆足致病，而伤寒一门，长沙之义理深奥，后人阐发精微，代有作者，然因时、因地以施补救。而持论各有所偏，不善读之，适足为害。惟三原陈素中先生所著《活人辨证》，汇宋元以来诸家之说，而以王刘二家为宗，补其所未备，衍其所未畅，条分缕析，使读者一目了然，随证施治，可无歧惑。此能窥长沙之奥，而为王刘二家之功臣，吾欲刻之而力不逮也。汝其识之。"[④] 从此序可以获知，劳凤翔认为《伤寒辨证》之所以重要，是因为"此能窥长沙之奥，而为王刘二家之功臣"。

---

① （清）陈尧道著，《伤寒辨证》，北京，人民卫生出版社，1957年，第6页。
② （清）陈尧道著，《伤寒辨证》，北京，人民卫生出版社，1957年，第1页。
③ （清）陈尧道著，《伤寒辨证》，北京，人民卫生出版社，1957年，第3页。
④ （清）陈尧道著，《伤寒辨证》，北京，人民卫生出版社，1957年，第1页。

不过，值得注意的是，劳凤翔父子对《伤寒辨证》主旨的概括可能偏离了陈尧道的本义。陈尧道在书中确实突出了王履（安道）、刘完素两家，其凡例云："祖长沙以发明伤寒者，何啻汗牛充栋，俱将伤寒与温热病混同立论，以致治法淆乱，茫无分别，惟王安道直穷奥妙，著有《温病热病说》与《伤寒立法考》，令温热病与伤寒较若列宵行冥途忽遇灯炬，何幸如之……刘河间制双解等方以治温热病，以温热病为汗病，为大病，其见高出千古，真得古人不传之妙，惜其于三阴经传变之寒证无所发明，庸俗不能解其理，不善用其方而猥以寒凉摈弃之也。是集以辨伤寒温热病为最要，故多采两公之论。或补其未备，或衍其未畅，实多苦心云。"①但除突出王履、刘完素之功外，他也参阅了其他诸家学说，其自序云："伤寒一门，余初学医从《活人书》入手，真同涉海问津，茫无涯际，遂发愤读《伤寒论》及《明理论》等书，于理似有所得，及至临病，终属游移之见。且于伤寒诸籍，未免通此而碍彼。后得王氏《溯洄》、刘氏《直格》、陶氏《六书》、吴氏《蕴要》，甚契于心，兼之经历既久，方知万派千条，理归一贯。"②可见，除王履、刘完素外，陈尧道对陶华、吴绶也是推崇备至。虽然张介宾主张"阳常不足，阴本无余"、注重温补的见解与刘完素、王履的观点大相径庭，但陈尧道对张介宾的评价不亚于王履、刘完素，他在自序中说："因思伤寒诸籍，博而寡要，平日不能淹通，临病简方，夫何能中？张景岳先生《伤寒论》独得其要，然特为上上人说法耳，初学未可躐等而翼，兹将伤寒与温热病异治及疑似杂证与古人之未及详辨者一一标出。"③由此，陈尧道才编定《伤寒辨证》一书，而且书中正文也多次引用张介宾的言论。但劳树棠父子却独独强调"王刘二家"，而对陶华、吴绶、张介宾等人却不置一词，这表明他们的医学主张有所偏倾，即尊奉王履、刘完素，强调王履、刘完素，弱化甚至摈弃与王履、刘完素主张不同的医家。

（三）《总目·医家类》体现的劳树棠的思想

乾隆三十八年，清廷开设《四库全书》馆，以纪昀为总纂官，开始正式编纂《四库全书》。这时劳树棠已经 34 岁，还没有获得举人功名，并无机会参与《四库全书·医家类》的编纂。但因为纪昀家与劳树棠家"戚谊相连"，所以劳树棠

---

① （清）陈尧道著，《伤寒辨证》，北京，人民卫生出版社，1957 年，第 10 页。
② （清）陈尧道著，《伤寒辨证》，北京，人民卫生出版社，1957 年，第 5 页。
③ （清）陈尧道著，《伤寒辨证》，北京，人民卫生出版社，1957 年，第 5、6 页。

就可以亲朋身份帮助纪晓岚从事此项工作，即纪晓岚所说的"余每阅《四库》所收名医方论诸书，延侍御参校"。这也是《四库全书·医家类》详校官、总校官、纂修官等名单中没有劳树棠的名字的原因。

在参与《四库全书·医家类》编纂的过程中，劳树棠的学术思想在一定程度上反映于其中。这从《总目·医家类》对刘完素等人的评价中可以看出。如在《总目·素问玄机原病式》云："是书……大旨多主于火。故张介宾作《景岳全书》攻之最力。然完素生于北地，其人秉赋原强，兼以饮食醇醲，久而蕴热，与南方风土原殊。又完素生于金时，人情淳朴，习于勤苦，大抵充实刚劲，亦异乎南方之脆弱。故其持论多以寒凉之剂攻其有余，皆能应手奏功。其作是书，亦因地、因时，各明一义，补前人所未及耳。医者拘泥成法，不察虚实，概以攻伐戕生气，譬诸检谱角觝，宜其致败，其过实不在谱也。介宾愤疾力排，尽归其罪于完素，然则参桂误用亦可杀人，又将以是而废东垣书哉？张机《伤寒论》有曰：桂枝下咽，阳盛乃毙；承气入胃，阴盛以亡。明药务审证，不执一也。故今仍录完素之书，并著偏主之弊，以持其平焉。"这里的"其作是书，亦因地、因时，各明一义，补前人所未及耳"的辩护与劳凤翔"因时、因地以施补救"的话几乎完全一致。然而对刘完素之欣赏及对张介宾之反驳，又可见劳树棠对《伤寒辨证》的解读的影子。

《总目》除了对刘完素评价不凡之外，对王履的评价亦不低。《总目·医经溯洄集》云："履，字安道，昆山人。学医于金华朱震亨，尽得其术……其间阐发明切者，如'亢则害，承乃制'，及'四气所伤'，皆前人所未及。他若温病、热病之分，三阴寒热之辨，以及泻南、补北诸论，尤确有所见。又以《素问》云伤寒为病热，言常不言变，至仲景始分寒热，然义犹未尽，乃备列常与变，作《伤寒立法考》一篇。李濂《医史》有王履补传，载其著书始末甚详。观其历数诸家，俱不免有微词，而内伤余议兼及东垣，可谓少可而多否者。然其会通研究，洞见本原，于医道中实能贯彻源流，非漫为大言以夸世也。"可见，《总目》对王履有褒有贬，但褒多贬少。

王履师承于朱丹溪，故《总目》对朱丹溪评价也相当高。《总目·格致余论》云："震亨，字彦修，金华人。受业于罗知悌，得刘守真之传。其说谓'阳易动，阴易亏'，独重滋阴降火，创为'阳常有余，阴常不足'之论。张介宾等攻之不遗余力。然震亨意主补益，故谆谆以饮食色欲为箴，所立补阴诸丸，亦多奇效。孙一奎《医旨绪余》云：丹溪生当承平，见人多酗酒纵欲，精竭火炽，复用刚剂，以至于毙，因为此救时之说。后人不察，遂以寒凉杀人，此不善学丹溪者也。其说可谓平允矣。"这里指出朱丹溪是"得刘守真之传"，这就把"王、刘"合二为一了。对此《总目·局方发挥》更有发挥，云："考震亨之学出于宋内官罗知悌，知悌之学距河间刘完素仅隔一传。完素主于泻火，震亨则主于滋阴。虽一攻其有余，其剂峻利，一补其不足，其剂和平，而大旨不离其渊源，故于《局方》香窜燥烈诸药，谆谆致辨。明以来沿其波者，往往以黄柏、知母戕伤元气。介宾鉴其末流，故惟以益火为宗，掊击刘、朱不遗余力。其以冰雪凛冽为不和，以天晴日暖为和，取譬固是。然清风凉雨亦不能谓之不和，铄石流金亦不能强谓之和，各明一义而忘其各执一偏，其病实相等也。故介宾之说不可不知，而震亨是编亦未可竟废焉。"

从以上可以看出，《总目》具有处处反驳张介宾，而为刘完素、朱丹溪等辩护的特点。更为明显的是，在张介宾著作的提要中也体现出此特点。《四库全书》收录了张介宾的两部书。虽然《类经》提要中有"虽不免割裂古书，而条理井然，易于寻览，其注亦颇有发明"的褒扬话语，但是大部分内容都是来证明"《内经》分类实自李杲创其例，而罗天益成之"，降低此书的价值的。其实，张介宾也承认前人已对《黄帝内经》进行分类，其《类经·自序》就说"晋有玄晏先生之类分"。但这并不能否定《类经》的价值。《总目·景岳全书》先以批评性的话语对此书进行定位："其命名皆沿明末纤佻之习，至以伤寒为典，杂证为谟，既僭经名，且不符字义，尤为乖谬"。随后，又介绍张介宾的理论及偏颇："其持论则谓金、元以来河间刘守真立诸病皆属于火之论，丹溪朱震亨立阳有余阴不足及阴虚火动之论，后人拘守成方，不能审求虚实，寒凉攻伐，动辄贻害，是以力救其偏。谓人之生气以阳为主，难得而易失者惟阳，既失而难复者亦惟阳，因专以温补为宗，颇足以纠卤莽灭裂之弊，于医术不为无功。至于沿其说者，不察证候之标本，不究气血之盛衰，概补概温，谓之王道。不知误施参桂，亦足戕人。则矫枉过直，其失与寒凉攻伐等矣。大抵病情万变，不主一途，用药者从病之宜，亦难拘一格。必欲先立一宗旨，以统括诸治，未有不至于偏者。"此处的评说较为公允，对刘完素、朱丹溪、张介宾等的学说均有褒有贬。最后却又引用元许衡《鲁斋集》为刘完素辩护："刘氏用药务在推陈致新，不使少有拂郁，正造化新新不伤之意。医而不知此，无术也。……主刘氏者或未悉刘氏之蕴，则劫效目前，阴损正气，贻祸于后日者多矣。能用二家之长（笔者注，另一家指张元素）而无二家之弊，则治庶几乎。其言至为明切，夫扶阳抑阴，天之道也。然阴之极至于龙战，阳之极亦至于亢龙，使六阴盛于坤而一阳不生于复，则造化息矣。使六阳盛于乾而一阴不生于姤，则造化亦息矣。《素问》曰：亢则害，承乃制。圣人立训，其义至精。知阴阳不可偏重，攻补不可偏废，庶乎不至除一弊而生一弊也。"总体而言，此提要对张介宾贬多褒少，且处处为刘完素辩护。由此可见，劳树棠父子的思想在《总目·医家类》中得到了体现。

除此之外，《四库全书·医家类》对陶华、吴绶的态度也受到劳树棠思想的影响。陶华、吴绶两人的著作不但没有被《四库全书》所著录，而且也没有被列入存目。虽然在《总目》中，陶华的《伤寒六书》被提到 1 次，但却是被当作批评的靶子。《总目·医家类存目·伤寒指掌》云："其书原本《内经》，发明仲景立法之意，于诸家议论独推陶华。第十三卷载节庵《杀车槌法》中，识于后云：先君菊泉与陶翁厥嗣廷桂善，尝得其所著《伤寒琐言》及《杀车槌法》传心之秘旨云云。然节庵《六书》，至今为伤寒家所诟厉，则此书抑可知也。"至于吴绶及其著作，根本没被提到。这种态度与劳树棠父子在《重刻伤寒活人辨证序》中对两人的漠视也有相似之处。

（四）劳树棠作用的局限性

虽然《总目》体现了劳树棠父子的主张，但并不能夸大劳树棠的作用。其父"所最得力"的《伤寒辨证》根本没有被《四库全书》所著录。《总目》之所以能够体现劳树棠父子的医学主张，在很大程度上是因为劳树棠常常在纪昀面前叙述其父的主张，如纪昀所云"余每阅《四库》所收名医方论诸书，延侍御参校，辄述其封公平日论议"。[①] 这样，劳树棠父子的思想在无形之中就影响到了纪昀，进而影响到了《总目》。

三、陆锡熊

与纪昀一样，陆锡熊也是《四库全书》的总纂官。司马朝军《〈四库全书总目〉编纂考》据陆锡熊《伤寒论正宗序》中"往余典校秘书，《子部·医家类》最为完备，自隋唐以来诸名师著述具在。今著录文渊阁者尚百数十种，余皆尝审正一

---

① （清）陈尧道著，《伤寒辨证》，北京，人民卫生出版社，1957 年，第 6 页。

过"的自述，得出"《子部·医家类》提要经陆锡熊审定"①的结论。这是一个非常重要的结论。至于陆锡熊与"《子部·医家类》提要"的关系，司马朝军没有论及。

陆锡熊《伤寒论正宗序》言："仲景《伤寒论》一书，自明以来为诸家窜改殆尽，惟成无己所注犹为近古，当时韩祗和有《伤寒微旨》，庞安时有《伤寒总病论》，其出在无己之前，皆能推阐详密，得长沙未尽之意，而世顾罕传其书，近时盛行者独方氏《伤寒论条辨》，其说欲考次论定，以正诸家之失，然未必得张氏本旨。亦如改本《大学》于理固不为无因，若以为孔门旧本如是，则未有依据也。族孙师尚精岐扁之术，于《伤寒论》熟复绸绎者数十年，久之而尽得其脉络条贯所在，谓前人于篇第分析未明，故每穿凿龃龉而失其大旨，乃为离章别句提携纲领，集众说为注，而附以己见，勒成一编，名之曰《正宗》，文简而义赅，言近而指远，学者由此求之，庶于张氏所谓'见病知源'者可以窥测万一，洵仲景之功臣，而无己之诤友矣。"②

在这段序文里，陆锡熊对历史上重要的伤寒经典进行了回顾与评述。值得注意的有以下几点。

（1）首先，应注意对于宋代伤寒经典的认定。宋代非常重视《伤寒论》。宋代治平二年（1065）校正医书局刊刻《伤寒论》，促进了其传播。熙宁九年（1076）宋太医局将此书列入医学生的必修课程，使其地位得以空前提高。除了官方扶持《伤寒论》外，许多著名医家也致力于《伤寒论》的研究，从而涌现出一大批伤寒名作，如朱肱《南阳活人书》、庞安时《伤寒总病论》、韩祗和《伤寒微旨》、许叔微《伤寒百证歌》和《伤寒发微论》及《伤寒九十论》、郭雍《伤寒补亡论》等。在众多的伤寒著作中，陆锡熊只认定了庞安时《伤寒总病论》、韩祗和《伤寒微旨》，云："当时韩祗和有《伤寒微旨》，庞安时有《伤寒总病论》，其出在无己之前，皆能推阐详密，得长沙未尽之意，而世顾罕传其书。"在众多的宋代伤寒著作中《总目》也只著录了此2种。

陆锡熊推崇韩祗和《伤寒微旨》、庞安时《伤寒总病论》2种著作的原因在于"皆能推阐详密，得长沙未尽之意，而世顾罕传其书"。这里突出强调了两点：一是"推阐详密，得长沙未尽之意"，二是"世顾罕传其书"。《总目》中这两部

①　司马朝军著，《〈四库全书总目〉编纂考》，武汉，武汉大学出版社，2005年，第95页。

②　顾廷龙主编，《续修四库全书·集部》（第1451册），上海，上海古籍出版社，2002年，第87页。

著作的提要与此有相同之处。《总目·伤寒微旨》云："书凡十五篇，间附方论，大抵皆推阐张机之旨，而能变通于其间。……又如汗、下、温三法，分按时候辰刻，而参之脉理病情，乃因张机正伤寒之法而通之于春夏伤寒，更通之于冬月伤寒，亦颇能察微知著。又如以阳黄归之汗温太过，阴黄归之过下亡津，则于《金匮》发阳发阴之论，研析精微，不特伤寒之黄切中綮要，即杂病之黄亦可以例推矣。其书向惟王好古《阴证略例》中间引其文，而原本久佚。今采掇荟萃，复成完帙，谨依原目，厘为上下二卷。陈振孙所称之原序，则《永乐大典》不载，无从采补。殆编纂之时，旧本已阙敓。""大抵皆推阐张机之旨，而能变通于其间"与"推阐详密，得长沙未尽之意"相通，而后面的举例就是阐明怎么"推阐张机之旨，而能变通于其间"的；"其书向惟王好古《阴证略例》中间引其文，而原本久佚"和"陈振孙所称之原序，则《永乐大典》不载，无从采补。殆编纂之时，旧本已阙敓"表明了"世顾罕传其书"。《四库全书简明目录》同样强调了这两点，云："宋韩祗和撰。原本久佚，今从《永乐大典》录出。凡十五篇。大抵推阐张机之意，而随时随证，又为变通于其间。"《伤寒微旨》的提要如此，《伤寒总病论》的提要亦然。《总目》云："《宋史·艺文志》但载安时《难经解》，前后两见，而不载此书。《文献通考》载庞氏《家藏秘宝方》五卷，引陈振孙之言，谓：安时以医名世者，惟伤寒而已。此书南城吴炎晦叔录以见遗，似乎别为一书，而下列庭坚之序与此本同。疑当时已无刻本，故传写互异敓？又载张耒一跋云：张仲景《伤寒论》，病方纤悉必具，又为之增损进退之法以预告人。嗟夫，仁人之用心哉！自非通神造妙，不能为也。安常又窃忧其有病证而无方者，续著为《论》数卷。淮南人谓安常能与伤寒说话，岂不信哉。""《宋史·艺文志》但载安时《难经解》，前后两见，而不载此书。《文献通考》载庞氏《家藏秘宝方》五卷，引陈振孙之言，谓：安时以医名世者，惟伤寒而已。此书南城吴炎晦叔录以见遗，似乎别为一书，而下列庭坚之序与此本同。疑当时已无刻本，故传写互异敓"强调了"世顾罕传其书"。张耒的跋"张仲景《伤寒论》，病方纤悉必具，又为之增损进退之法以预告人。嗟夫，仁人之用心哉！自非通神造妙，不能为也。安常又窃忧其有病证而无方者，续著为《论》数卷"突出了"推阐详密，得长沙未尽之意"。《四库全书简明目录》限于篇幅，主要强调其"推阐详密，得长沙未尽之意"，云："其书实能发张机未尽之意，而补其未备之方，非虚相标榜也。"这表明，《总目》对韩祗和《伤寒微旨》、庞安时《伤寒总病论》2种著作的态度和陆锡熊《伤寒论正宗序》对此2种著作的态度较为一致。

（2）应注意对成无己注《伤寒论》的评价。陆锡熊云："仲景《伤寒论》一书，自明以来为诸家窜改殆尽，惟成无己所注犹为近古。"《总目·伤寒论》云："无己于斯一帙，研究终身，亦必深有所得。"更为明显地称赞成无己所注《伤寒论》的是《四库全书简明目录》，云："机书自明以来，为诸家窜改殆尽，惟无己所注犹为古本。"这和陆锡熊《伤寒论正宗序》的话几乎完全一致。

（3）应注意对明代方有执所作《伤寒论条辨》的评价。方有执是明代著名医学家，在学术上提倡《伤寒论》错简论。他认为，由于年代久远，特别是经过王叔和整理、成无己注释后，仲景《伤寒论》原貌已经删改。这个观点得到了很多人的响应，形成了著名的"伤寒错简派"。对于方有执的学术主张，陆锡熊认为："近时盛行者独方氏《伤寒论条辨》，其说欲考次论定，以正诸家之失，然未必得张氏本旨，亦如改本《大学》于理固不为无因，若以为孔门旧本如是，则未有依据也。"《总目·伤寒论》的部分观点和他的观点一样。《总目·伤寒论》云："而明方有执作《伤寒论条辨》，则诋叔和所编与无己所注，多所改易窜乱，并以《序例》一篇为叔和伪托而删之。国朝喻昌作《尚论篇》，于叔和编次之舛，《序例》之谬，及无己所注、林亿等所校之失，攻击尤详，皆重为考定，自谓'复长沙之旧本'。其书盛行于世，而王氏、成氏之书遂微。然叔和为一代名医，又去古未远，其学当有所受。无己于斯一帙，研究终身，亦必深有所得。似未可概从屏斥，尽以为非。夫朱子改《大学》为一经十传，分《中庸》为三十三章，于学者不为无裨。必以为孔门之旧本如是，则终无确证可凭也。"《四库全书简明目录·伤寒论条辨》对方有执"未必得张氏本旨"说得更为明显，云："其说以张机《伤寒论》一乱于王叔和之编次，再乱于成无己之注释，全失其旧，因考定以为此编。亦如改本《大学》，于学者不为无功，必以为孔门旧本如是，则未有据也。"这又说明，《总目》的观点和陆锡熊的观点相通。

总而言之，陆氏《伤寒论正宗序》的观点和《总目》的观点颇有共通之处。是陆的观点影响了《总目》，还是《总目》采撷贯彻了总纂官陆锡熊的思想，限于资料，还无法得出结论。

第三节 分纂官

纪昀在劳树棠的帮助下，使《总目·医家类》呈现出明显的纪氏风格。但这并不意味着分纂官毫无贡献，实际上纪昀的修改并不是另起炉灶，而是建立在分纂官提要的基础之上的。

一、王嘉曾

王嘉曾名列浙本《总目》39个"校勘《永乐大典》纂修兼分校官"名单之中，也是179个"缮书处分校官"之一。许仲元《三异笔谈·五星》称他"在《四库》馆最久"。[①] 但学术界很少注意到这么一个人，我们这里阐述一二。

（一）王嘉曾及其家庭情况

王嘉曾的生平事迹在许巽行撰写的《诰授奉政大夫文渊阁校理翰林院编修加五级王公墓志铭》有详细介绍，此墓志铭附在王嘉曾的《闻音室诗集》中。[②]

据此墓志铭，勾勒王嘉曾的生平及家庭情况如下。

王嘉曾，字汉仪，一字宁甫，号史亭。初名廷商，改楷曾，做官后改为嘉曾。松江人（今上海人）。世代书香，代有文行。高祖王广心顺治戊子科（1648）举人，己丑科（1649）进士，累官御史。曾祖王顼龄康熙癸卯科（1663）举人，丙辰科（1676）进士。清康熙十八年己未（1679）举行博学鸿词科，王顼龄以太常博士举，改授编修，累官武英殿大学士，特赠少傅，赐谥文恭。祖王图炳康熙己卯（1699）举人，丁亥（1707）迎銮献诗，蒙召试，命随入京供奉内廷；壬辰（1712）钦赐进士，改庶常，累官礼部左侍郎，以詹事府正詹事致仕。父王诒燕，候补郎中。王嘉曾为王诒燕的第二个儿子，生于雍正己酉年（1729）五月九日；乾隆癸酉年（1753）举顺天乡试；丙戌年（1766）进士，改庶常；辛卯年散馆，授编修，充《四库全书》馆暨方略馆纂修，文渊阁校理；庚子年（1780）为山西副考官；辛丑年（1781）八月十五日逝世，享年53岁。其子王元符、王元善、王元彝、王元宇皆

---

① （清）许仲元著，范义臣标点，《三异笔谈》，重庆，重庆出版社，2005年，第264页。
② 顾廷龙主编，《续修四库全书·集部》（第1447册），上海，上海古籍出版社，2002年，第217、218页。

能读父书，世其学。

王嘉曾天资并不是很好，《墓志铭》云其"质微鲁"。但由于他刻苦自厉，遂精通《春秋左氏传》、班固书。后来他又精心钻研惠周惕及惠士奇、惠栋所校的汲古阁《十三经注疏》，经术日深，被认为"直追郑、马、服、杜诸儒之轨矣"。他入《四库全书》馆后，孜孜不倦，蒙恩赐砚1方、朱1匣、宣德纸1卷、缎2端，荷包3对，复时赐食物珍品。他为人淡泊温藉，屏绝世俗纷华靡丽之习，笃信义，重然诺。他著有《闻音室诗集》等。

许巽行的叙述让我们可以大致认识王嘉曾。但由于墓志铭文体的限制，王嘉曾的很多事情及性格无法在其中展现。对此，我们可以参考一下其他典籍对王嘉曾的记载。《阅微草堂笔记》卷十四《槐西杂志四》记载了王史亭讲述的一个地仙报恩的故事，并记载了王嘉曾的感叹："信然。然粤东有地仙，他处亦必有地仙；董叟有此术，他仙亦必有此术。所以无人再逢者，当由过去生中原未受恩，故不肯竭尽心力缩地补天耳。"① 由此可见，王嘉曾对神仙之说比较信从。所以，他非常喜欢与奇异之士交往。许仲元《三异笔谈·胡道人》云："余客燕台时，表祖姑夫王史亭翰编，话胡道人事甚悉。燕台多缁而少黄，惟郊外白云观，为元邱长春修炼处，重九日，各省全真皆集焉。胡道人亦必一至，然不住观，与程仪、曹世淳习，多主其邸。程云：遇一老民云，舞勺岁曾见之，状貌已如八九秩，有女嫁通州。女白发堆雪，而颜同少女。道人嗜酒不谷食，日饮无何而已。史亭先生招之饮，即来，醉又留宿。卧一方杌，纵横尺有咫，蜗盘蠖屈，展侧欠伸，绰绰然也。资郎汪员外秀峰者，嗜奔走，内行不修，与仪部同里闬，闻道人名，欲见，坚辞不可，乃与程谋，阚其来也即之，道人色然起曰：汝汪启淑耶，见我何为？汝某日作某事，可见我否？枚举数十端，皆屋漏暧昧事，汪汗出如浆，惶窘伏地。程出不意，强为解曰：公真大醉，狂药祟人，无以为意。答人曰：否否！若得见我，尚为有缘。能痛改前非，幸保首领，不信试志吾言，三日后即有奇祸，亦可小惩大诫也。后三日，以坐快车出顺治城门，触石坠车，碎首几殒。疗月余始瘥，迹稍敛。而胡仙人之名逾著，求见者益多。叩以吉凶，道人终不言。常谓史亭曰：此口只宜饮酒耳。后有强魆之者，道人去不复来。翰编子征士秋泉，方髫龀，值其卧，辄戏弄之。一张目，即复睡，再弄之，鼾声起矣。肤鳞鳞皱如古松，弹其

---

① （清）纪昀著，汪贤度校点，《阅微草堂笔记》，上海，上海古籍出版社，2001年，第302页。

额，声出金石，俾壮夫竭力推之，不坠。或云本西山老狐，秋泉云'容或有之'。"①胡道人有异术，为异人，而王嘉曾及家人与之交往甚多，故能"话胡道人事甚悉"。

出于对神仙的信从，王嘉曾对于星命也非常赞同。《三异笔谈·五星》云："五星之术，达者辟之。第诚能穷其奥窍，则亦有灼然不爽者……王史亭编修，予祖姑丈，素精星命。乙巳春，因眷属南还，招予迁寓，与表兄盛孝廉侍坐，谈饮甚乐。至三月中，忽欲乞假南归，盛尼之，不可。倩稷堂、璞堂两先生尼之，亦不可。予乃委转白曰：公在《四库》馆最久，议叙班名已首列，若一抽身，资虽不移，而俸已在后，非计也。且前月越次放吴蓉塘，而公以不得引退，人且议公觖觖。公乃蹙然曰：此非若所知，予自占星度，今年中秋日有难，星入某垣某度中，伤及命主，故甚之。予慰之曰：命之理微，亦不甚可泥。公曰：不然，予详度再三，无可解免，绍弓师亦嘱予避之。计惟去官祷之，以冀延算。得渡此缺陷，尚可登四品也。抵家颇安健，然骨见衣青，知者虑之。中秋家宴，感寒小疾，寻至不起。官身外物也，安足与命抗衡哉……惟二吴最不信此，闻史亭先生讯，叹曰：魔已中心，宜其及也。"②由于相信"五星之术"，王嘉曾不惜"去官祷之"，但仍死亡，被人批评为"魔已中心，宜其及也"。

除了对神仙、星术感兴趣之外，王嘉曾对考古也兴趣益然。《三异笔谈·竹林七贤》云："史亭先生嗜辨古器。"③由此可见，王嘉曾性格之多面。

（二）《总目·医家类》与王嘉曾

王嘉曾作为一名"校勘《永乐大典》纂修兼分校官"，辑佚了很多古代典籍，其中也有医学典籍，如《苏沈良方》。纪昀《阅微草堂笔记》卷十二中有记载。④《苏沈良方》辑佚成书后，王嘉曾还撰写了该书的提要。《武英殿聚珍版丛书》收录的《苏沈良方》的提要云：

> 臣等谨案《苏沈良方》，宋苏轼、沈括二人所集方书也。括博学，善文史，称其于医药卜算无所不通，皆有所论著。其见于《宋史·艺文志》者，有《灵苑

---

① （清）许仲元著，范义臣校点，《三异笔谈》，重庆，重庆出版社，2005年，第218、219页。
② （清）许仲元著，范义臣校点，《三异笔谈》，重庆，重庆出版社，2005年，第264、265页。
③ （清）许仲元著，范义臣校点，《三异笔谈》，重庆，重庆出版社，2005年，第218页。
④ （清）纪昀著，汪贤度校点，《阅微草堂笔记》，上海，上海古籍出版社，2001年，第239页。

方》二十卷,《良方》十卷,而别出《苏沈良方》十五卷。注云:沈括、苏轼所著。今考陈振孙《书录解题》有《苏沈良方》而无沈存中《良方》。尤袤《遂初堂书目》亦同。晁公武《读书志》则二书并列,而于沈存中《良方》下云"或以苏子瞻论医药杂说附之",《苏沈良方》下亦云"括集得效方成一书,后人附益以苏轼医学杂说"。所言二书体例约略相似。而《永乐大典》又载有《苏沈良方》原序一卷,亦括一人所作,且自言"予所著《良方》"云云。当即存中《良方》之序,疑此书即括原本,后人以苏轼所编方书附入其间而别题此名者耳。案,明晁瑮《宝文堂书目》有《苏沈二内翰良方》一部,是正、嘉以前,传本未绝,其后不知何时散佚。今据《永乐大典》所载,掇拾编次,厘为八卷。宋世士大夫类通医理,而轼与括尤博洽多闻,其所征引于病证治验皆详著其状,确凿可据。其中如苏合香丸、至宝丹、礞石丸、椒朴丸等类已为世所常用,至今神效。即有奇秘之方,世不恒见者,亦无不精妙绝伦,足资利济,洵为有用之书,固不仅以其人传也。乾隆四十一年十月恭校上。总纂官侍读学士臣陆锡熊、侍读学士臣纪昀、纂修官编修臣王嘉曾。

这篇提要的署名为3人,陆锡熊、纪昀为总纂官,撰写单篇提要的可能性不大。王嘉曾作为该书的纂修者,故应为此提要的真正作者。此提要与《总目·苏沈良方》提要又有什么关系呢?《总目·苏沈良方》提要云:

《苏沈良方》八卷(《永乐大典》本),宋沈括所集方书,而后人又以苏轼之说附之者也。考《宋史·艺文志》有括《灵苑方》二十卷、《良方》十卷,而别出《苏沈良方》十五卷。注云:沈括、苏轼所著。陈振孙《书录解题》有《苏沈良方》十卷,而无沈存中《良方》。尤袤《遂初堂书目》亦同。晁公武《读书志》则二书并列,而于沈存中《良方》下云"或以苏子瞻论医药杂说附之",《苏沈良方》下亦云"括集得效方成一书,后人附益以苏轼医学杂说"。盖晁氏所载《良方》即括之原本,其云"或以苏子瞻论医药杂说附之"者即指《苏沈良方》。由其书初尚并行,故晁氏两载。其后附苏说者盛行,原本遂微,故尤氏、陈氏遂不载其原本。今《永乐大典》载有《苏沈良方》原序一篇,亦括一人所作,且自言"予所作《良方》"云云,无一字及轼,是亦后人增附之后,并其标题追改也。案,明晁瑮《宝文堂书目》有《苏沈二内翰良方》一部,是正、嘉以前,传本未绝,其后不知何时散佚。今据《永乐大典》所载,掇拾编次,厘为八卷。史称括于医药卜算无所不通，皆有所论著。今所传括《梦溪笔谈》，末为《药议》一卷，于形状性味、真伪同异，辨别尤精。轼杂著时言医理，于是事亦颇究心。盖方药之事，术家能习其技而不能知其所以然，儒者能明其理而又往往未经试验，此书以经效之方而集于博通物理者之手，固宜非他方所能及矣。

两相相比，发现《总目·苏沈良方》提要几乎和王嘉曾所撰提要相同。由此可见王嘉曾之贡献。此外，比较两者，又可看出纪昀与王嘉曾的思想认识、学术功力之不同。

第一个不同是王嘉曾梳理了宋代目录书著录《苏沈良方》及沈存中《良方》的情况，但没涉及宋代目录书著录不同的原因。《总目》提要则推断了其原因："盖晁氏所载《良方》即括之原本，其云'或以苏子瞻论医药杂说附之'者即指《苏沈良方》。由其书初尚并行，故晁氏两载。其后附苏说者盛行，原本遂微，故尤氏、陈氏遂不载其原本。"可以说，这个改动是不错的，这表明了纪昀不凡的学术功力。

第二个不同是两者对《苏沈良方》的学术贡献及其在医学典籍中位置的定位的认识不同。王嘉曾云："宋世士大夫类通医理，而轼与括尤博洽多闻，其所征引于病证治验皆详著其状，确凿可据。其中如苏合香丸、至宝丹、礞石丸、椒朴丸等类已为世所常用，至今神效。即有奇秘之方，世不恒见者，亦无不精妙绝伦，足资利济，洵为有用之书，固不仅以其人传也。"王嘉曾由时代而及人，由人而及书，对《苏沈良方》的认识评断皆为公允。《总目·苏沈良方》云："史称括于医药卜算无所不通，皆有所论著。今所传括《梦溪笔谈》，末为《药议》一卷，于形状性味、真伪同异，辨别尤精。轼杂著时言医理，于是事亦颇究心。盖方药之事，术家能习其技而不能知其所以然，儒者能明其理而又往往未经试验，此书以经效之方而集于博通物理者之手，固宜非他方所能及矣。"《总目·苏沈良方》也由人及书，但又把这本书与"术家"之作相比，突出儒者所著医书的优势。这种对"术家"评价不高的论断恐怕得不到王嘉曾的认同，因为王嘉曾与纪昀不同，对各类术者都很尊重。

《武英殿聚珍版丛书》收录的另一部医书——《小儿药证真诀》（实为《小儿药证直诀》），也是由王嘉曾辑佚的。由于后来馆臣发现此书并未散佚，故《四库全书》未收录之，且其前面的提要也未被收入《总目》。但王嘉曾所撰提要对此书的认识，多反映于在《总目》中。

王嘉曾所撰提要云：

臣等谨按：《小儿药证真诀》三卷，宋大梁阎季忠所编钱乙方论也。乙，字仲阳，东平人，官至太医院丞，事迹具《宋史·方技传》。乙在宣和间，以巫方氏《颅囟经》治小儿，甚著于时，故季忠集其旧法，以为此书。上卷论证，中卷为医案，下卷为方。陈振孙《书录解题》、马端临《文献通考》并著录。明以来旧本久佚，惟杂见诸家医书中。今从《永乐大典》内掇拾排纂，得论证四十七条，医案二十三条，方一百一十有四，各以类编，仍为三卷，又得阎季忠《序》一篇，刘岐所作《钱仲阳传》一篇，并冠简端，条理秩然，几还其旧，疑当时全部收入，故无大佚脱也。小儿经方，千古罕见，自乙始别为专门，而其书亦为幼科之鼻祖。后人得其绪论，往往有回生之功。如六味丸方，本后汉张机《金匮要略》所载崔氏八味丸方，乙以为小儿纯阳，无烦益火，除去肉桂、附子二味，以为幼科补剂。明薛己承用其方，遂为直补真阴之圣药。其斟酌通变，动契精微，亦可以概见矣。阎季忠，《永乐大典》作"阎孝忠"，然《书录解题》及《通考》皆作"季忠"，疑《永乐大典》为传写之讹，今改从诸家作"季"。刘岐，字斯立，东平人，挚之子也。有《学易集》，别著录。所撰乙传与《宋史·方技传》略同，盖《宋史》即据此传为蓝本云。乾隆四十五年十一月恭校上。总纂官内阁学士臣纪昀、光录寺卿臣陆锡熊、纂修官翰林院编修臣王嘉曾。

王嘉曾在提要里除阐述版本情况外，主要阐述了三个方面的内容，这些都在《总目》中有所反映。

第一，阐述了钱乙的学术渊源："乙……事迹具《宋史·方技传》。乙在宣和间，以巫方氏《颅囟经》治小儿，甚著于时。"《总目·颅囟经》云："《宋史·方技传》载：钱乙始以《颅囟经》著名，至京师，视长公主女病，授翰林医学。钱乙幼科，冠绝一代，而其源实出于此书。"《四库全书简明目录·颅囟经》："钱乙为幼科之圣，而《宋史》称其学出于此经。"

第二，阐述了钱乙及其《小儿药证直诀》的地位："小儿经方，千古罕见，自乙始别为专门，而其书亦为幼科之鼻祖。后人得其绪论，往往有回生之功。"《总目·小儿卫生总微论方》云："按，北宋钱乙始以治小儿得名。"文渊阁《四库全书》本《仁端录》提要云："自宋以来，治小儿者莫如钱乙。"《总目·仁端录》云："钱乙《药证真诀》于小儿诸病皆条列至详。"

第三，阐述了钱乙及其《小儿药证直诀》对后代的影响："如六味丸方，本后汉张机《金匮要略》所载崔氏八味丸方，乙以为小儿纯阳，无烦益火，除去肉桂、附子二味，以为幼科补剂。明薛己承用其方，遂为直补真阴之圣药。其斟酌通变，动契精微，亦可以概见矣。"《总目·医贯砭》云："考八味丸即《金匮要略》之肾气丸，本后汉张机之方。后北宋钱乙以小儿纯阳，乃去其肉桂、附子，以为幼科补剂，名六味丸。至明太医院使薛己，始专用二方，为补阳补阴要药，每加减以治诸病，其于调补虚损，未尝无效。"

（三）纂修《四库全书》对王嘉曾的影响

虽然王嘉曾在《四库全书》馆工作的时间很长（许仲元《三异笔谈·五星》说他"在《四库》馆最久"），但他过得并不轻松。《纂修四库全书档案》中关于王嘉曾的档案除了个别是奖励外，其他都是处罚。我们引述如下。

乾隆四十三年二月二十九日《谕办理四库全书出力人员梦吉陆费墀等著分别升用授职与赏赐》云："乾隆四十三年二月二十九日奉旨：梦吉、王仲愚、章宝传、黄轩、平恕、邹炳泰、陈昌齐、庄通敏、王嘉曾、吴寿昌、陈初哲、郭长发，俱着以应升之缺列名在前升用；……至陆费墀、陆锡熊、纪昀，虽均已加恩擢用，但纂办各书，均为出力，着赏给缎匹、荷包、笔、墨、纸、砚，以示奖励。其现在引见之提调、纂修等员，亦着一体分别赏给。钦此。（军机处上谕档）"[①] 同日《军机大臣进呈拟赏四库全书总纂等员物品单》云："拟赏总纂三员各一分：大卷缎二匹，小卷缎二匹，大荷包二对，小荷包二对，绢笺八张。赏提调三员各一分：大卷缎一匹，小卷缎二匹，大荷包一对，小荷包一对，绢笺六张。赏纂修十员、分校一员各一分：大卷缎一匹，小卷缎一匹，大荷包一对，小荷包一对，绢笺四张。以上十七员，每员各赏笔十枝、砚一方、墨一匣。（军机处上谕档）"[②] 这次赏给应该是王嘉曾得到的少有荣誉。许巽行《诰授奉政大夫文渊阁校理翰林院编修加五级王公墓志铭》中的"入直馆，辰入酉出，孜孜不稍倦，蒙恩赐砚一方、朱一匣、宣德纸一卷、缎二端，荷包三对，复时赐食物珍品"应该指的就是这次，因为其中所提到的赏赐的东西基本相同。

① 中国第一历史档案馆编，张书才主编，《纂修四库全书档案》，上海，上海古籍出版社，1997 年，第 785 页。

② 中国第一历史档案馆编，张书才主编，《纂修四库全书档案》，上海，上海古籍出版社，1997 年，第 786 页。

其他关于王嘉曾的档案就都是惩罚了。乾隆四十五年四月二十三日《军机大臣奏查明正月至三月所进书籍错误次数请将总裁等交部察议片》云:"方大川……王嘉曾、范鏊、陈木各记过二次,应交该部照例分别察议。谨奏。乾隆四十五年四月二十三日奉旨:着交部。钦此。(军机处上谕档)"[①] 乾隆四十五年六月十一日《谕校书错误之总裁程景伊王杰等着分别罚俸》云:"秦泉、季学锦、王嘉曾、吴裕德、邹奕孝俱着罚俸三个月,注于纪录抵销。余依议。(起居注册)"[②] 乾隆四十七年二月《全书处汇核上年十至十二月全书内缮写讹错并总裁等记过次数清单》云:"《白云樵唱集》内'笠泽天寒骑影深'句,'深'讹'清'。总校官缪琪记过一次,分校官王嘉曾记过二次。(军机处录副奏折)"[③] 乾隆四十七年二月二十日《军机大臣奏查明上年十至十二月所进书籍错误次数请将总裁等交部察议片》:"记过二次之王嘉曾,已经病故,毋庸议外……(军机处上谕档)"[④]

被处罚的阴影一直缠绕着王嘉曾,直至死亡才免于"议"。这种状况影响着王嘉曾的心境,也影响着其诗风。其好友张锡德跋《闻音室诗集》云:"余读史亭诗不下数百首,此卷得之蹀躞春明解鞍逆旅时者为多,盖自史亭捷北雍,五上春官,缁尘京洛,几倦于游,回首曩时剪烛论文、酒酣击钵,其意致亦少减矣!故其为诗虽风力愈上,而一种抑塞磊落之致时流于言外。欧阳子云:诗者穷而后工。以史亭之才,方将腾踔万里,不终郁郁以居者,然其得力则宁无所自哉?"[⑤] 张锡德认为王嘉曾诗歌"抑塞磊落之致"的原因为科举失利,但实际上在《四库全书》馆的经历恐怕也是其诗"抑塞磊落之致"的重要原因吧!

① 中国第一历史档案馆编,张书才主编,《纂修四库全书档案》,上海,上海古籍出版社,1997年,第1161、1162页。

② 中国第一历史档案馆编,张书才主编,《纂修四库全书档案》,上海,上海古籍出版社,1997年,第1171、1172页。

③ 中国第一历史档案馆编,张书才主编,《纂修四库全书档案》,上海,上海古籍出版社,1997年,第1476页。

④ 中国第一历史档案馆编,张书才主编,《纂修四库全书档案》,上海,上海古籍出版社,1997年,第1469页。

⑤ 顾廷龙主编,《续修四库全书·集部》(第1447册),上海,上海古籍出版社,2002年,第219页。

二、邵晋涵

邵晋涵（1743—1796），字与桐，号二云，又号南江，是《四库全书》馆著名的"五征君""四布衣"之一。陈康祺《郎潜纪闻初笔》卷六云："五征君：《四库》馆初开，以翰林官纂辑不敷，刘文正公保进士邵晋涵、周永年，裘文达公保进士余集、举人戴震，王文庄公保举人杨昌霖，同典秘籍。后皆改入翰林，时称'五征君'。"① 昭梿《啸亭杂录》卷十云："四布衣：乾隆中，上特开《四库全书》馆，延置群儒。刘文正公荐邵学士晋涵，于文襄公荐余学士集、周编修永年、戴东原检讨震于朝。上特授邵等三人编修，戴为庶吉士，皆监修四库书，时人谓之'四布衣'云。"② 他长于史学。《清史稿·邵晋涵传》云："尤长于史……在史馆时，见《永乐大典》采薛居正《五代史》，乃荟萃编次，得十之八九，复采《册府元龟》《太平御览》诸书，以补其缺。并参考《通鉴》《长编》诸史及宋人说部、碑碣，辨证条系，悉符原书一百五十卷之数。书成，呈御览，馆臣请仿刘昫《旧唐书》之例列于廿三史，刊布学官，诏从之。由是薛史与欧阳史并传矣。"③ 阮元《南江邵氏遗书序》言："在《四库》馆与戴东原诸先生编辑载籍，史学诸书多由先生订其略，其提要亦多出先生之手。"④

邵晋涵为魏之琇的《续名医类案》撰写了提要。邵晋涵并不擅长医学，他所撰写的提要中，也只有这篇属于医籍提要。其撰写此篇提要的原因可能在于不忘桑梓之情。邵晋涵重视史学的观念来自乡贤的影响。王昶《翰林院侍讲学士充国史馆提调官邵君晋涵墓表》云："君名晋涵，字与桐，号二云，余姚人。浙东自明中叶王阳明先生以道学显，而功业风义兼之，刘念台先生以忠直著，大节凛然，及其弟子黄梨洲先生，覃研经术，精通理数，而尤博洽于文辞。君生于其乡，宗仰三先生，用为私塾。"⑤《清史稿·邵晋涵传》云："尤长于史，以生在浙东，习闻刘宗周、黄宗羲诸绪论，说明季事，往往出于正史之外。"⑥ 从邵晋涵的学术源

① （清）陈康祺撰，晋石点校，《郎潜纪闻初笔二笔三笔》，北京，中华书局，1984年，第130页。

② （清）昭梿撰，何英芳点校，《啸亭杂录》，北京，中华书局，1980年，第326页。

③ （清）赵尔巽等撰，《清史稿》（第43册），北京，中华书局，1977年，第13209、13210页。

④ 转引自《〈四库全书总目〉编纂考》第570页。

⑤ （清）翁方纲等著，吴格、乐怡点校，《四库提要分纂稿》，上海，上海书店出版社，2006年，第536页。

⑥ （清）赵尔巽等撰，《清史稿》（第43册），北京，中华书局，1977年，第13209页。

流看，邵晋涵是重视乡贤之人。邵晋涵是余姚人，属浙东。魏之琇是杭州人，属浙西。①两人同属浙江。所以，我们可以推断，可能是在魏之琇过世后，他的好友朱明斋带着《续名医类案》稿找到邵晋涵。《总目》著录的《续名医类案》是邵晋涵的家藏本，云："《续名医类案》六十卷，编修邵晋涵家藏本。"邵晋涵出于乡谊向《四库全书》馆推荐了此书，并撰写了提要：

《续名医类案》六十卷，国朝魏之琇撰。之琇，字玉横，钱塘人。明江瓘辑《名医类案》，之琇为校正讹字，板行于世。以瓘所撰集尚有阙漏，乃广而续之，取明《薛氏医案》递及于后代医书，与夫史传、地志、文集、说部之及医药证治者，旁搜博采，自伤寒至破伤风，次第编录，间附案语，以辨同异，议论亦多平允。然就其所采诸书而论之，如赵献可《医贯》，多割裂《素问》，不顾上下文义以自伸其偏见，而此书仍存其医案。又如高斗魁《己任编》所载诸医案，当时已讥其以医贸贩，无异于世俗庸医而点缀医案以欺人，今此书仍次第分载。盖意主于夸多炫博，不暇持择也。杭世骏《道古堂集》有此书序，称：之琇善读黄帝、扁鹊之书，精于医术，能穷其源。譬诸合土者必有其范，伐柯者必有其则，以是书为学医者之范与则，思过半矣。世骏与之琇友善，故推许如此。要之，此书所载前人经验诸方，分门别类，可备后人参考，而搜罗之备，亦足以广学医者之闻见，与自执偏私、昧于古法者异矣。②

在此基础上，纪昀等撰写了《总目·续名医类案》：

《续名医类案》六十卷（编修邵晋涵家藏本），国朝魏之琇撰。之琇既校刊江瓘《名医类案》，病其尚有未备，因续撰此编。杂取近代医书及史传、地志、文集、说部之类，分门排纂。大抵明以来事为多，而古事为瓘书所遗者亦间为补苴，故网罗繁富，细大不捐。如疫门载"神人教用香苏散"二条，犹曰存其方也。至脚门载"张文定患脚疾，道人与绿豆两粒而愈"一条，是断非常食之绿豆，岂可录

---

① 乾隆年间《浙江通志》卷一云："元至正二十六年，置浙江等处行中书省，而两浙始以省称，领府九……国朝因之，省会曰杭州，次嘉兴，次湖州，凡三府，在大江之右，是为浙西。次宁波，次绍兴、台州、金华、衢州、严州、温州、处州，凡八府。皆在大江之左，是为浙东。"

② （清）翁方纲等著，吴格、乐怡点校，《四库提要分纂稿》，上海，上海书店出版社，2006年，第485页。

以为案。又如金疮门载"薛衣道人按已断之首，使人回生"一条，无药无方，徒以语怪，更与医学无关。如斯之类，往往而是，殊不免芜杂。又虫兽伤门于"薛立斋虫入耳中"一条注曰：此案耳门亦收之，非重出也，恐患此者不知是虫，便检阅耳云云。而腹疾门中载"金台男子误服干姜理中丸发狂入井"一条，隔五六页而重出，又是何义例乎？编次尤未免潦草。然采摭既博，变证咸备，实足与江瓘之书互资参考。又所附案语尤多所发明辨驳，较诸空谈医理，固有实征虚揣之别焉。

两相比较，发现《总目》几乎完全采用原提要中关于撰者介绍及《续名医类案》选材来源等的内容。两者均认为，《续名医类案》的优点有二：一是搜集资料丰富，如邵晋涵言"旁搜博采""搜罗之备"，《总目》言"网罗繁富""采摭既博"；一是案语精彩，如邵晋涵言"间附案语，以辨同异，议论亦多平允"，《总目》言"所附案语尤多所发明辨驳"。不过两者的差别亦很大，一个强调政治，一个强调编次，具体参见第五章。

三、姚鼐

姚鼐（1731—1815），字姬传，一字梦谷。因其室名"惜抱轩"，故世称"惜抱先生"。安徽桐城人。桐城派大家。曾任《四库全书》纂修官，但因与纪昀等人的学术观念不同而早早退出。

姚鼐对医籍曾有涉猎，《医方捷诀序》云："余少有羸疾，窃好医药养身之术，泛览方书；然以不遇硕师，古人言或互殊，博稽而鲜功，深思而不明，十余年无所得，乃复厌去。"[①]他撰写了两篇医籍提要，分别是《难经本义》与《类证普济本事方》的提要。现将姚鼐所写的两书的提要和《总目》中两书的提要分别按书之不同引述如下。

（一）《难经本义》

姚鼐所写《难经本义》提要：

---

① （清）姚鼐著，刘季、高标校，《惜抱轩诗文集》，上海，上海古籍出版社，1992 年，第 39 页。

《难经本义》二卷，元滑寿著。寿，字伯仁，襄城人，后居鄞县。《难经》之书，《汉·艺文志》不载，始见于《隋书·经籍志》，托名扁鹊，虽未可信，然其辞甚古，殆汉人所为也。元时有京口王居中，名医也，客仪真，寿从之学，授以《素问》《难经》，寿卒业，乃曰：《难经》本《素问》《灵枢》，其于荣卫藏府与夫经络腧穴辨之博矣，而缺误或多，愚将本其义为注。居中称善，寿晨夕研究，所成盖即此书。寿年七十余，入明犹存，晚自号撄宁生。①

《总目》中的《难经本义》提要：

《难经本义》二卷（两淮盐政采进本），周秦越人撰，元滑寿注。越人即扁鹊，事迹具《史记》本传。寿，字伯仁，《明史·方技传》称为许州人，寄居鄞县。案，朱右《撄宁生传》曰：世为许州襄城大家，元初，祖父官江南，自许徙仪真，而寿生焉。又曰：在淮南曰滑寿，在吴曰伯仁氏，在鄞越曰撄宁生。然则许乃祖贯，鄞乃寄居，实则仪真人也。寿卒于明洪武中，故《明史》列之《方技传》。然戴良《九灵山房集》有怀滑撄宁诗曰：海日苍凉两鬓丝，异乡飘泊已多时。欲为散木居官道，故托长桑说上池。蜀客著书人岂识，韩公卖药世偏知。道涂同是伤心者，只合相从赋黍离。则寿亦抱节之遗老，托于医以自逃耳。是书首有张翥序，称"寿家去东垣近，早传李杲之学"，《撄宁生传》则称"学医于京口王居中，学针法于东平高洞阳"。考李杲足迹未至江南，与寿时代亦不相及。翥所云云，殆因许近东明②，附会其说欤？《难经》八十一篇，《汉艺文志》不载。隋、唐《志》始载《难经》二卷，秦越人著，吴太医令吕广尝注之。则其文当出三国前。广书今不传，未审即此本否？然唐张守节注《史记·扁鹊列传》所引《难经》悉与今合，则今书犹古本矣。其曰《难经》者，谓经文有疑，各设问难以明之。其中有此称"经云"而《素问》《灵枢》无之者，则今本《内经》传写脱简也。其文辨析精微，词致简远，读者不能遽晓，故历代医家多有注释。寿所采摭凡十一家，今惟寿书传于世。其书首列《汇考》一篇，论书之名义源流。次列《阙误总类》一篇，记脱文误字。又次《图说》一篇，皆不入卷数。其注则融会诸家之说，而

---

①　（清）翁方纲等著，吴格、乐怡点校，《四库提要分纂稿》，上海，上海书店出版社，2006年，第 407 页。

②　"近东明"应据浙本作"近东垣"。

以己意折衷之。辨论精核，考证亦极详审。《撄宁生传》称"《难经》本《灵枢》《素问》之旨，设难释义。其间荣卫部位，藏府脉法，与夫经络腧穴，辨之博矣，而阙误或多。愚将本其旨义，注而读之"，即此本也。寿本儒者，能通解古书文义，故其所注，视他家所得为多云。

通过比较可知，《总目·难经本义》在一定程度上采用了姚鼐的提要，如"《难经》八十一篇，《汉艺文志》不载。隋、唐《志》始载《难经》二卷，秦越人著，吴太医令吕广尝注之。则其文当出三国前"。实际上，这是"《难经》之书，《汉艺文志》不载，始见于《隋书·经籍志》，托名扁鹊，虽未可信，然其辞甚古，殆汉人所为也"的深化。

另外，通过比较还能看出姚鼐与纪昀等人的学风的不同。姚鼐崇尚理学，反对汉学的"搜求琐屑，征引猥杂"（《复汪孟慈书》）。[①] 姚鼐的提要引用了《撄宁生传》，但化而用之，没有特意表明。《总目》则详细引用了《撄宁传》原文，如"《撄宁生传》则称'学医于京口王居中，学针法于东平高洞阳'""《撄宁生传》称'《难经》本《灵枢》《素问》之旨，设难释义。其间荣卫部位，藏府脉法，与夫经络腧穴，辨之博矣，而阙误或多。愚将本其旨义，注而读之'"等。

（二）《类证普济本事方》

姚鼐所写《类证普济本事方》提要：

> 《类证普济本事方》十卷，宋许叔微撰。叔微，字知可，绍兴时进士，扬州人。是书所载经验药方，兼记其医旧事，故名"本事方"。所论病证医理颇多精语，非常医所能也。[②]

《总目》中的《类证普济本事方》提要：

> 《类证普济本事方》十卷（浙江巡抚采进本），宋许叔微撰。叔微，字知可，或

---

① （清）姚鼐著，刘秀、高标校，《惜抱轩诗文集》，上海，上海古籍出版社，1992 年，第 295 页。
② （清）翁方纲等著，吴格、乐怡点校，《四库提要分纂稿》，上海，上海书店出版社，2006 年，第 407、408 页。

曰扬州人，或曰毗陵人。惟曾敏行《独醒杂志》作真州人。二人同时，当不误也。绍兴二年进士，医家谓之许学士。宋代词臣率以学士为通称，不知所历何官也。是书载经验诸方，兼记医案，故以"本事"为名。朱国桢《涌幢小品》载"叔微尝获乡荐，春闱不利而归。舟次平望，梦白衣人劝学医，遂得卢、扁之妙。凡有病者，诊候与药，不取其直。晚岁取平生己试之方，并记其事实，以为《本事》方，取《本事诗》之例以名之"云云，即指此书。然考《独醒杂志》，叔微虽有梦见神人事，而学医则在其前，不知国桢何本也。叔微于诊治之术，最为精诣，故姚宽《西溪丛语》称"许叔微精于医"，载其"论肺虫上行"一条，以为微论。其书属词简雅，不谐于俗，故明以来不甚传播。此本从宋椠抄出，其中凡"九"字皆作"圆"，犹是汉张机《伤寒论》《金匮要略》旧例也。国桢又记叔微所著尚有《拟伤寒歌》三卷，凡百篇。又有《治法》八十一篇，及《仲景脉法》三十六图，《翼伤寒论》二卷，《辨类》五卷。今皆未见传本，疑其散佚矣。

通过比较可知，《总目·类证普济本事方》前半部分采用了姚鼐提要的思路及内容，先列作者爵里，再释读书名，只不过考证更加详细，如把"绍兴时进士"具体为"绍兴二年进士"等；后半部分基本上抛开了姚鼐的提要，大量征引材料，阐述许叔微的生平、医术、著作以及《类证普济本事方》的版本情况。

总体而言，姚鼐撰写的提要被《总目》采用的很少，这鲜明地显示出不同的学术旨趣。

四、周永年

学术界对周永年研究颇多。周永年提倡编纂"儒藏"，在一定程度上促成了《四库全书》的编纂。关于他对《总目》的贡献，清李慈铭《越缦堂读书记》曾云："《总目》虽纪文达、陆耳山总其成……子部属之周书仓，皆各集所长。"[①]医家类属于子部，那《总目·医家类》是不是成于周永年之手呢？据现有资料，没有发现周永年撰写的任何医籍提要。此外，周永年对医生的评价与《总目》对医生的评价差异很大。周永年欣赏黄元御，收藏了他的《素问悬解》《灵枢悬解》《难经悬解》《伤寒悬解》《伤寒说意》《金匮悬解》《长沙药解》《四圣心源》《四圣悬枢》

---

① （清）李慈铭著，《越缦堂读书记》，上海，上海书店出版社，2000年，第556页。

《素灵微蕴》《玉楸药解》等 11 部医籍，献给《四库全书》馆，但这些医籍都被存目。《总目》对这些医籍评价不高，如《总目·素灵微蕴》云："其书以胎化、藏象、经脉、营卫、藏候、五色、五声、问法、诊法、医方为十篇，又病解十六篇，多附以医案。其说诋诃历代名医，无所不至。以钱乙为悖谬，以李杲为昏蒙，以刘完素、朱震亨为罪孽深重，擢发难数。可谓之善骂矣。"这表明，周永年撰写《总目·医家类》中医籍提要的可能性不大。

　　另外，范行准先生言，黄元御"曾参加《四库全书·医家类》的编纂工作，又受纪昀的影响，故于时医有宿恨"。[①] 但现有资料无法证明黄元御参与过《四库全书·医家类》的编纂工作。况且，上文所言《四库全书》未收录黄元御医籍，且对其医籍总体评价甚低，也从一个方面证明他参与编纂《四库全书·医家类》的可能性不大。至于对时医评价不高，是否受到纪昀的影响，也无材料证实。

---

① 范行准著，《中国医学史略》，北京，中医古籍出版社，1986 年，第 202 页。

第三章　文献价值及不足

关于《总目·医家类》文献价值的研究，学术界很多人都有涉及，但均较为笼统。从他们的研究中，我们无从得知《总目》所选的医学典籍是否经典恰当、记载的版本是否最佳、对医学典籍的论断是否合适等。下文将从选目、版本、考证三个角度探讨《总目·医家类》的文献价值及不足。

第一节　选目

一、选目经典

馆臣相对重视医家类，将之列为子部之五，也相对满意《四库全书·医家类》的编纂成果。作为总纂官之一的陆锡熊在《宝奎堂集》卷七《伤寒论正宗序》中说："往余典校秘书，《子部·医家类》最为完备，自隋唐以来诸名师著述具在。今著录文渊阁者尚百数十种。"[1] 陆锡熊所讲比较公允。《总目·医家类》著录及存目医籍比较经典。可以说《总目·医家类》囊括了从先秦至清代乾隆以前中国历史上的主要医学经典，故其得到了学术界特别是医学界的推崇，被奉为圭臬。时逸人把《总目·医家类》列为《医学参考应用书录》。[2] 卢明《医学史讲义·绪言》亦言："凡读诸书，须知门径，况医学乎？《四库全书总目·医家类》取历代医书，详加评论，使自修之士，不惑歧途。虽载籍极博，未经搜罗，而乾隆之

---

① 顾廷龙主编，《续修四库全书·集部》（第1451册），上海，上海古籍出版社，2002年，第87页。

② 时逸人，《医学参考应用书录》，《医学杂志》，1929年，第51期，第42页。

前之医书已能提其要矣。"① 任应秋则现身说法，认为《总目》促使自己成才，云："老师许君才先生要我看张文襄的《𫐐轩语》，这是南皮张之洞在光绪元年（1875）作四川提督学政时写的一本'发落书'，但确是当时指导读书的一本好书……尤其是他在谈到'读书宜有门径'时说：'泛滥无归，终身无得。得门而入，事半功倍。此事宜有师承，然师岂易得？书即师也。今为诸君指一良师，将《四库全书总目提要》读一过，即略知学术门径矣。'后来我终于买到一部《四库全书总目提要》来看，果然大有收获……更有意义的是，在读《提要》的过程中，亦知道了《四库》著录的医家类书凡九十七部，一千八百一十六卷，存目书凡九十四部，六百八十二卷。这给我后来阅读医书提供了很好的书目索引。"② 余瀛鳌在《中医古籍整理与文献研究的今昔观》中言："还值得一提的是清代乾隆年间一代文学大师纪晓岚主编的《四库全书》。其中的《医家类》共选乾隆以前历代中医名著 97 种以上，也是以临床医著为主，选辑亦颇精要。"③ 医界如此，非医界更认为它包揽了古代医书。晚清著名诗人黄遵宪《先哲医话跋》言："考文渊阁著录之书，凡医家类九十七部，一千五百三十九卷，列于存目者又九十四部，六百八十一卷。证之内外，药之气性，方之佐使，无不备也。"④ 更有人完全只就《四库全书·医家类》取材，编纂医书，如清代番禺人金菁华编辑的《医学辑要》就是这样。金菁华在自序中明确说："举副榜后，就教职，冷官多暇，取《四库全书·医家类》九十七部遍阅之。手披掌录，掇其精英，积以岁月，遂成巨帙。"⑤

　　具体到分科选目，《总目》也是也比较经典的。陈元焯《灸法心传序》云："唐宋以来……针灸一门亦纷焉旁骛，芜杂踳驳，诚不无覆瓿之虞，《四库》所收如《灵枢》《甲乙》《铜人》《针灸》《扁鹊神应针灸玉龙》等经，皆针灸中之最精善而近古者。《灵枢》与《素问》通号《内经》，最晚出，或以为王冰所依托，然所言俞穴、脉络之曲折，医者终莫能外，其书虽伪，其法则古所传也。《扁鹊神应

---

① 张如青、黄瑛主编，《近代国医名家珍藏传薪讲稿：医史类》（第三部），上海，上海科学技术出版社，2013 年，第 4 页。

② 《山东中医学院学报》编辑室编，周凤梧、张奇文、丛林主编，《名老中医之路》，济南，山东科学技术出版社，2012 年，第 27 页。

③ 余瀛鳌，《中医古籍整理与文献研究的今昔观》，《中医药文化》，2008 年，第 3 期，第 8—10 页。

④ 裘庆元辑，《三三医书》（第一集），北京，中国中医药出版社，2012 年，第 723 页。不过，中国中医药出版社在整理此书时，时有断句错误。此处引文由引者重新断句。另，落款"大清光绪五年闰正月岭南黄遵寓公度跋并书"中，"寓"为"宪"之讹。

⑤ 高日阳、刘小彬主编，《岭南医籍考》，广州，广东科技出版社，2011 年，第 256 页。

针灸玉龙经》实元人王国瑞所撰，题曰'扁鹊'，原序以为托名，然《提要》称其以针灸俞穴编为歌诀专门之学，具有授受，盖亦其法近古，故虽出于依托而流传不废与？"①

鉴于《总目·医家类》的经典性，有些医家为后学定的导读书目就以它为蓝本。晚清著名医家凌奂因为弟子的请求开列了推荐医籍目录，即《医学薪传》。他在自序中言："壬辰之夏，日长如年，及门诸子进而请益，佥谓：吾师饲鹤亭中藏弆医籍，奚啻万卷，平日仰承提命，粗涉崖略，第脉理精微，本草浩博，某等资质鲁钝，管窥蠡测，茫无下手处，敢乞指示，裨有遵循。老人遂不揣谫陋，仿刘歆《七略》，略排目录，区分十类，取便初学，不遗浅近，肆业所及，庶识先后，兼以《四库提要》，郑氏《通志·略》《崇文总目》及诸史艺文志，摘录医家书目，出以相视。"②

这是直接表明推崇《总目》的观点的。还有虽然没有直接表明此观点，但实际上所推荐的医学目录来自《总目》的情况。清代名医黄凯钧曾经感叹医学典籍太多，云："古今医书，汗牛充栋，何可胜言哉！自上古及周秦两汉、魏晋六朝、唐宋元明至国朝，名贤代出，各自成家，其书不下几千百种。其中砂混南金、鱼目混珠者，亦复不少。"为了帮助学人有所选择，他决定精选部分书籍推荐于人，云："今汰其繁，而检其要若干种……每种略疏其大旨，俾人知所采择，而访求善本。"他的推荐目录除了《本草》《脉经》外几乎就是《总目》著录目录的翻版，从《素问》到《医学源流论》都被推荐，而且排序和《总目》几乎一致。更加重要的是，黄凯钧对每本书的推荐理由和《四库全书简明目录》几乎完全一致。如黄凯钧云："《外台秘要》四十卷，唐王焘撰。是书作于出守邺郡时，故曰'外台'。凡一千一百四门。皆先论后方，古圣专门授受之法，多在其中。惟以针法无益而有损，削之不载。"③《四库全书简明目录》云："《外台秘要》四十卷，唐王焘撰。是书作于出守邺郡时，故曰'外台'。凡一千一百四门。皆先论后方，古来专门授受之秘法，多在其中。惟以针法无益而有损，削之不载焉。"由此可以看出：黄凯钧的推荐书目是抄录《总目》，并对其稍加改动而成的。这也证明了《总目》

---

① 严世芸主编，《中国医籍通考》（第二卷），上海，上海中医学院出版社，1991年，第2001、2002页。

② 转引自张晓丽所著《明清医学专科目录研究》（黄山书社，2011年，第329页）。

③ （清）黄凯钧撰，乔文彪、张亚密、马建东注释，《友渔斋医话》，上海，上海浦江教育出版社（原上海中医药大学出版社），2011年，第27—35页。

选目之经典。

二、选目反映了最新成果

　　除了选目经典之外，《总目》也注意著录最新典籍。这主要表现在其著录魏之琇的《续名医类案》上。魏之琇（约1722—1772），字玉横（或作"玉璜"），浙江钱塘（杭州）人。其生平喜欢诗画，尤好医学，贯通医理后，遂悬壶行医。魏之琇在校订刊行江瓘的《名医类案》时，认为江瓘编著尚有缺漏，故编著《续名医类案》六十卷，以补江瓘之不足。民国十一年《杭州府志》为其立传云："魏之琇，字玉横（或作'玉璜'），钱塘布衣。少佐计于瓶窑质库，画营所职，夜读书，为同事所厌，又夜禁灯火，乃坐帐中障灯默诵，兼攻岐黄书。业成辞归，悬壶卖药。复为市扇作画，置扇于前，摊卷于左，手丹墨，口伊吾，不知惫也。诗甚工，为《落花》诗至五十首。吴鸿极赏之，延至奥东学幕。鲍廷博刻其《岭云诗钞》。后悔少作，自删定，即胡涛、项墉与廷博复刻者也。晚年以医自给，辑《续名医类案》六十卷，以补江瓘所未备。采取宏富，间有辨论。自述医案数十，其治胁痛、胃脘、疝瘕诸证，收效极神。"（卷一百五十《人物十一·艺术二》）①

　　不过，魏之琇的《续名医类案》在乾隆三十五年（1770）只是初步编成，还未整理成正稿。魏之琇于乾隆三十七年（1772）遽病逝。清王孟英《归砚录》卷二言："《四库全书提要》谓魏氏《续名医类案》网罗繁富，变证咸备，惜编次潦草，不免芜杂。愚按此书十一卷《疟门》陆祖愚治陈雅初案后云：己丑长至后一日录是案。嗣考仁和胡书农学士《先友记》云：魏君没于乾隆壬辰。然则以六十卷之书，仅三年而蒇事，虽极敏捷，殆不过草创初就耳。"②乾隆三十八年（1773），《四库全书》馆开馆。魏之琇的好友朱明斋携带《续名医类案》入京。《续名医类案》得以被《四库全书》采录。清陆以湉《冷庐医话》卷二《今书》录魏之琇之子魏铽跋语云："《续名医类案》六十卷，乃先君校刊汪氏《名医类案》而成……乾隆甲午岁，恭逢朝廷开《四库全书》馆，父友朱先生明斋携此册入都，亟录副详校以进，幸蒙采录。"③

　　① 天津中医学院编，郭霭春主编，《中国分省医籍考》（上册），天津，天津科学技术出版社，1984年，第1164、1165页。

　　② 盛增秀主编，《王孟英医学全书》，北京，中国中医药出版社，1999年，第421页。

　　③ （清）陆以湉著，宝珊、广辉点校，《冷庐医话》，太原，山西科学技术出版社，1993年，第52页。

　　随着《四库全书》的收录,《续名医类案》得以传世。王孟英《柳洲医话序》云:"魏柳洲先生辑《续名医类案》六十卷,脱稿未久,先生寻逝,幸已邀录四库馆书,不致散佚。"①很多医家得以阅读《续名医类案》,从而使此书的价值得以发挥。清陆以湉《冷庐医话·补编·选案》云:"钱塘魏玉璜之琇《续名医类案》六十卷,世无刊本,余从文澜阁借《四库》本录一部,凡六十六万八千余言,采取繁富,间有辨论,亦皆精当。玉璜自述医案数十,其治病尤长于胁痛(肝燥)、胃脘痛(肝木上乘)、疝瘕等证,谓医家治此,每用香燥药,耗竭肝阴,往往初服小效,久则致死,乃自创一方,名一贯煎,统治胁痛、吞酸吐酸、疝瘕及一切肝病,惟因痰饮者不宜。方用沙参、麦冬、地黄、归身、枸杞子、川楝子,六味出入加减,投之应如桴鼓。口苦燥者,加酒连尤捷。余仿其法治此数证,获效甚神,特表其功用,以告世之误用香燥药者。"②

　　此外,《总目·续名医类案》的论断也为《续名医类案》的整理奠定了基础。清陆以湉《冷庐医话》卷二《今书》言:"魏玉璜先生之琇《续名医类案》,余既借录阁本全部,后又假得魏氏家藏抄本,校勘一过,并视阁本多所更正。前有杭太史世骏、余太史集序并目录。后有魏鈫跋。海宁王孟英士雄《潜斋医话》谓卷首无序、无目,殆只据阁本言耳。今录跋语于此,云:《续名医类案》六十卷,乃先君校刊汪氏《名医类案》而成,较篁南所辑为尤备,是书之优劣,《提要》序文论之详矣,余小子不敢赞一辞。书中兼援江氏例,临证案附见焉。乾隆甲午岁,恭逢朝廷开《四库全书》馆,父友朱先生明斋携此册入都,亟录副详校以进,幸蒙采录。此千载一时之恩遇,得以藉传不朽。原本仍发还本家,敬谨收藏,馆上指驳数条,谨更正焉。经进后,鲍氏知不足斋拟刊未果。原本为先人手泽贻留,未敢出以示人。兹慎选楮毫,精抄全部,评校装璜,以冀当代大人君子布金刊板,广播艺林,诚于身心有裨,鈫又何敢为独得之秘耶? 时嘉庆丁丑冬日,临江草堂后人魏鈫盥手拜跋。"③这是魏之琇后人的整理。另外,王士雄也按照提要的指示整理了《续名医类案》,并流传至今。

　　① 盛增秀主编,《王孟英医学全书》,北京,中国中医药出版社,1999年,第873页。
　　② (清)陆以湉著,宝珊、广辉点校,《冷庐医话》,太原,山西科学技术出版社,1993年,第160页。
　　③ (清)陆以湉著,宝珊、广辉点校,《冷庐医话》,太原,山西科学技术出版社,1993年,第52、53页。

三、遗珠之憾

虽然《总目》著录医籍比较经典，且吸取了学术界的最新成果，但其仍存在遗珠之憾。对此，学术界早有认识。清代阮元的《四库未收书目》、民国期间夏孙桐等人的《续修四库全书总目提要》、胡玉缙的《四库未收书目提要续编》等都谈到了这个问题。但他们针对的是整部《总目》，本书则针对《总目·医家类》，同时积极吸取学术界的成果，把那些本不该被遗漏的经典列述一二。

（1）《脉经》是我国现存最早的脉学专著，晋王叔和撰。宋代校正医书局曾对此书进行校勘。但随着托名五代高阳生的《王叔和脉诀》的问世，《脉经》一书的影响力大大减弱，出现了"《脉诀》出而《脉经》隐"的现象。馆臣知道《脉经》存世。《总目·医家类存目·图注脉诀》载："《脉经》为叔和作，《脉诀》出于伪撰，今《脉经》十卷，尚有明赵邸居敬堂所刊林亿校本。"但《总目》却没有著录此书。对此，夏孙桐在《续修四库全书总目提要·脉经》中评价道："是明知《脉经》原书尚存而终未采录，馆臣之疏也。"①

（2）《华氏中藏经》，又名《中藏经》，旧署华佗作。学术界虽大都认为这是宋人伪托之作，但也公认它是一部中医经典著作。20世纪80年代卫生部曾经启动"中医古籍整理出版规划"项目，将12种（后改为11种）古籍列为重点古籍，《中藏经》与《素问》《灵枢》《伤寒论》等并列其中，由此可见其地位之高。阮元的《四库未收书目》、夏孙桐等人的《续修四库全书总目提要》等都著录了此书。②清代孙星衍在《重校华氏中藏经序》中也言："此书四库书既未录存……急宜刊刻，以公同好。"③

（3）朱肱、柯琴、尤怡等人的伤寒类名作。朱肱的《南阳活人书》对仲景学术颇多发明，是较早全面系统地研究《伤寒论》的一部著作。徐大椿《医学源流论》卷下"《活人书》论"条言："宋人之书，能发明《伤寒论》，使人有所执持而易晓，大有功于仲景者，《活人书》为第一。盖《伤寒论》不过随举六经所现之症以施治，有一症而六经皆现者，并有一症而治法迥别者，则读者茫无把握矣。此书以经络病因、传变疑似，条分缕析，而后附以诸方治法，使人一览了然，岂

① 刘时觉编注，《四库及续修四库医书总目》，北京，中国中医药出版社，2005年，第121页。
② 刘时觉编注，《四库及续修四库医书总目》，北京，中国中医药出版社，2005年，第47—49页。
③ 黄作阵校注，《中藏经校注》，北京，学苑出版社，2008年，第14页。

非后学之津梁乎？其书独出机杼，又能全本经文，无一字混入己意，岂非好学深思，述而不作，足以继往开来者乎？"① 徐大椿为一代名医，且在诗、文、书、画、天文、历算、音律、击刺、算法、水利等方面多有建树，他对《南阳活人书》学术价值的定位代表了学术界的一种态度。《南阳活人书》影响力很大，称得上是宋代伤寒第一书。在它的影响下产生了众多的伤寒著作。陈大舜、周德生《中国历代医论选讲》言："朱肱的《类证活人书》在仲景学说的研究中占有相当重要的位置，后世名家注释、改编、提要、正误者众，如许叔微《活人书指南》、李先知《活人书括》、钱闻礼《类证曾注伤寒百问歌》《伤寒百问方》、杨士瀛《活人总括》、王好古《活人节要歌括》、吴恕《伤寒活人指掌图》、熊宗立《伤寒活人指掌图说》、程迥《活人书辨》、卢祖常《拟进活人参同余义》、李庆嗣《考证活人书》、戴启宗《活人书辨》、赵嗣真《活人释意》、童养学《伤寒活人指掌补注释疑》等等，南宋推《活人书》为世尊，其影响之深远，由此可概见矣。"② 但馆臣却没有收录这部著作，实为遗憾。

然而柯琴等人的著作未被收入，更多次被学术界讨论。夏孙桐在《续修四库全书总目提要·伤寒论直解》中言："清代治《伤寒论》者，约分数派：从方有执之说，专攻王叔和之羼乱，几无一是者，喻昌《尚论篇》、程应旄《后条辨》是也。但斥叔和序例，虚衷分别是非者，张志聪《集注》及是书是也。不用叔和原编，以病分篇，条析方法者，柯琴《来苏集》、尤怡《贯珠集》之类是也。诸书中除《后条辨》原非醇诣，余皆非苟作。当乾隆前，喻氏之名最显，《四库》于《伤寒》专收《尚论篇》，于《金匮》专取徐彬注，亦喻氏之学，而二张、柯、尤诸书皆不见录，不免遗珠之憾，所亟当表章者也。"③ 方步范《遂初轩医话》也赞同此观点。④

（4）《黄帝内经》一些著名的注本，如明代马莳的《黄帝内经灵枢注证发微》、清代张志聪的《素问集注》《灵枢经集注》等。与收录了《伤寒论》《金匮要略》等的一些明清注本不同，《四库全书》于《黄帝内经》仅收王冰、林亿、史崧等旧本，对于明以后的《黄帝内经》注本均未收录。如《黄帝内经灵枢注证发微》

---

① 刘洋主编，《徐灵胎医学全书》，北京，中国中医药出版社，1999 年，第 151 页。

② 陈大舜、周德生编著，《中国历代医论选讲》，北京，中国医药科技出版社，1997 年，第 56、57 页。

③ 刘时觉编注，《四库及续修四库医书总目》，北京，中国中医药出版社，2005 年，第 221 页。

④ 方春阳编著，《中国历代名医碑传集》，北京，人民卫生出版社，2009 年，第 715 页。

是我国现存最早的《灵枢》注本，却未被收录。对于它的未入选，夏孙桐在《续修四库全书总目提要·黄帝内经灵枢注证发微》评价道："《灵枢》晚出，注家绝少……明以后惟蒣是书最著，汪昂《内经类纂约注》多取其说，谓其疏经络穴道颇为详明，有功后学。……汪氏谓其胜于所注《素问》，自是定论。《四库提要》讥其注《素问》无所发明而未见是书，亟当补为著录者也。"①对于张志聪的《素问集注》《灵枢经集注》，除了夏孙桐《续修四库全书总目提要》提出"当补为著录"外，《清史稿·张志聪传》也评价甚高："注《素问》《灵枢》二经，集诸家之说，随文衍义，胜明马元台本。"②

（5）《本草衍义》《本草述》等一些本草类著作。《本草衍义》为宋人寇宗奭所撰。对于它的未入选，《续修四库全书总目提要·本草衍义》评价道："《四库》未见专书，仅附考于《证类本草》提要之内。光绪中，归安陆心源得南宋麻沙本……亟当著录以补《四库》所未备焉。"③《本草述》为明人刘若金历30年撰成的，凡八十余万言。学术界对此书评价甚高，《郑堂读书记》云："业医者究心本草，博求之《纲目》，而约守之是书，则于斯道已大适矣。"④《医学读书志》云："与卢氏父子互相补苴，允为注释药性家之祖。"⑤

馆臣遗漏的还有很多，如《仁斋直指小儿附遗方论》。胡玉缙《四库未收书目提要续编·仁斋直指小儿附遗方论》评价道："宋杨士瀛撰，明朱崇正附遗。……此江南图书馆所藏明刊本。当与《四库》所录《直指》及《活人总括》同出一源，《提要》特未之见耳。"⑥又如《刘涓子鬼遗方》《疮疡经验全书》《外科正宗》等，很多学者认为均应该被收录。⑦

对于《总目》著录医籍的遗漏原因，学者探讨较多。一般认为是由于馆臣的疏漏所致。章太炎在《覆刻何本〈金匮玉函经〉题辞》中评价道："唐时孙思邈多取是经，宋馆阁虽尝校定，传者已稀，元明以来，不绝如线，幸有何氏得宋本，

① 刘时觉编注，《四库及续修四库医书总目》，北京，中国中医药出版社，2005年，第18、19页。

② （清）赵尔巽等撰，《清史稿》（第46册），北京，中华书局，1977年，第13871页。

③ 刘时觉编注，《四库及续修四库医书总目》，北京，中国中医药出版社，2005年，第74页。

④ 中华书局编辑部编辑，《宋元明清书目题跋丛刊》（第十五册），北京，中华书局，2006年，第200页。

⑤ （清）曹禾撰，《医学读书志》，北京，中医古籍出版社，1981年，第109页。

⑥ 胡玉缙撰，吴格整理，《续四库提要三种》，上海，上海书店出版社，2002年，第152页。

⑦ 樊建开、王有朋，《四库全书医家类外科医籍评述》，《上海中医药大学上海市中医药研究院学报》，1997年，第11卷第2期，第52—55页。

写授其人刻之，下去乾隆校《四库》时，才六十余岁，而《四库》竟未列入。盖时校录诸臣于医书最为疏略。"① 还有人认为是很多医籍难以被看到的缘故。夏孙桐《续修四库全书总目提要·素问集注、灵枢经集注》云："可取者本自罕觏。"② 也就是说，是因为馆臣未见而无法著录。

应当说，这些观点都不错。馆臣在编纂《四库全书·医家类》时的确有疏漏。吴慰祖《四库采进书目》中就有 4 部医籍被遗漏，即"两江第二次书目计共三百种（案，卷数原缺，今订补）"中的"《金匮玉函经》（八卷），汉张（机）仲景著，晋王叔和编（抄本）""《医先》海盐王文禄著"和"补遗"条下"武英殿第二次书目计共五百种"中的"《证治要诀》（十二卷）、《类方》（四卷），明戴原礼著"。③ 这 4 部医籍，如果说《金匮玉函经》可能被误认为已经被著录的《金匮要略》，《医先》"冗琐无当"，那么《证治要诀》（十二卷）、《类方》（四卷）的确不应该被遗漏。更奇怪的是，馆臣还曾谈到《证治要诀》《证治类方》。《总目·推求师意》云："明戴原礼撰。……考李濂《医史》有原礼补传，称平生著述不多见，仅有订正丹溪先生《金匮钩玄》三卷，间以己意附于后。又有《证治要诀》《证治类方》《类证用药》总若干卷，皆隐括丹溪之书而为之。然则此二卷者，其三书中之一欤？"如果把《证治要诀》《证治类方》和《推求师意》相对照，也就不会产生"然则此二卷者，其三书中之一欤"的困惑了。《四库采进书目》"其未收者岂皆'冗琐无当'或'语涉干碍'等，可作为不收之正当之理由乎"的反诘亦能说明馆臣在编纂《四库全书·医家类》时有疏漏。④

但我们还要注意另外一个情况，在已经知道的上万种书目中遗漏部分医籍也是可以理解的。⑤ 就医籍而言，只有上述 4 部被遗漏，其他采进的医籍都被著录或存目。可见，遗漏那么多医籍不仅仅是因为疏漏，而有更深层的原因。是不是夏孙桐所说的"可取者本自罕觏"呢？至少有 2 部医籍，馆臣知道其存世却未著录之。一是《脉经》，上文已有所述。一是《阴证略例》。《总目·伤寒微旨》云："其

① 章太炎著，《章太炎全集》（第八册），上海，上海人民出版社，1994 年，第 394 页。

② 刘时觉编注，《四库及续修四库医书总目》，北京，中国中医药出版社，2005 年，第 24 页。

③ 吴慰祖校订，《四库采进书目》，北京，商务印书馆，1960 年，第 51、195 页。

④ 吴慰祖校订，《四库采进书目》，北京，商务印书馆，1960 年，第 187 页。

⑤ 孙毓修《进呈书目跋》云："书中次第，先外省，后京官所进，凡九千余种。"又曰："案涵秋阁抄本无内府藏本书目，而北京图书馆藏抄本有武英殿书目，亟为迻录，以当补遗。"武英殿书目分别是"武英殿第一次书目，计共四百种"和"武英殿第二次书目，计共五百种。"（吴慰祖校订，《四库采进书目》，北京，商务印书馆，1960 年，第 186 页）可见，采进目录至少有 10000 余种。

书向惟王好古《阴证略例》中间引其文。"可见，馆臣遗漏医籍还有其他的原因。《总目·凡例》指出馆臣并不刻意搜求含医籍在内的方技类典籍，云："九流自《七略》以来，即已著录，然方技家递相增益，篇帙日繁，往往伪妄荒唐，不可究诘。抑或卑琐微末，不足编摩。今但就四库所储，择其稍古而近理者，各存数种，以见彼法之梗概。其所未备，不复搜求。盖圣朝编录遗文，以阐圣学明王道者为主，不以百氏杂学为重也。""今但就四库所储""其所未备，不复搜求"表明馆臣即使知道医籍存世也不会刻意搜寻，如《脉经》《阴证略例》。这也就解释了为什么采进医籍大都被著录、存目，也解释了为什么有那么多医籍被遗漏。另外，章太炎在《覆刻何本〈金匮玉函经〉题辞》中言："盖时校录诸臣于医书最为疏略，……而时程永培所为购得诸书，往往弃之不采，即其比也。"[1] 但查相关典籍，没有发现有关程永培为《四库全书》馆购买医籍的记载。《总目》倒是著录、存目了多部"大学士英廉购进本""侍郎金简购进本"医籍，如《妇人大全良方》《三因极一病证方论》《珍珠囊指掌补遗药性赋》《石室秘箓》《伤寒论条辨续注》。[2]

第二节　版本

馆臣非常重视版本问题。《总目·凡例》曾言："诸书刊写之本不一，谨择其善本录之；增删之本亦不一，谨择其足本录之。"这指出《四库全书》所选书籍之版本或为善本，或为足本。

---

① 章太炎著，《章太炎全集》（第八册），上海，上海人民出版社，1994 年，第 394 页。
② 古代社会，信息的闭塞，如果不是利用政治力量，搜求一部书非常困难。以《总目》著录的书籍为例。王松堂《经验各种秘方辑要·自序》云："方书昉自晋人葛洪《肘后》，实启权舆。嗣是而降，代有撰述。《四库总目》列其类入子部，著录者不下数十种。然遗篇古简，世俗或不得见。"［严世芸主编，《中国医籍通考》（第二卷），上海，上海中医学院出版社，1991 年，第 3650 页］这还可以说是"世俗"之人没有刻意搜求，所以见不到好书。而陶保廉则是搜求了二十多年也未找到所需之书。他在《舌鉴辨证序》中说："见《四库书目》载吴江张登《舌鉴》一卷，以舌审病，立术颇新，寓吴江二十余载未见此书。"（高日阳、刘小彬主编，《岭南医籍考》，广州，广东科技出版社，2011 年，第 22 页）要知道陶氏出身于高级官宦家庭，又在吴江之地搜求吴江人所著之书，可他也是一无所获。由此可见，古代搜求书籍之困难。

一、善本

（一）宋元旧刻及其他

何为善本？学术界对此颇有争论。如明清很多学者、藏书家提倡以宋元旧刻为善。他们酷嗜宋元精椠。明代有王世贞以一个花园换取一部宋刻《两汉书》、汲古阁毛晋按页购求宋版书等佳话，清代也出现"百宋一廛""千元十驾"等藏书雅事。宋元刻本之善在何处？明高濂《遵生八笺》卷十四《燕闲清赏笺上》"论藏书"条云："宋元刻书，雕镂不苟，校阅不讹，书写肥细有则，印刷清朗。况多奇书，未经后人重刻，惜不多见。佛氏、医家二类更富，然医方一字差误，其害匪轻，故以宋刻为善。"①馆臣也重视宋本，且考证时以宋本为准。《总目·黄帝素问》云："其名，晁公武《读书志》作'王砅'，《杜甫集》有《赠重表侄王砅诗》，亦复相合。然唐、宋《志》皆作'冰'，而世传宋椠本亦作'冰'字。或公武因杜诗而误欤？"《总目·外台秘要》云："案，'视絮'二字未详，然《玉海》所引亦同，是宋本已然，姑仍其旧。"

《总目》著录医籍时也重视宋本。《总目·伤寒总病论》云："卷首载轼《答安时》一帖，犹从手迹钩摹，形模略具。又以黄庭坚后序一篇冠之于前。序末称'前序海上人诸为之，故虚其右以待'。署'元符三年三月作'。时轼方谪儋州，至五月始移廉州，七月始渡海至廉，故是年三月犹称海上人也。然轼以是年八月北归，至次年七月，即卒于常州。前序竟未及作，故即移后序为弁也。序中铲去庭坚名，帖中亦铲去轼名。考卷末附载《音训》一卷、《修治药法》一卷，题'政和癸巳门人董炳编'字，知正当禁绝苏、黄文字之日，讳而阙之。此本犹从宋本抄出，故仍其旧耳。"《总目·类证普济本事方》云："此本从宋椠抄出，其中凡'丸'字皆作'圆'，犹是汉张机《伤寒论》《金匮要略》旧例也。"《总目·传信适用方》云："此本由宋椠影写，前后无序跋，所录皆经验之方。"

《伤寒总病论》的版本较少，连明代王肯堂刻本都很少见。黄丕烈后来得到宋本，并加以刊刻，《题宋刻庞安常〈伤寒总病论〉后》云："是书自王宇泰活字印行之后，未见重梓，即王本相传，止有二百部，故行世绝少。余侄曾有之，为

---

① （明）高濂著，赵立勋校注，《遵生八笺校注》，北京，人民卫生出版社，1994年，第535页。

友人借去被焚，故未及一校为憾。朋好中皆想望是书，渴欲一见，故命工梓行。"①
很多藏书家收藏的就是这个仿宋本。陈树杓《带经堂书目》（顺德邓氏铅印，清
宣统年间）卷三载："《伤寒总病论》十一卷，黄尧圃士礼居仿宋刊本，宋庞安
时撰。"丁仁《八千卷楼书目》载："《伤寒总病论》六卷……士礼居复宋刊本。"②
由此可见，《总目》著录的《伤寒总病论》的版本之善。

　　《类证普济本事方》流传版本也很少。《总目》云："其书属词简雅，不谐于
俗，故明以来不甚传播。"清乾隆四十二年丁酉（1777）云间王陈梁曾校刻此书。
很多藏书家著录的就是王陈梁本。《万卷精华楼藏书记》卷七十九云："《类证普
济本事方》十卷，宋许叔微撰。云间本，王陈梁校刊，有序并目录，不记刻书年
月，写刻甚佳。无原序。王氏序曰：……顾其书宋刻无传，抄本多讹，予甚惜之，
因取家藏善本，校订厘正，镂板以传。"③实际上，王陈梁本与宋本相比，错误较多。
陆心源《仪顾堂集》卷十九《本事方跋二》云："是书罕见旧刻，《四库全书》只
据影宋本著录。世所通行，有乾隆中云间王梁陈刊本。夏长无事，与宋本六卷对
校。卷首序文，卷一'治药总例'，王本皆缺，中间多出二十余方。卷一苏合香圆，
卷二卫真汤、鳖甲圆、气虚头痛第三方、白附子散第二方、荆芥散、透顶散第三
方、异龙丸第二方及第三方，卷三川芎圆，卷四灵砂丹第二方、寒热痁疾方、浸
酒牛膝丸，卷五槐花散第二、第三方、治热毒下血方、搐鼻第三方、菊花散第二
方、治睛痛难忍方、针头丸二方、治风齿第二方、治膈上积热口舌生疮三方、加
减甘露饮三方、治耳聋卒闭方，卷六治鼠瘘第二方，皆宋本所无，未知何所据也。
卷首珠母圆，宋本组成为真珠母、当归、干地黄、人参、酸枣仁、柏子仁各一两，
犀角、茯神、沉香、龙齿各半两；王本组成则为真珠母、地黄、枣仁、当归各两半，
茯神、柏子仁、犀角各一两，沉香、龙齿各半钱。轻重悬殊，不一而足。查王梁
陈刊本序云：抄本相传，亥豕良多，余用是取坊贾抄本，与家藏善本，校订厘正，
镂板以传。其书之不足据，已自为供状矣。"④由此可见《总目》著录的《类证普
济本事方》的版本价值。另，查文渊阁《四库全书》本，发现其和王本差异很多；

　　① （宋）庞安时撰，邹德琛、刘华生点校，《伤寒总病论》，北京，人民卫生出版社，1989年，
第205页。

　　② 顾廷龙主编，《续修四库全书·史部》（第921册），上海，上海古籍出版社，2002年，第210页。

　　③ 中华书局编辑部编辑，《宋元明清书目题跋丛刊》（第十六册），北京，中华书局，2006年，
第675页。

　　④ 顾廷龙主编，《续修四库全书·集部》（第1560册），上海，上海古籍出版社，2002年，第594页。

和宋本雷同较多，但不是完全相同。其原因可能在于，《四库全书·类证普济本事方》所据宋本与陆心源所藏不同。

《传信适用方》流传版本更少，后世藏书家著录的都和《四库全书》本有关。《皕宋楼藏书志》卷四十六："《传信适用方》两卷，文澜阁传抄本。"① 清光绪四年（1878）辑刊部分《四库全书》医籍而成的《当归草堂医学丛书》，收录此书。② 1933 年，当时的中央图书馆筹备处编制的《景印四库全书未刊本草目》中就有《传信适用方》，其《例言》说："本处奉教育部令，筹印《四库全书》中未刊珍本，故选编草目，重在《四库全书》中未刊诸书，其已有宋元刊本而流传已少，有同未刊者，亦为选入，以广流传。"③ 但此书因为已经被收入《当归草堂医学丛书》中，故后来没有被《四库全书珍本初集》收入。这从张崟比较《景印四库全书罕传本拟目》《景印四库全书未刊本草目》《四库孤本丛刊拟目》时表示《传信适用方》有"《当归草堂医学丛书》本"可以看出。④ 由此可见，《四库全书》所收《传信适用方》之价值。甚至在某种程度上讲，如果《四库全书》没有收录此书，那么此书可能已经佚失。

相反，很多书坊的书贾为了营利，降低工本，所刻书纸墨粗糙、校勘不精，且在刻书时随意删改。从整体而言，坊刻本的质量逊于官刻本和私刻本，价值不高。馆臣对此有认识。《东垣十书》提要云："不著编辑者名氏。其中《辨惑论》三卷、《脾胃论》三卷、《兰室秘藏》三卷，实李杲之书。《崔真人脉诀》一卷，称杲批评。其余六书，惟《汤液本草》三卷、《此事难知》二卷，为王好古所撰，其学犹出于东垣。至朱震亨《局方发挥》一卷、《格致余论》一卷、王履《医经溯洄集》一卷、齐德之《外科精义》二卷，皆与李氏之学渊源各别，概名为东垣之书，殊无所取。盖书肆刊本，取盈卷帙，不计其名实乖舛耳。"《类编南北经验医方大成》提要云："旧本题'元文江孙允贤撰'。本名《医方集成》。此本为钱曾也是园所藏，犹元时旧刻。目录末题'至正癸未菊节进德书堂刊行'。前有题

① 中华书局编辑部编辑，《宋元明清书目题跋丛刊》（第七册），北京，中华书局，2006 年，第514 页。

② 杨东方，周明鉴，《〈当归草堂医学丛书〉与〈四库全书·医家类〉》，《中医文献杂志》，2013 年，第 1 期，第 2—4 页。

③ 孙彦、王姿怡、李晓明选编，《民国期刊资料分类汇编·四库全书研究》，北京，国家图书馆出版社，2010 年，第 1528 页。

④ 孙彦、王资怡、李晓明选编，《民国期刊资料分类汇编·四库全书研究》，北京，国家图书馆出版社，2010 年，第 1410 页。

识曰'《医方集成》一书，四方尚之久矣。本堂今得名医选取奇方，增入孙氏方中，俾得贯通，名曰《医方大成》'云云。则坊贾所为，非允贤之旧矣。"《雷公炮制药性解》提要云："旧本题明李中梓撰。……卷首'太医院订正姑苏文喜堂镌补'字，亦坊刻炫俗之陋习。殆庸妄书贾随意裒集，因中梓有医名，故托之耳。"《卫济宝书》提要云："至徐文礼不过校正刊行，而所作后序亦有'举诸家治法集成一书'之语，乃当时坊本售名欺世之陋习，不足信也。"《外科精义》提要云："原本附《东垣十书》之末，盖坊刻杂合之本，取以备十书之数，与所载朱震亨书均为滥入。"

但具体到典籍，如果其只有坊刻本，那么可能得重新评价其价值。如《总目》著录的《针灸资生经》版本为麻沙本，云："旧本题'叶氏广勤堂新刊'，盖麻沙本也。"麻沙本在宋代就名声不佳。陆游《老学庵笔记》卷七："三舍法行时，有教官出《易》义题云：乾为金，坤又为金，何也？诸生乃怀监本《易》至帝前请云：题有疑，请问。教官作色曰：经义岂当上请？诸生曰：若公试，固不敢。今乃私试，恐无害。教官乃为讲解大概。诸生徐出监本，复请曰：先生恐是看了麻沙本。若监本，则坤为釜也。教授皇恐，乃谢曰：某当罚。即输罚，改题而止。"[①]麻沙本的名声一直不佳。程千帆、徐有富《校雠广义·版本编》第四章第三节："还有一点应当说明的就是建阳麻沙镇所刻书，由于粗制滥造，当时及后世都获得了不好的名声。麻沙本几乎成了劣本的代称。"[②]叶氏广勤堂为元明间著名书坊，曾刊刻过多部医书。叶德辉《书林清话》卷四《元建安叶氏刻书》云："建安余氏书业，衰于元末明初。继之者有叶日增广勤堂，自元至明，刻书最夥，亦有得余板而改易其姓名堂记者，如元天历庚午（是年改元至顺）仲夏刻《新刊王叔和脉经》十卷，见《张志》《森志补遗》（《针灸资生经》下，元刊本）、《瞿目》（旧抄本）。明正统甲子（九年）良月吉日三峰叶氏广勤堂刻《增广太平惠民和剂局方》十卷、《指南总论》三卷、《图经本草》一卷，见《森志补遗》。正统十二年孟夏三峰叶景逵刻《针灸资生经》七卷，有墨图记，云'广勤书堂新刊'，见《瞿目》《陆续志》《丁志》（误作元刻）。"[③]元天历中广勤堂曾刊刻《针灸资生经》。《经籍访古志补遗·针灸资生经》载："张金吾《藏书志》载元板《脉经》跋云：先以《针灸资生经》梓行矣，

①　（宋）陆游撰，李剑雄、刘德权点校，《老学庵笔记》，北京，中华书局，1979 年，第 94 页。

②　程千帆著，《程千帆全集》（第一卷），石家庄，河北教育出版社，2000 年，第 161 页。

③　（清）叶德辉撰，刘发、王申、王之江校点，《书林清话　附书林余话》，沈阳，辽宁教育出版社，1998 年，第 93、94 页。

今复刻《脉经》，时天历庚午仲夏建安叶日增志于广勤堂。"①元广勤堂刊本是《针灸资生经》现存最早的刻本，《四库全书》本据此抄录，因此也成为善本之一。严世芸《中国医籍通考》云："《针灸资生经》……元广勤书堂刊本，为现存最佳刻本……其国内外抄本较多，以《四库全书》本及八千卷楼影抄本为佳。"②《针灸资生经》的传本一向很少，民国期间，国医砥柱社曾在杂志上公开征求《针灸资生经》："今欲收购《针灸资生经》……《针方六集》各一部。"③征求时间近一年。由此可见，此书传本之少。

　　比麻沙本还差的版本是书帕本。明代官员上任或奉旨归京，例以一书一帕相馈赠。当时称这种书为书帕本。因其是官样例行礼品，多数只注意表面装潢，而不注重文字内容，故其版本价值一般不高。顾炎武《日知录》曾批评："陆文裕深《金台纪闻》曰：……今学既无田，不复刻书，而有司间或刻之，然只以供馈赆之用，其不工反出坊本下，工者不数见也。昔时入觐之官，其馈遗一书一帕而已，谓之书帕。"④《总目》著录的医籍也有书帕本，那就是十二卷本的《医垒元戎》。《总目·医垒元戎》云："此本为嘉靖癸卯辽东巡抚右都御史余姚顾遂所刻，万历癸巳两淮盐运使鄞县屠本畯又重刻之。体例颇为参差。盖书帕之本，往往移易其旧式。今无原本可校，亦姑仍屠本录之焉。"实际上，此版本也是非常难得的。《郑堂读书记》只著录了《医学正统》本，且曰"此止一卷，非足本也"。⑤《万卷精华楼藏书记》卷八十则云："是书刻于《医统》者只二卷，与坊刻《东垣十书》本相同。十二卷之本，最为难得，予求之有年，癸亥春试毕，得于厂中书肆。"⑥因此，《四库全书·医垒元戎》也成为较好的版本之一。

（二）藏书家的贡献

　　要想有好的版本就必须要有好的藏书家或藏书机构支持。为了修撰《四库全书》，乾隆皇帝指名向天一阁等著名藏书楼征书："闻东南从前藏书最富之家，如

---

①　中华书局编辑部编辑，《宋元明清书目题跋丛刊》（第十九册），北京，中华书局，2006年，第434页。

②　严世芸主编，《中国医籍通考》（第二卷），上海，上海中医学院出版社，1991年，第1908、1909页。

③　《征求针灸书籍》，《国医砥柱月刊》，1938年，第11、12册，第71页。

④　（清）顾炎武著，陈垣校注，《日知录校注》，合肥，安徽大学出版社，2007年，第999页。

⑤　中华书局编辑部编辑，《宋元明清书目题跋丛刊》（第十五册），北京，中华书局，2006年，第195页。

⑥　中华书局编辑部编辑，《宋元明清书目题跋丛刊》（第十六册），北京，中华书局，2006年，第678页。

昆山徐氏之传是楼，常熟钱氏之述古堂，嘉兴项氏之天籁阁、朱氏之曝书亭，杭州赵氏之小山堂，宁波万（范）氏之天一阁，皆其著名者。"①以范懋柱天一阁为例，其共呈送 602 种书籍，其中有大量医籍，如《葛仙翁肘后备急方》八卷、《（扁鹊神应）针灸玉龙经》不分卷、《褚氏遗书》一卷、《普济方》一百六十八卷、《玉机微义》五十卷、《铜人针灸经》七卷、《西方子明堂灸经》八卷、《经验良方》十一卷、《东恒（应为垣）珍珠囊》二卷、《袖珍小儿方》十卷、《志斋医论》二卷、《医开》七卷、《医学正传》八卷、《医史》十卷、《（司牧马经）痊骥通元论》六卷等。②《总目》著录了天一阁呈送医籍中的 6 种，分别是《肘后备急方》八卷、《褚氏遗书》一卷、《铜人针灸经》七卷、《明堂灸经》八卷、《扁鹊神应针灸玉龙经》一卷、《普济方》四百二十六卷；存目了天一阁呈送医籍中的 7 种，分别是《杂病治例》一卷、《袖珍小儿方》十卷、《医开》七卷、《医史》十卷、《医学正传》八卷、《志斋医论》二卷、《司牧马经痊骥通元论》六卷。其中《杂病治例》不见于吴慰祖《四库采进书目》。这些医籍大都版本质量较高。因为存目类未被收入《四库全书》，明王世相《医开》七卷和明高士《志斋医论》二卷已经失传。③现就《总目》中著录的天一阁呈进的医籍阐述一二。

1.《普济方》

《普济方》是由朱橚主持，教授滕硕、长史刘醇等人执笔汇编而成的，是我国古代最大的一部方书。它收辑的资料极为广泛。它除了博引明以前各家方书外，还兼收其他传记、杂说及道藏、佛书等有关书籍。其中有些书籍、方剂早已散佚，故它在保存古代医学文献方面颇有贡献。《总目》评价《普济方》云："凡一千九百六十论，二千一百七十五类，七百七十八法，六万一千七百三十九方，二百三十九图，采摭繁富，编次详析，自古经方，无更赅备于是者……然宋、元以来名医著述，今散佚十之七八。橚当明之初造，旧籍多存，今以《永乐大典》所载诸秘方勘验是书，往往多相出入，是古之专门秘术，实藉此以有传。"但《普济方》由于卷帙太大、久无刊版等原因，传本稀少。《总目》对此有非常清晰的

①　乾隆三十八年闰三月二十六日《浙江巡抚三宝奏查访范氏天一阁等藏书情形折》，见《纂修四库全书档案》第 89 页。

②　吴慰祖校订，《四库采进书目》，北京，商务印书馆，1960 年，第 107—115 页。

③　因未被《四库全书》采录，现已亡佚的存目医籍还有《杜天师了证歌》《流注指微赋》《医学管见》《经验良方》《避水集验要方》《伤寒指掌》《运气定论》《金秘论》《扁鹊指归图》《医学会纂指南》《医学求真录总论》《得心录》等。

认识，云："其书搜罗务广，颇不免重复牴牾。医家病其杂糅，罕能卒业。又卷帙浩博，久无刊板，好事家转相传写，舛谬滋多，故行于世者颇罕，善本尤稀。"于是，馆臣就以浙江范懋柱家天一阁藏本为底本抄录了这本书。这也使学者、医人得以全面阅读这部医学巨著。清陆以湉《冷庐医话》卷四云："明周定王橚《普济方》四百二十六卷，为方六万一千七百三十九首。余在杭州时欲借抄是书，需钱百余万，因而不果。"①陆以湉想借抄的就是文澜阁《四库全书·普济方》。随着时间的流逝，《四库全书》本《普济方》越来越显示出其重要价值。当前，除少数藏书家藏有一些残卷（如永乐刻本存十九卷、明抄本存三十五卷等）外，惟《四库全书》收有其全文。1958 年人民卫生出版社校勘本《普济方》就以《四库全书》本为底本。严世芸《中国医籍通考》亦云："本书明初刊行，后即散佚，唯《四库全书》幸存其全，而得以流传于世。"②

2.《扁鹊神应针灸玉龙经》

《扁鹊神应针灸玉龙经》由元王国瑞撰，托名扁鹊所传，"重其道而神之"。它篇幅虽然不长，但学术价值颇高，所述针灸经验，颇有独到之处。对于它的内容与价值，《总目·扁鹊神应针灸玉龙经》认为："其书专论针灸之法。首为一百二十穴玉龙歌八十五首。次为《注解标幽赋》一篇。次为天星十一穴歌诀十二首。次为人神尻神太乙九宫歌诀。次为六十六穴治证。次为子午流注心要秘诀。次为日时配合六法图。次为盘石金直刺秘传。次又附以针灸歌及杂录切要。……而专门之学，具有授受，剖析简要，循览易明，非精于斯事者亦不能言之切当若是也。"为此，《四库全书》和《四库全书荟要》均收入此书，为我们留下了一个珍本。1933 年，为了使《四库全书》中那些珍贵的珍本更好地发挥作用，上海商务印书馆把文渊阁《四库全书》中从未付印或已绝版之珍本加以影印，编成《四库全书珍本初集》。该丛书共计收书 231 种，其中就有此书。③

3.《明堂灸经》

《明堂灸经》八卷，灸法著作。《总目》云此书"与《铜人针灸经》俱刊于山西平阳府。其书专论灸法，《铜人》惟有正背左右人形，此则兼及侧伏，较更详

---

① （清）陆以湉著，宝珊、广辉点校，《冷庐医话》，太原，山西科学技术出版社，1993 年，第 106 页。

② 严世芸主编，《中国医籍通考》（第二卷），上海，上海中医学院出版社，1991 年，第 2440 页。

③ 复旦大学图书馆古籍部编，《四库系列丛书目录·索引》，上海，上海古籍出版社，2007 年，第 92 页。

密"。《四库全书》收录此书也得到了很多藏书家的赞同。《嘉业堂藏书志》著录的八卷《西方子明堂灸经》为文宗阁抄本。^①《当归草堂医学丛书》光绪十年（1884）重印时，增刻 2 部书。增刻的 2 部书分别是《铜人针灸经》和《西方子明堂灸经》。冯一梅在重印附刻的《西方子明堂灸经校勘记》中说："钱塘竹舟、松生两丁君校刊《四库》著录各医书，以此书与七卷本《铜人经》并刻。"实际上丁丙所依据的也是山西平阳府本，并在书前抄录了《总目》提要。^②《当归草堂医学丛书》所收此书因附有冯一梅校勘记一卷，版本质量较好。

4.《肘后备急方》和《褚氏遗书》

《总目》著录的《肘后备急方》和《褚氏遗书》的版本质量很高。《总目》著录的《肘后备急方》为明嘉靖本。《总目·肘后备急方》云："此本为明嘉靖中襄阳知府吕颙所刊。"嘉靖本也是现存最早的《肘后备急方》的刊本，但只存六卷。^③《褚氏遗书》一直传本很少，程永培跋云："兹书世传甚少，间有抄本，讹讹相仍，不仅鲁鱼亥豕而已。今人不能解，故不敢读，久则置之不问矣。业医而见此书者，十不一二。"^④ 在这种情况下，《总目》著录这两部书本身就很有意义。

此外，大学士英廉呈送的《小儿卫生总微论方》也不错。此书价值很高，《总目》言："是书详载各证，如梗舌、鳞疮之类，悉近时医书所未备。其议论亦笃实明晰，无明以来诸医家党同伐异、自立门户之习，诚保婴之要书也。"但《小儿卫生总微论方》传本也很少。萧延平言："《小儿卫生总微论方》，《四库提要》已著录，而其书不多概见。"^⑤ 他好不容易得到此书并加以校勘出版："曩由柯中丞在缪小山太史处借得明弘治本……经弟详加校雠并附校勘记一小册。"^⑥

总之，《总目》著录的《伤寒总病论》《类证普济本事方》《传信适用方》《针灸资生经》《医垒元戎》《普济方》《扁鹊神应针灸玉龙经》《明堂灸经》《肘后备急方》《褚氏遗书》《小儿卫生总微论方》等医籍版本质量都较高。

---

① （清）缪荃孙、（清）吴昌绶、（清）董康撰，吴格整理点校，《嘉业堂藏书志》，上海，复旦大学出版社，1997 年，第 408 页。

② 杨东方、周明鉴，《〈当归草堂医学丛书〉与〈四库全书·医家类〉》，《中医文献杂志》，2013 年，第 1 期，第 2—4 页。

③ 薛清录主编，《中国中医古籍总目》，上海，上海辞书出版社，2007 年，第 259 页。

④ （南齐）褚澄著，赵国华校释，《〈褚氏遗书〉校释》，郑州，河南科学技术出版社，1986 年，第 82 页。

⑤ 萧北丞，《萧北丞先生致本会理事长笺》，《医学杂志》，1924 年，第 22 册，第 92 页。

⑥ 萧北丞，《萧北丞先生致本会理事长笺》，《医学杂志》，1924 年，第 22 册，第 92、93 页。

二、足本

"增删之本亦不一，谨择其足本录之"则是保证典籍本身完整性的基本条件。这既是为了保证典籍的质量，也是为了保证作者思想的完整与统一。《总目》在这方面做的也非常好。《总目·薛氏医案》言："世所行者别有一本，益以《十四经发挥》诸书，实非己所著，亦非己所校，盖坊贾务新耳目，滥为增入，犹之《东垣十书》《河间六书》泛收他家所作以足其数，固不及此本所载皆己原书矣。"《总目·妇人大全良方》云："明薛己《医案》曾以己意删订，附入治验，自为一书。是编刻于勤有书堂，犹为自明原本。"

这样的选择是合适的。现以《妇人大全良方》为例来说明。首先，薛己删订本改变了原书的次第。《慈云楼藏书志》云："《妇人良方》二十四卷，薛氏医书本。宋陈自明撰，明薛己重订并注。《四库全书》著录作'《妇人大全良方》'，盖原本也。……原本凡分调经、众疾、求嗣、胎教、妊娠、坐月、产难、产后八门，前有嘉熙元年自序。立斋重订此本，于胎教门后附以候胎一门，末又增疮疡一门，注曰新附，盖原本末卷为补遗，立斋取散各门中，因补此门，以足其卷数也。其中低一字者为立斋所注，并以其治验附入各条之后。按，良父采撷诸家，先论后方，于妇人一科，可云详尽。立斋为注，辄加删定，其所增补及治验，又不别为编，故虽是书有裨，而原书之次第泯矣。"① 更为重要的是，薛己这样的删订已大大违背了陈自明的原意。明王肯堂《妇科证治准绳·自序》言："《良方》出而闺阃之调将大备矣，然其论多采《巢氏病源》，什九归诸风冷，药偏犷热，未有条分缕析其宜不者。近代薛己新甫，始取《良方》增注，其立论酌寒热之中，大抵根据于养脾胃、补气血，不以去病为事，可谓救时之良医也已。第陈氏所葺多上古专科禁方，具有源流本末，不可昧也；而薛氏一切以己意，芟除变乱，使古方自此湮没。"近人谢观《中国医学源流论》亦云："陈氏书用药，多主古义，薛氏矫之，专以理气血调脾胃为主，未免流于乡愿，虽以陈氏书为原本，实则貌合神离矣。"② 其次，《总目》著录《妇人大全良方》所依据的勤有书堂刻本，流传不广。杨守敬《日本访书志补》云："此书《四库》著录，载有元勤有堂刻本，而近代藏书家如张氏爱日精庐、陆氏皕宋楼、丁氏八万卷楼、黄氏士礼居均不载，则其

---

① 王瑞祥编，《中国古医籍书目提要》（上卷），北京，中医古籍出版社，2009年，第984页。

② 谢观著，余永燕点校，《中国医学源流论》，福州，福建科学技术出版社，2003年，第78页。

传本之稀可知。"①《四库全书》本《妇人大全良方》就成了保存陈自明原本的很重要的版本。

三、值得商榷的版本

由于馆臣搜集医书的不全面及其学术眼光的限制，实际上《总目》中著录的很多医籍的版本值得商榷。现将此类医籍列举如下。

（一）《伤寒论》

《总目》只著录了成无己注本，而对较为保持原貌的宋本根本未加理睬，更不用说同体异名的《金匮玉函经》了。对此，章太炎在《覆刻何本〈金匮玉函经〉题辞》中评价道："唐时孙思邈多取是经，宋馆阁虽尝校定，传者已稀，元明以来，不绝如线，幸有何氏得宋本，写授其人刻之，下去乾隆校《四库》时，才六十余岁，而《四库》竟未列入。盖时校录诸臣于医书最为疏略，如《伤寒论》只录成无己注本，不录治平原校，而时程永培所为购得诸书，往往弃之不采，即其比也。"②北宋治平二年（1087）校正医书局刊行大字本《伤寒论》；北宋元祐三年（1088）刊行小字本《伤寒论》。成无己《注解伤寒论》所用底本即为治平本或元祐本，但对其有所删改。故宋本的品质远胜于《注解伤寒论》。遗憾的是，真正的宋本已经失传。幸运的是，明代赵开美据宋本翻刻的《伤寒论》，基本接近原书面貌，故今通称之为"宋本《伤寒论》"。中医文献大家钱超尘穷几十年心力精心研究《伤寒论》版本，得出"赵开美所刻宋板《伤寒论》为《伤寒论》首善之本，胜成无己本不知几许，当为学者首当研习者"的结论。③章太炎在《论〈伤寒论〉原本及注家优劣》一文中曾比较成无己本和赵开美本的差异，可参见。④另外，在20世纪80年代卫生部启动的古籍整理项目中，《伤寒论》就是以明赵开美摹宋刻本为底本的。

---

①　中华书局编辑部编辑，《宋元明清书目题跋丛刊》（第十九册），北京，中华书局，2006年，第304页。

②　章太炎著，《章太炎全集》（第八册），上海，上海人民出版社，2002年，第394页。

③　钱超尘，《宋本〈伤寒论〉刊行后流传演变简史》，《江西中医学院学报》，2004年，第16卷第1期，第24页。

④　章太炎著，《章太炎全集》（第八册），上海，上海人民出版社，2002年，第293页。

（二）《金匮要略》

《总目》："汉张机撰，国朝徐彬注。……汉代遗书，文句简奥，而古来无注，医家猝不易读。彬注成于康熙辛亥，注释尚为显明。今录存之，以便讲肄。彬，字忠可，嘉兴人，江西喻昌之弟子，故所学颇有师承云。"实际上，《总目》采用的徐彬注本并不是最好的。很多学者都认为元末明初赵以德注本更好。清叶万青曰："《金匮》有国朝徐彬《论注》，虽云明显，要未若宋赵以德之明且详也。"①清陈文述曰："汉张仲景医理最精……为《金匮玉函经》（应为《金匮要略》）以为治杂症之矩镬，岐伯、秦越人后一人而已。后之注者，以宋赵君以德《衍义》为最精。"（《金匮玉函经二注序》）他们虽把赵以德误为宋人，但评论极是。《中国医学大成·重刊金匮玉函经二注提要》引用了陈文述的序以赞同其观点。谢观《中国医学源流论》亦云："《金匮》一书，治者远较《伤寒》为少，宋元人皆无注释，明初赵以德乃有《衍义》之作，其书传本甚少，故《四库》著录，惟得徐忠可所注。然徐书实敷衍无精义，不及赵书之尚有发明。"②

（三）《诸病源候论》

《总目》云："此本为明汪济川方矿所校，前有宋绶奉敕撰序。"故《总目》著录的《诸病源候论》为明本。《四库简明目录标注》云："《孝慈堂目》有元刊本。"③陆心源《仪顾堂题跋》详细记载了元刊本的特点及优点，云："元刊本，前有翰林学士知制诰宋绶序，每半页十三行，每行二十三字。以明刊本校之，卷十'瘴气候'条四百七十一字，明刊只存五十四字；'青草瘴'以下，夺四百十七字。此外字句之讹夺，亦复不少。"④

（四）《千金要方》《千金翼方》

《总目》著录了《千金要方》，未著录《千金翼方》。该版本《千金要方》质量不佳，杂糅了《千金翼方》的内容。余嘉锡《四库提要辨证·千金要方》评价道：

---

① （明）赵以德衍义，（清）周扬俊补注，周衡、王旭东点校，《金匮玉函经二注》，北京，人民卫生出版社，1990 年，叶万青序。

② 谢观著，余永燕点校，《中国医学源流论》，福州，福建科学技术出版社，2003 年，第 60 页。

③ （清）邵懿辰撰，邵章续录，《增订四库简明目录标注》，上海，上海古籍出版社，1979 年，第 426 页。

④ 中华书局编辑部编辑，《宋元明清书目题跋丛刊》（第九册），北京，中华书局，2006 年，第 83 页。

“此二书刻本传世者，《千金方》有北宋本，不著年月，只存二十卷（每叶二十八行，行二十四字），题曰‘《新雕孙真人千金方》’，其书为孙思邈原本，未经林亿等校正者。……其林亿等所校正者，名《千金备急要方》（见《直斋书录解题》卷十三），或作‘《备急千金要方》’（宋元刻本皆如此题），或简称《千金要方》（见《读书敏求记》卷三），凡三十卷，目录一卷。有宋治平三年刻本（见《经籍访古志》）。有元刻本，不题年月（见《访古志》及《铁琴铜剑楼书目》卷十四、《皕宋楼藏书志》卷四十四），即从宋阁本出（见黄丕烈跋）。有明正德辛巳慎独斋刘氏刊本（见《访古志》及《四库简明目录标注》卷十）……其《千金翼方》三十卷、目录一卷，亦林亿等校正者，有元大德丁未梅溪书院刻本（见《访古志》），明万历间王肯堂刻本（见《访古志》及《四库简明目录标注》《邵亭知见传本书目》，今故宫所藏观海堂书及北平图书馆并有之），又有乾隆癸未金匮华希闵校刻本（见《访古志》，行款字数与王刻同，孙祠书目及邵莫两家均作‘明华氏刻本’，疑误也）。……又考钱曾《述古堂书目》卷三于《要方》《翼方》皆注宋阁本抄，则疑《翼方》宋本清初尚有存者，而朱学勤《结一庐书目》卷三两书皆有明初刊小字本，不知是何时所刻。明周弘祖《古今书刻》载明各直省所刻书，袁州府有《孙真人方》、建宁府书坊有《千金方》，亦不知所据何本，是皆不可得而详也。夫宋元本固不易得，日本覆刻又出在后，皆不可以责《提要》，然如慎独斋所刻之《要方》，王肯堂、华希闵所刻之《翼方》，在乾隆时当不难得（华氏即刻于乾隆二十八年），而竟不获著于录，岂非失之眉睫之前也欤！”①

（五）《外台秘要》

《总目》著录的《外台秘要》的版本为明程衍道重刻本。《总目》云：“此本为宋治平四年孙兆等所校，明程衍道所重刻。”实际上，《外台秘要》还有更好的版本——宋本。陆心源曾比较明程衍道重刻本与宋本的差别，《仪顾堂题跋》卷七云：“以崇祯中程衍（脱‘道’）刊本校之，删削几及二万字，妄改处亦复不少……此本宋刊初印，无一断烂，洵海内外之鸿宝也。书中‘痰’字皆作‘淡’，明本改作‘痰’；‘擔’字皆作‘檐’，明本改作‘擔’。案，《说文》无‘痰’字。《广韵》始有‘痰’字，云：胸上水病。《一切经音义》卷三：淡饮，胸上液也。其字作‘淡’，不作‘痰’。与此本合。《说文》亦无‘擔’字……明初改‘淡’为‘痰’，改‘檐’为‘擔’。此明人不识字之通病也。是此书不但有功医学，并可参证小学，

---

①　余嘉锡著，《四库提要辨证》，北京，中华书局，2007年，第665—667页。

宋本之可贵如此。焘书原有双行夹注，明刊往往于原书夹注上加'通按'二字，窃为己说，尤可笑也。"①

（六）《证类本草》

馆臣对《证类本草》的版本进行过认真的研究。《总目·证类本草》："今行于世者亦有两本：一为明万历丁丑翻刻元大德壬寅宗文书院本，前有大观二年仁和县尉艾晟序，称其书三十一卷，目录一卷。集贤孙公得其本而善之，命官校正镂板，以广其传。……故题曰'《大观本草》'；一为明成化戊子翻刻金泰和甲子晦明轩本，前有宋政和六年提举医学曹孝忠序，称'钦奉玉音，使臣杨戬总工刊写，继又命孝忠校正润色之'，其改称《政和本草》，盖由于此，实一书也。书末又有金皇统三年翰林学士宇文虚中跋，……大德中所刻大观本作'三十一卷'，与艾晟所言合。泰和中所刻政和本，则以第三十一卷移于三十卷之前，合为一卷，已非大观之旧。又有大定己酉麻革序及刘祁跋，并称平阳张存惠增入寇宗奭《本草衍义》，则益非慎微之旧。然考大德所刻大观本，亦增入宗奭《衍义》，与泰和本同。盖元代重刻，又从金本录入也。今以二本互校，大德本于朱书墨盖（案，原本每条称墨盖以下为慎微所续，其式如今刻工所称之鱼尾）较为分明，泰和本则多与条例不相应。然刊刻清整，首末序跋完具，则泰和本为胜，今以泰和本著录，大德本则附见其名于此，不别存目焉。"但由于馆臣学术眼光有限，《总目》著录的《证类本草》仍存在一些问题。谢观《中国医学源流论》云："《证类本草》清代所传，凡有二本。一为明万历丁丑翻刻元大德壬寅宗文书院本，前有大观二年仁和县尉艾晟序，《书录解题》称为《大观本草》盖因此。一为成化戊子翻刻金泰和甲子晦明轩本，前有政和六年提举医学曹孝忠序，故此本亦称《政和本草》。二本相较，大观本朱书墨盖，较为分明，而《四库》转以政和本著录，非知言也。厥后孙星衍及从子翼（字凤卿）校辑《神农本草经》，所据者即大观本之黑白文也。"②

（七）《伤寒直格方》

对于《伤寒直格方》，《总目》著录的是三卷本。《郋园读书志》载有五卷本：

---

① 中华书局编辑部编辑，《宋元明清书目题跋丛刊》（第九册），北京，中华书局，2006年，第86页。

② 谢观著，余永燕点校，《中国医学源流论》，福州，福建科学技术出版社，2003年，第22、23页。

"《新刊河间刘守真伤寒直格方》三卷,《后集》一卷,《续集》一卷……为明嘉靖壬辰安正堂刊本。每半页十行,行二十一字。卷五末有荷叶首莲花坐木长方牌记云'嘉靖壬辰仲秋七月安正堂刊'十二字。一卷大题'新刊河间刘守真伤寒论方卷之上',次行题'临川葛雍仲穆编校',板心'伤寒直格论'五字,鱼尾下'一卷'二字。二卷大题'新刊河间刘守真伤寒直格卷之二'(似'中'字改),次行同,板心'伤寒直格'四字,鱼尾'二卷'二字。三卷大题'新刊河间刘守真伤寒直格论方卷之三'(此则本是'三'字),板心同二卷。四卷大题'新刊河间刘守真伤寒直格后集卷之四',次行'都梁瑞泉野叟镏洪编辑',三行'临川华盖山樵葛雍校正',板心同三卷,鱼尾下'四卷'二字。五卷大题'新刊河间刘守真伤寒直格续集卷之五',次行'平阳马宗素撰述',三行'临川葛雍校正',板心同四卷,鱼尾下'五卷'二字。卷末又一行大题'张子和心镜',次行'门人镇阳常德仲明编'。核与《四库》本除前三卷,余并不同。……而此书则未经藏书家著录。宜乎《四库全书》仅见坊行窜乱之本,未见此原本也。丁未仲秋处暑德辉记。"①

(八)《宣明论方》

《宣明论方》,金刘完素撰。《四库全书》采录的是通行本十五卷。《增订四库简明目录标注》云:"拜经楼吴氏有旧刻本七卷,云'后人妄分为十五卷'。十四行,行二十五字。"②

(九)《儒门事亲》

对于《儒门事亲》,《总目》著录的为十五卷本。实际上《儒门事亲》只有三卷,而馆臣误为十五卷,故其提要出现了很多错误,见本书第一章第二节。从版本言,金元刻本为三卷本。黄丕烈《荛圃藏书题识》卷四云:"太医张子和先生《儒门事亲》三卷、《直言治病百法》二卷、《十形三疗》三卷、《撮要图》一卷,附《扁华诀病机论》三卷、《六门方》一卷、《世传神效名方》一卷、《治法杂论》一卷。金刊本……向称是书总名之曰《儒门事亲》十五卷,唯此各标目录,逐种分析,始悉戴人之书,自有真面目在,非可以《儒门事亲》概之也。"③《仪顾堂集》

---

① (日)冈西为人著,郭秀梅整理,《宋以前医籍考》,北京,学苑出版社,2010年,第427页。

② (清)邵懿辰撰,邵章续录,《增订四库简明目录标注》,上海,上海古籍出版社,1979年,第437页。

③ 中华书局编辑部编辑,《宋元明清书目题跋丛刊》(第十三册),北京,中华书局,2006年,第81页。

卷十九更进一步分析道："张子和医书十二卷。金刊本。……卷一至卷三题曰'太医张子和先生《儒门事亲》'，卷四、卷五题曰'太医张子和《直言治病百法》'，卷六至卷八题曰'戴人张子和先生《十形三疗》'，卷九题曰'太医张子和先生《撮要图》'，卷十题曰'太医张子和先生《三法六门方》'。其《世传神验名方全集》、戴人张子和《治法杂论》，不隶总卷之内。"① 这是金刻本的情况。到了明代嘉靖年间，才出现以《儒门事亲》概全书的情况。十五卷本不但张冠李戴，而且存在诸多错误。《仪顾堂集》又言："嘉靖本总题为《儒门事亲》，已名是而实非，又分割卷第，颠倒前后，金本真面目几无一存。《撮要图》《五泄图》本图也，而改为篇。《扁华诀病机论》本附于《撮要图》后，刘河间《三消论》本附于《治法杂论》后，而别出为卷十三、卷十四。《世传神效方》《治法杂论》本别为卷，而列《治法杂论》为卷十一、《神效方》为卷十五。金本《神效方》后有七古一首，七绝四首，嘉靖本有录无书。其他分两之参差，字句之讹夺，尤难枚举。即如《神效方》接骨药半两铜钱，乃古半两钱也，嘉靖本讹铜钱半两，郢书而燕说矣。"②

需要说明的是，上述典籍的善本都在国内，如果加以搜集，还是可以找到的。但馆臣却没有这样做，只是采录了较次的版本。另外，版本有问题的不止上述几部，更多版本有问题的典籍的发现，需要学术界以后更仔细地对比版本。

第三节　考证

《总目·凡例》就言："今于所列诸书，各撰为提要……每书先列作者之爵里，以论世知人；次考本书之得失，权众说之异同，以及文字增删，篇帙分合，皆详为订辨，巨细不遗。而人品学术之醇疵，国纪朝章之法戒，亦未尝不各昭彰瘅，用著劝惩。"这表明，馆臣所考辨的内容范围较广，涉及作者的字号、里贯、官阶以及文本真伪、文本内容、篇章次第等诸多方面。

---

① 顾廷龙主编，《续修四库全书·集部》（第1560册），上海，上海古籍出版社，2002年，第594页。

② 顾廷龙主编，《续修四库全书·集部》（第1560册），上海，上海古籍出版社，2002年，第594、595页。

一、特点及考证成就

（一）《总目·医家类》很好地体现了考证范围广的特点

《总目·类证普济本事方》云："宋许叔微撰。叔微，字知可，或曰扬州人，或曰毗陵人，惟曾敏行《独醒杂志》作真州人，二人同时，当不误也。"这是对作者里贯的考证。《总目·伤寒论注》云："金成无己注……无己，聊摄人，生于宋嘉祐、治平间。后聊摄地入于金，遂为金人。至海陵王正隆丙子，年九十余尚存。见开禧元年历阳张孝忠跋中。明吴勉学刻此书，题曰'宋人'，误矣。"这是对注者所处朝代的考证，现已成为定论。《总目·博济方》云："公武又称：衮于庆历间因官滑台，暇日出家藏七十余方，择其善者为此书。……今案，衮自序有云：曩侍家君之任滑台，道次得疾，遇医之庸者，妄投汤剂，疾竟不瘳。据此，则官滑台者乃衮之父，而公武即以为衮，殊为失考。衮又言：博采禁方逾二十载，所得方论凡七千余道，因于中择其尤精要者得五百余首。而公武乃云'家藏七十余方'则又传写之误也。"这是对著者生平和典籍撰写过程的考证。《总目·褚氏遗书》云："中颇论精血化生之理，所以辨病源、戒保啬耳。高儒《百川书志》列之房中类，则其误甚矣。"这是对典籍分类的考辨。《总目·针灸资生经》云："旧本冠以徽宗崇宁中陈承、裴宗元、陈师文等校奏医书一表，与序、与书皆不相应。考裴宗元、陈师文等即校正《太平惠民和剂局方》之人，殆书贾移他书进表置之卷端，欲以官书取重欤？"这是对医籍序跋的考辨。这些考证结论已经得到了学术界的认同。

（二）馆臣的考证成就也较大

我们仅以《千顷堂书目》和《总目》相比，就能看出这点。《千顷堂书目》为我国著名藏书家和目录学家黄虞稷所撰，综记宋、辽、金、元以来直到明末各家的著述目录，网罗极富，具有很高的学术价值，特别是对明代著述的记载价值更高，《总目》云："考明一代著作者，终以是书为可据。"《明史·艺文志》就是以此为蓝本编纂而成的。但实际上，此书对明代医学典籍的著录有很多问题。对此，笔者曾专文论述 ①，而且笔者在论述时所采用的很多证据就来自《总目》。现

---

① 杨东方，《〈千顷堂书目·医家类〉辨证》，《中华医史杂志》，2009 年，第 3 期，第 182—186 页。

我们列举几条《千顷堂书目》中有问题的关于著者的考证。

（1）《千顷堂书目·医家类》："张世贤……《图注脉诀》四卷。"又载："张世贞《图注王叔和脉诀》四卷。"①

《总目》："《图注脉诀》四卷、《附方》一卷（浙江巡抚采进本），明张世贤撰。是编因世传王叔和《脉诀》而为之图注。"

按，《图注王叔和脉诀》即《图注脉诀》，两者一使用简称，一使用全称。《千顷堂书目·医家类》著录撰人有误且重出。

（2）《千顷堂书目·医家类》："刘纯《玉机微义》五十卷。"②

《总目》："《玉机微义》五十卷（两淮监政采进本），明徐用诚撰，刘纯续增。……《明史·艺文志》惟著刘纯之名，盖失考也。"

按，刘纯《玉机微义序》云："始，纯从学于江左冯先生庭干，间尝请其义，授以会稽徐先生所著书一帙。……先生讳彦纯，字用诚。早岁尝客吴中，以《春秋》教授乡之俊彦。今没十有二年，始遇其从弟用中，获询先生学行，知深于医者也。又尝见其《本草发挥》，窃意前书必有全帙，惜今不可见矣。呜呼！岁月云迈，九泉不作，幸而遗墨昭然，生意如在。以先生所著，取咳、热、火、暑、燥、湿、寒等门诊证方例，妄意续于诸门之末。虽心同理，而不免获狂僭之过。因撝诸《内经》至数至名之旨，乃目其书曰《玉机微义》。"③可见，刘纯承认自己是续徐用诚之作而作。这正证明了《总目》的说法。

（3）《千顷堂书目·医家类》："赵瀛《绀珠经》四卷。嘉兴知府。"又载："朱㧑《心印绀珠经》二卷。字好谦，传医道于李汤卿。汤卿，刘河间弟子。"④

《总目》："《心印绀珠经》二卷（两淮监政采进本），明李汤卿撰。汤卿，不知何许人。是书为嘉靖丁未嘉兴府知府赵瀛所校刊。"

按，对于《心印绀珠经》的著者，《千顷堂书目》著录混乱，前面说是赵瀛，后面又说是朱㧑。实际上，对于这个问题，历代书目著录也很混乱，其中著录为

①（清）黄虞稷撰，翟凤起、潘景郑整理，《千顷堂书目（附索引）》，上海，上海古籍出版社，2001 年，第 373、374 页。

②（清）黄虞稷撰，翟凤起、潘景郑整理，《千顷堂书目（附索引）》，上海，上海古籍出版社，2001 年，第 374 页。

③（明）刘纯撰，史常永、姜典华等点校，《刘纯医学全集》，北京，人民卫生出版社，1986 年，第 143 页。

④（清）黄虞稷撰，翟凤起、潘景郑整理，《千顷堂书目（附索引）》，上海，上海古籍出版社，2001 年，第 375、389 页。

"朱撝"者较多。如《万卷堂书目·医家类》云："《绀珠经》二卷，朱撝。"《补辽金元艺文志·子部·医方类》（《丛书集成初编》本）云："朱撝《心印绀珠经》二卷。字好谦。"① 如此看来，《心印绀珠经》为朱撝所著好像已成定论，《总目》著录有误。实际上不然。朱撝《心印绀珠经序》云："予家祖儒医，乃东平青字王太医口传心授之徒也。有李君汤卿者，同其时焉。盖守真先生，金朝人也，初传得刘君荣甫，再传得刘君吉甫，三传得阳坡潘君。东平王公，实吉甫之门人也。予父既袭祖术，又受业于李君汤卿之门，而得传心之书九篇。其论本诸天地之造化，其法源乎运气之阴阳，推之可以应万病之机，卷之可以为寸心之诀。撝幼而学儒，长而学医。理之未明，由儒而后始明；术之未精，由儒而后始精；道之未行，由儒而后始行。因披玩是书，力久而一旦豁然贯通焉。顿知法无定体应变而施，药不执方合宜而用。蕴诸中形诸外，虽未能如响之应声，鼓之应桴，万举万全，百发百中，亦尝活人于枕席之上多矣。予恐其服膺久而忘也，辄自暇日录之于书，以俟知者。"② 这表明此书为李汤卿所撰。至于赵瀛，正如《总目》所言，为刊刻者。赵瀛《重印心印绀珠经序》云："但其书之梓于世者寡，故其传于人者恒因之而亦寡矣。予守嘉禾之暇，检书箧，校雠旧录，遂索僚友江州陈子南棠善本订而刻之，以广其传，无非欲天下后世之人咸跻仁寿之域，而灿若乎医之道也。噫！朱氏好谦之功，至是而益溥，览者思过半矣。嘉靖二十六年岁叙丁未秋菊月重九日知嘉兴府事前山西按察司兵备佥事关中赵瀛文海甫识。"③

（4）《千顷堂书目·医家类》："汪机……又《推求师意》二卷。"④

《总目》云："《推求师意》二卷（浙江巡抚采进本），明戴原礼撰。原礼即校补朱震亨《金匮钩玄》者也。是编本震亨未竟之意，推求阐发，笔之于书。世无传本。嘉靖中，祁门汪机得其本于歙县，始录之以归。机门人陈桶校而刊之，其名亦机所题也。"

按，汪机序云："予于歙之名家，获睹是编，观其中之所语，皆本丹溪先生之意，门人弟子推求其意，而发其所未发者，此所谓引而不发而得其跃如者焉！

① 中华书局编辑部编辑，《宋元明清书目题跋丛刊》（第四册），北京，中华书局，2006年，第600页。

② （明）李汤卿撰，《心印绀珠经》，北京，中医古籍出版社，1985年，第7—9页。

③ （明）李汤卿撰，《心印绀珠经》，北京，中医古籍出版社，1985年，第2、3页。

④ （清）黄虞稷撰，瞿凤起、潘景郑整理，《千顷堂书目（附索引）》，上海，上海古籍出版社，2001年，第375页。

予深喜之，遂录以归，后休之。率口项君恬以疾来就予治，予邑石墅陈子梇以医而过予馆，因出以示之，二人者心意相得。一则曰：是可以益于吾疾也。一则曰：是可以补于吾医也。乃相告于予曰：吾二人共梓之，以垂不朽，何如？予曰：医乃仁术也，笔之于书，欲天下同归于仁也。今若刻布以广其传，则天下病者有所益，而天下医者有所补，其仁惠及于天下大矣！岂特二子然哉？此予之所深嘉也，又能善推予之所欲推矣，因题之曰《推求师意》。故僭序之，以志喜焉。时嘉靖甲午七月五日新安汪机省之序。"① 汪机表示：此书获于"歙之名家"；陈梇等人要出版此书时，他为此书题名曰《推求师意》。可见，汪机是此书的定名者而不是著者。至于著者何人，他只表示是（丹溪先生）"门人弟子"。王讽序则云："岁在□午，玉峰子养病江村，适惟宜手其《推求师意》上下卷来示，且再拜请序。……详其所著，知其为丹溪未竟之意，其门人戴原礼者阐之，编而次其意者石山，校而寿其意者惟宜也。"② 惟宜即陈梇。他告诉王讽，此书为丹溪门人戴原礼阐述"丹溪未竟之意"。由此可见《总目》论断之正确。

上述只就《千顷堂书目》和《总目》对"著者"著录不同的情况进行分析，由此可见《总目》考辨功力之深厚。之所以具有这么大的成绩，是因为馆臣的实事求是、无征不信的汉学学风。为了一个问题，馆臣充分利用不同版本，查阅多种目录及经、史、子、集的资料，力求正本清源，弄清本来面目。如为了证明王冰不是"王砅"，他们先引用了晁公武的《郡斋读书志》和《杜甫集》的记载，又引用了宋版王冰《素问注》和唐、宋《志》的记载，并将两者比较，从而得出正确结论。这种为了校勘一字广泛收集材料，不惧繁难，考证文献力争其全的情况鲜明地体现出馆臣无征不信的良好学风。

（三）馆臣考证的目的为使提要彰显学术史之价值

难能可贵的是，馆臣不是为考证而考证，其目的在于"辨章学术，考镜源流"，使提要彰显学术史之价值。如《总目·玉机微义》中，除了考证此书为"明徐用诚撰，刘纯续增"外，对朱丹溪的学术谱系也有很好的考论："嘉靖庚寅，延平黄焯刻于永州。首载杨士奇序，知二人皆明初人。士奇序谓二人皆私淑朱震亨，今观其书，信然。又谓'北方张元素再传李杲，三传王好古，南方朱震亨得私淑

---

① （明）戴原礼著，左言富点注，《推求师意》，南京，江苏科学技术出版社，1984 年。
② （明）戴原礼著，左言富点注，《推求师意》，南京，江苏科学技术出版社，1984 年，王讽序。

焉'，则于宗派源流，殊为舛连。张、李、王之学皆以理脾为宗，朱氏之学则以补阴为主，去河间一派稍近，而去洁古、东垣、海藏一派稍远。遗书具存，可能覆案。王祎《青岩丛录》曰：李氏弟子多在中州，独刘氏传之荆山浮图师。师至江南，传之宋中人罗知悌，南方之医皆宗之云云。其宗派授受，亦极明白。士奇合而一之，误之甚矣。"这在驳斥杨士奇称朱丹溪私淑张元素、李杲的同时，也理清了金元医家的学术渊源，从而彰显出"辨章学术，考镜源流"的特征。故余嘉锡赞道："今《四库提要》叙作者之爵里，详典籍之源流，别白是非，旁通曲证，使瑕瑜不掩，淄渑以别，持比向、歆，殆无多让；至于剖析条流，斟酌今古，辨章学术，高挹群言，尤非王尧臣、晁公武等所能望其项背。"①

（四）虽重视考证，但不神话考证

馆臣虽然重视考证，但并不神话考证，如虽然断定了很多医籍是伪书，但并不轻易否定其价值。《总目·褚氏遗书》："旧本题南齐褚澄撰。……《宋史》始著于录。前有后唐清泰二年萧渊序，云：黄巢时群盗发冢，得石刻弃之，先人偶见载归，后遗命即以褚石为椁。又有释义堪序云：石刻得之萧氏冢中，凡十有九片，其一即萧渊序也。又有嘉泰元年丁介跋，称：此书初得萧氏父子护其石而始全，继得僧义堪笔之纸而始存，今得刘义先镂之木而始传云云。……疑宋时精医理者所著，而伪托澄以传。"虽然断定《褚氏遗书》是伪书，但馆臣又言"然其言可采，虽赝本不可废也"，重视它的价值。这不是一时之态度。《总目·银海精微》更体现出馆臣对医籍真正价值之认识："旧本题唐孙思邈撰。唐、宋《艺文志》皆不著录。思邈本传亦不言有是书。其曰'银海'者，盖取目为银海之义。考苏轼雪诗有'冻合玉楼寒起粟，光摇银海眩生花'句。《瀛奎律髓》引王安石之说，谓：道书以肩为玉楼，目为银海。银海为目，仅见于此。然迄今无人能举安石所引出何道书者，则安石以前绝无此说，其为宋以后书明矣。前有齐一经序，称：管河北道时，得于同僚李氏，亦不著时代年月。莫知何许人也。其辨析诸证，颇为明晰。其法补泻兼施，寒温互用，亦无偏主一格之弊。方技之家，率多依托。但求其术之可用，无庸核其书之必真。《本草》称神农，《素问》言黄帝，固不能一一确也。此书疗目之方，较为可取，则亦就书论书而已。"《总目》考证出《银海精微》的著者不为孙思邈，这是考证的一大成绩。但馆臣的"但求其术之可用，

---

① 余嘉锡著，《四库提要辨证》，北京，中华书局，2007年，第48页。

无庸核其书之必真"的态度更加值得赞扬。医籍除了历史文化价值之外，还有实用价值。医籍是以历史文化价值为本位，还是以实用价值为本位？馆臣在这里给了一个明确的回答——"《本草》称神农，《素问》言黄帝，固不能一一确也"，但这并不影响其价值。

二、考证缺失

　　虽然馆臣在考证上很有贡献，但其考证也存在很多问题，具体考辨有误的内容见前文。这里就一个宏观性的问题进行探讨，那就是烦琐考证。《总目》卷四十五《史部总叙》言："史之为道，撰述欲其简，考证则欲其详。"《总目·医家类》有些也有这个特点，特别是《总目·千金要方》，光考证孙思邈生于何时就用了整个篇幅的一半："《唐书·隐逸传》称：其少时，周洛州刺史独孤信称为圣童，及长，隐居太白山。隋文帝辅政，以国子博士征，不起。则思邈生于周朝，入隋已长。然卢照邻《病梨树赋序》称：癸酉岁于长安见思邈，自云开皇辛酉岁生，今年九十二。则思邈生于隋朝。照邻乃思邈之弟子，记其师言，必不妄。惟以《隋书》考之，开皇纪号凡二十年，止于庚申，次年辛酉，已改元仁寿，与史殊不相符。又由唐高宗咸亨四年癸酉上推九十二年，为开皇二年壬寅，实非辛酉。干支亦不相应。然自癸酉上推九十三年，正得开皇元年辛丑。盖《照邻集》传写讹异，以辛丑为辛酉，以九十三为九十二也。史又称思邈卒于永淳元年，年百余岁。自是年上推至开皇辛丑，正一百二年，数亦相合。则生于后周，隐居不仕之说，为史误审矣。"实际上，这个问题对于《千金要方》的价值并无太大影响。根据当时的资料无法断定孙思邈生于何时。余嘉锡《四库提要辨证》云："《文苑英华》卷一百四十三载照邻《病梨树赋序》云：自云开皇辛酉岁生，今年九十二矣。明刻《幽忧子集》同，《提要》驳之，是也。然考《旧唐书·方技传》思邈本传、《太平广记》卷二十一'孙思邈'条，并载《病梨树赋序》，皆作'自云开皇辛酉岁生，年九十三矣'。（《旧唐书》自云上有'思邈'二字，年九十三上有'至今'二字。）《册府元龟》卷七百八十四亦同，然则'九十三'本不误，但误以辛丑为辛酉耳。既三书同作'辛酉'，当是照邻记忆偶疏，未必由于传写讹异也。（乾隆间项家达刻本《卢昇之集》，正作'辛丑岁生，年九十三'，疑出后人校改。）《旧书》及《广记》叙思邈事（《广记》本之《仙传拾遗》，惟中间孙初约卢齐卿两事出《前定录》），与《新书·隐逸传》略同，并言洛州总管独孤信见而叹曰：此圣童也。但恨其器大，难为用也。(《广记》'器大'有'识小'二字,《新书》作'周洛州总管独孤信见其少,异之曰:圣童也,顾器大难为用尔'。)《提要》引作'洛州刺史',误矣。考《周书》及《北史》独孤信本传,惟云:大统三年起为大都督,率众与冯翊王、元季海入洛阳。不云为洛州总管,是两《唐书》纪事已不免有误,则其谓思邈及见独孤信,及隋文帝辅政,以国子博士召不拜者,恐皆不足信也。(自大统三年……)《提要》驳之,是矣。然《病梨赋序》云:自云开皇辛酉岁生,年九十三矣,询之乡里,咸云数百岁。又共话周齐间事,历历如眼见,以此参之,不啻百岁人矣(《册府元龟》作'不啻数百人矣')。然犹视听不衰,神彩甚茂,可谓古之聪明博达不死者也。夫照邻既亲闻其自言生于开皇辛酉,年九十三,而又兼载乡里数百岁之言,且证之以言周齐间事如目见,则固不敢确定其年岁,故曰以此参之,不啻百岁人矣。盖以方外之士,或自隐其年齿,或虚增其寿算。世俗之人,无以测之故也。故《旧书》云:初魏征等受诏修齐、梁、陈、周、隋五代史,恐有遗漏,屡访之思邈,口以传授,有如目睹。(《新书》云:'初魏征等修齐、梁、周、隋五家史,屡咨所遗,其传最详。')所以证照邻之言之非虚,若夫《新书》所谓永淳初卒,年百余岁者,特就开皇辛丑岁生约略数之,而不悟其与见独孤信之年岁不合也。(《新书》似亦觉之,故于照邻赋序删去其言年岁一节,若并改百余岁为百数十岁,则无语病矣。)《旧书》第云永淳元年卒,无百余岁之语。然则思邈究生于何时,卢照邻且不敢质言之,后人亦惟有付之存疑,无庸考辨矣。"[1] "然则思邈究生于何时,卢照邻且不敢质言之,后人亦惟有付之存疑,无庸考辨矣"的态度值得推崇。

---

[1] 余嘉锡著,《四库提要辨证》,北京,中华书局,2007年,第662—664页。

第四章 《永乐大典》本之评析

　　《总目》著录、存目了 20 种《永乐大典》本医籍:《颅囟经》二卷、《博济方》五卷、《苏沈良方》八卷、《脚气治法总要》二卷、《旅舍备要方》一卷、《伤寒微旨》二卷、《全生指迷方》四卷、《卫生十全方》三卷(《奇疾方》一卷)、《卫济宝书》二卷、《太医局程文》九卷、《产育宝庆方》二卷、《集验背疽方》一卷、《济生方》八卷、《产宝诸方》一卷、《急救仙方》六卷、《瑞竹堂经验方》五卷(以上著录);《流注指微赋》一卷、《水牛经》三卷、《安骥集》三卷、《痊骥集》二卷(以上存目)。本章全面评析这些《永乐大典》本医籍的价值与不足。

第一节　概说

　　为什么出现了《永乐大典》本? 这是因为,《四库全书》的编纂缘由之一就是整理辑录《永乐大典》。乾隆皇帝大力提倡"稽古右文",曾先后 2 次下令征访图书。乾隆三十七年(1772)第三次征书谕旨下达之后,安徽学政朱筠上奏,提出翰林院所藏的《永乐大典》一书中收有不少当时社会上已经失传的珍贵典籍,请求派专人进行辑录。乾隆三十八年二月初六日《大学士刘统勋等奏议覆朱筠所陈采访遗书意见折》云:"该学政又称:前明《永乐大典》,其书虽少次伦,然古书之全者具在,请择取其中若干部,分别缮写,各自为书,以备著录。等语。"[①] 乾隆帝表示赞同。乾隆三十八年三月二十八日《谕内阁传令各督抚予限半年迅速购访遗书》云:"前经降旨,令各该督抚等访求遗书,汇登册府。近允廷臣所议,以翰林院旧藏《永乐大典》,详加别择校勘,其世不经见之书,多至三四百种,将择其醇备者

---

　　① 中国第一历史档案馆编,张书才主编,《纂修四库全书档案》,上海,上海古籍出版社,1997 年,第 53 页。

付梓流传，余亦录存汇辑，与各省所采及武英殿所有官刻诸书，统按经、史、子、集编定目录，命为《四库全书》。"①因此，启动了编撰《四库全书》的工程。

何谓《永乐大典》？为什么要辑录它？《永乐大典》是由姚广孝和解缙等主持，历时4年，于永乐六年（1408）编修而成的类书，参与编校、誊写圈点者达3000人左右。凡书契以来，经、史、子、集百家之书，至于天文、地志、阴阳、医卜、僧道、技艺之言，皆辑入一书。其内容极为宏富，号称"遗编渊海"。全书目录六十卷，正文二万二千八百七十七卷，总字数约3.7亿，明成祖朱棣赐名为《永乐大典》。由于篇幅实在太大，此书编成后未能刊刻，仅有一部写录本，是为正本；嘉靖、隆庆年间，历时5年又完成另一副本的抄录。这样，《永乐大典》共有正、副两部。明代中后期，《永乐大典》正本失踪，至今不知下落。其副本则历经明、清两代战乱动荡，不断散失，至今在世界各地仅存不到千卷。《永乐大典》所辑入的七八千种图书，以宋、元时期的著作为多，到明代编辑《文渊阁书目》时，这些著述已经是十不存三四了。到了清代，这些著述流传得更少。《永乐大典》也就成了保存这些文献的唯一宝库，故乾隆皇帝赞同朱筠的建议，组织人员辑佚。《旧五代史》等许多失传的重要典籍都通过这次辑佚得以重现。这也成为《四库全书》的较大贡献之一。

值得注意的是，《永乐大典》编纂人员很多知医，作为监修之一的姚广孝本为医家子；担任副总裁的赵友同、蒋用文为太医院的名医。特别是赵友同，文医兼通，《万历野获编》卷十"医官再领著作"条云："太医院御医赵友同，字彦如，大臣荐其文学，时文皇帝方修《永乐大典》，用为副总裁。"②故《永乐大典》辑录的医学资料不但丰富，而且精审。随着时间的流逝，许多被征引的医籍已经散失，学术界开始从《永乐大典》辑佚医籍。早在明朝，弘治皇帝就已经开始从《永乐大典》辑录医籍了。明王鏊《震泽集》（文渊阁《四库全书》本）卷三十二《御赐禁方颂》（弘治间赐）云："今上皇帝读《永乐大典》，命录其禁方，赐御药房诸臣工，臣宠得其二焉。"同卷《御书秘方赞》云："今上皇帝万几之暇，留心翰墨，间阅《永乐大典》，得金匮秘方外人所未睹者，乃亲御宸翰，识以御宝，赐太医院使臣王。盖欲推之以福海内也。"刘若愚《酌中志》卷十八亦云："累臣若愚曾

———————————
① 中国第一历史档案馆编，张书才主编，《纂修四库全书档案》，上海，上海古籍出版社，1997年，第67页。
② （明）沈德符撰，《万历野获编》，北京，中华书局，1959年，第256页。

闻成祖敕儒臣纂修《永乐大典》一部，系湖广王洪等编缉，时号召四方文墨之士，累十余年而就。计二万二千八百七十卷，一万一千九十五本。因卷帙浩繁，未遑刻板。其写册原本，至孝庙宏治朝以《大典》金匮秘方外人所未见者，乃亲洒宸翰，识以御宝，赐太医院使臣王、圣济殿内臣宠，盖欲推之以福海内也。"①

清朝修撰《四库全书》，从《永乐大典》中辑录文献。中医文献也在辑录之中。其辑佚原则，主要有以下两点。一是，充分利用前代目录及相关文献，尽可能保持原貌。《总目·颅囟经》云："至宋《艺文志》，始有师巫《颅囟经》二卷。……谨据《永乐大典》所载，裒而辑之，依《宋志》旧目厘为二卷。"《总目·博济方》云："晁公武《读书志》作'五卷'……谨分立三十五类，依次排比，从《读书志》之目，厘为五卷。"《总目·伤寒微旨》云："陈振孙《书录解题》载有其名，亦不著作者名氏，但据序题元祐丙寅，知其为哲宗时人而已。……陈振孙所称之原序，则《永乐大典》不载，无从采补。殆编纂之时，旧本已阙佚？"《总目·旅舍备要方》云："今从《永乐大典》收掇排纂，得方尚几五十，仍旧目分为一十有二类。"《总目·产宝诸方》云："惟陈振孙《书录解题》有之。……今检《永乐大典》所载，尚得七十余方。又有《十二月产图》一篇，与振孙所记并合，盖犹属宋时之原本。"二是，强调辑佚的专业性，主动放弃辑佚某些文献。纪昀《济众新编序》云："《永乐大典》载明初回回医书近白卷。其论证、论脉之文，皆出重译。通其术者，不习其字，习其字者，不通其术。大抵诘曲晦涩，不甚可句读。至所用之药，皆回回之名，一味有至十余字者，不知于中国为何物。又对音不确，不能得其三合四合之法，即今之回部，亦不能尽解为何语。故弃置其书，不更编次。"② 这些原则显示出馆臣辑佚的认真态度。但由于成于众手等原因，馆臣的辑佚仍存在诸多问题。

第二节　未佚之书被辑佚

在《总目》著录及存目的 20 种《永乐大典》本医学文献中，《流注指微赋》《水

① （明）刘若愚著，《酌中志》，北京，北京古籍出版社，1994 年，第 162 页。
② （清）纪昀著，孙致中、吴恩扬、王沛霖、韩嘉祥校点，《纪晓岚文集》（第一册），石家庄，河北教育出版社，1995 年，第 179 页。

牛经》《安骥集》《痊骥集》4种仅被存目，没有被《四库全书》收录。①《卫生十全方》（附《奇疾方》）虽被浙本《总目》著录，但没有被文渊阁《四库全书》收入，故共有15种《永乐大典》本医学文献被收入《四库全书》，加上《武英殿聚珍版丛书·小儿药证真诀》，现共有16种《永乐大典》辑佚本医学文献存世。学术界据此对馆臣的辑佚情况进行了评述，其中范行准的《述现存〈永乐大典〉中的医书》是较早，也是最著名的文章。他指出："有三种为未佚之书，如《瑞竹堂经验方》、严氏《济生方》、《苏沈良方》等，今皆有原本存世。"②对此，我们分析如下。

《济生方》虽为"未佚之书"，但在中国本土早已亡佚。《四库简明目录标注》虽云"《孝慈堂目》有真元板严氏《济生方》六卷"③，但《孝慈堂目》在康熙年间编成，离《四库全书》开馆还有50年左右。以后再没有此书的记载。故《仪顾堂续跋》卷九云："原本久佚，此则馆臣从《永乐大典》辑出者，日本尚有原书。"④故馆臣的辑佚很有价值。1980年人民卫生出版社出版的《重订严氏济生方》也是根据《医方类聚》《普济方》等多种医书，并参照日刊本《济生方》等重新整理的辑复本。

《苏沈良方》，宋沈括、苏轼撰，为宋末人将苏轼所撰"医药杂说"并入沈括所辑《良方》而成。此书本土没有散佚。中国中医科学院图书馆现还藏有明嘉靖刻本。⑤《增订四库简明目录标注》评价道："明刊本，前有图……聚珍板本，不佳。……可证大典本之脱误。"⑥虽然如此，馆臣辑本《苏沈良方》并不是毫无价值的，也可以部分校正明嘉靖本之误。明嘉靖本讹误很多。清程永培将之整理，收入《六醴斋医书》，其跋云："其中误字甚多，几至不可读，为之订正。然内症外症，妇人小儿，以至杂说，依稀略备，似非不全之本。"⑦可见，程永培认为嘉靖本存在不足。鲍廷博据《六醴斋医书》，参考《武英殿聚珍版丛书》本，对《苏沈良方》加以整理，并将该书收入《知不足斋丛书》，其跋云："殿本辑自《永乐

① 《安骥集》也属未佚而辑，《四库全书存目丛书》以明万历二十一年张世则刻本为底本影印。（复旦大学图书馆古籍部编，《四库系列丛书目录·索引》，上海，上海古籍出版社，2007年，第436页）

② 中华书局上海编辑所编辑，《中华文史论丛》（第二辑），北京，中华书局，1962年，第258页。

③ （清）邵懿辰撰，邵章续录，《增订四库简明目录标注》，上海，上海古籍出版社，1979年，第435页。

④ 中华书局编辑部编辑，《宋元明清书目题跋丛刊》（第九册），北京，中华书局，2006年，第305页。

⑤ 薛清录主编，《中国中医古籍总目》，上海，上海辞书出版社，2007年，第263页。

⑥ （清）邵懿辰撰，邵章续录，《增订四库简明目录标注》，上海，上海古籍出版社，1979年，第429页。

⑦ （宋）沈括、（宋）苏轼撰，杨俊杰、王振国点校，《苏沈良方》，上海，上海科学技术出版社，2003年，第159页。

大典》，大概详沈而略苏。程刻较完，而承讹袭谬，无从是正。往时程君过予，语次及之，若有歉然于中者，盖虑其贻误，较他书所系尤重也。今证以殿本，尽刊其误，其为愉快当何如耶。"由此可见《永乐大典》本《苏沈良方》之价值。

《瑞竹堂经验方》，元人医方著作，十五卷。其现存最早的版本是上海图书馆所藏的明成化十年甲午（1474）鳌峰熊氏种德堂刻本。[①] 馆臣未见原书而加以辑佚为五卷。对此，《增订四库简明目录标注》云："昭文张氏有明刊足本十五卷，《四库》本非原本也。……〔续录〕明刊足本分十五门，门一卷。"[②] 瞿氏《铁琴铜剑楼藏书目录》卷十四云："《瑞竹堂经验方》十五卷，明刊本。……全书分十五卷，卷一诸风门，卷二心气痛门，卷三小肠疝气门，卷四积滞门，卷五痰饮门，卷六喘嗽门，卷七羡补门，卷八泻痢门，卷九头面口眼耳鼻门，卷十发齿门，卷十一咽喉门，卷十二杂治门，卷十三疮肿门，卷十四妇人门，卷十五小儿门。……别本有作五卷者，文多残缺，分类亦不合。"[③] 这表明了《永乐大典》本《瑞竹堂经验方》之残缺。

《急救仙方》，馆臣辑佚《永乐大典》本为六卷，而流传下来的原书为十一卷。胡玉缙《四库未收书目提要续编》著录十一卷本《急救仙方》，云："《四库》著录六卷，乃从《永乐大典》辑出者，杂疮、杂证诸门，每多阙佚，此则全帙也。每卷题'侧一'至'测（侧）十一'，盖影写《道藏》本。为江南图书馆所藏。考《道藏目录》，有《急救仙方》十一卷，宋林亿等校，卷数正合。"[④]《增订四库简明目录标注》云："《天一阁目》有《急救仙方》十一卷，旧抄本。朱修伯曰：《道藏》本十一卷，林亿校正。平津馆亦有抄本十一卷，云：《四库》所收止六卷。罗镜泉曰：《道藏》本十一卷，系外科，尚有内科，不知几卷，《四库》不知内、外科之分，乃杂而撮之。"[⑤]《中国医学大成续集》收录了《道藏》本，其提要云："考白云霁《道藏目录》，太玄部'侧'字一至十一号即《急救仙方》。其卷一至卷五，论妇科调经胎前产后，附杂症小儿方。前有金川徐守真序。其卷六、七，乃《仙授理伤续断秘方》，其序云……卷八，即疗疮治法。卷九，为秘传五痔品。卷十，《上清紫庭追劳仙方论法》。卷十一，《上清紫庭追劳仙方品》。"[⑥] 由此又可见《永

①　薛清录主编，《中国中医古籍总目》，上海，上海辞书出版社，2007年，第271页。

②　（清）邵懿辰撰，邵章续录，《增订四库简明目录标注》，上海，上海古籍出版社，1979年，第439页。

③　中华书局编辑部编辑，《宋元明清书目题跋丛刊》（第十册），北京，中华书局，2006年，第216页。

④　胡玉缙撰，吴格整理，《续四库提要三种》，上海，上海书店出版社，2002年，第153页。

⑤　（清）邵懿辰撰，邵章续录，《增订四库简明目录标注》，上海，上海古籍出版社，1979年，第436页。

⑥　曹炳章原编，《中国医学大成续编·方剂》，上海，上海科学技术出版社，2000年，前言第1页。

乐大典》本《急救仙方》内容之缺漏。

还有一部医籍比较特殊，那就是《小儿药证直诀》（《小儿药证真诀》）。此书为宋钱乙撰，阎孝忠编集，是中医儿科的奠基之作。此书由馆臣辑佚、武英殿刊刻（《武英殿聚珍版丛书》，名为《小儿药证真诀》），前录提要。这篇提要认为，此书"明以来旧本久佚，惟杂见诸家医书中"，故"从《永乐大典》内掇拾排纂"。① 实际上，这部书并未散佚。现存的版本还有明刻本及清初仿宋本。② 可能后来馆臣发现该书并未散佚，故没有将它收入《四库全书》，《总目》也就没有该书提要。《续修四库全书总目提要·钱氏小儿药证直诀》云："聚珍本书名作'真诀'，'孝忠'名作'季忠'，乃沿《书录解题》之讹，得此（笔者注，即仿宋刊本）可校正之。所录论证四十七条，此本八十一条；医案二十三条，此本同；方一百一十四，此本一百二十；且其中往往有阎氏方论误入钱氏者。真本既出，辑本自废，窃疑馆臣校上辑本之后，真本或经发见，而聚珍本业已印行，当时恐招物议，遂将辑本、真本一并置之不论，以泯形迹，而《总目》终归阙如耳。"③ 由此可见《小儿药证直诀》误辑之失。另外，这个误辑本也有很多内容与原本不同。清周学海曾比较两者的不同，云："旋复于书肆得所为仿宋刻者，其次第颇异。而后附有阎孝忠《小儿方》、董汲《斑疹方》各一卷……聚珍本往往有阎氏方论误入钱书者……其药味分量间有不同。"④ 故周学海对宋本加以整理，并将之收入《周氏医学丛书》中。

另外，有部分学者认为，还有 2 部医籍属于未佚而辑。一是《卫济宝书》。清人陆以湉认为该书有影宋本，《冷庐医话》卷二云："董氏璋《卫济宝书》，吴晓钲得袁永之影宋定本二十二篇，完善无缺，视文劳同之本多三之一。"⑤ 一是《伤寒微旨》。《增订四库简明目录标注》云："〔续录〕明刊本，附《素问》后。"⑥ 但大部分学者认为，两书已佚失。直至今天也未发现这两部书原本。

① 刘时觉编注，《四库及续修四库医书总目》，北京，中国中医药出版社，2005 年，第 447 页。
② 薛清录主编，《中国中医古籍总目》，上海，上海辞书出版社，2007 年，第 591 页。
③ 刘时觉编注，《四库及续修四库医书总目》，北京，中国中医药出版社，2005 年，第 449 页。
④ （宋）钱乙著，王萍芬、张克林点注，《小儿药证直诀》，南京，江苏科学技术出版社，1983 年，前言第 7、8 页。
⑤ （清）陆以湉著，宝珊、广辉点校，《冷庐医话》，太原，山西科学技术出版社，1993 年，第 51 页。另，对于《卫济宝书》，《总目》云："旧本题东轩居士撰，不著名氏。"因前有董璋序，故陆以湉曰"董氏璋《卫济宝书》"。
⑥ （清）邵懿辰撰，邵章续录，《增订四库简明目录标注》，上海，上海古籍出版社，1979 年，第 430 页。

第三节　漏辑与补辑

一、漏辑

除了未佚而辑外，馆臣辑佚的最大问题是漏辑。漏辑的情况有两种：一是很多医籍被漏辑；一是辑佚医籍时漏掉了很多内容。

（一）很多医书被漏辑

范行准首先提出这个问题："从这次影印《大典》中所载的医书来看，尚有一百三十多种，其亡佚超过四分之一，则在修《四库》时存于《大典》中的医书，当数倍于此。"① 他根据当时已发现的《永乐大典》残卷辑出 62 种医书，这些都是馆臣所遗漏的书籍，分别是："医经：党永年《扁鹊脉髓》、詹炎举《太素脉诀》。本草：王继先《绍兴本草》（今日本尚有几种抄写残本，类皆图多文少）、陈衍《宝庆本草折衷》（今有元刻残本）、张元素《真珠囊》（今有元刊《济生拔萃》本及明嘉靖据洪武本写本等，并各不同）、尚从善《本草元命苞》（今有旧抄本，残）、胡仕可《本草歌括》、詹端方《本草类要》、李氏《食经》、《食经诸品》（不著撰人）、《食用本草》（不著撰人）。妇产：崔氏《产蓐方》、《产宝诸方》（不著撰人）。婴孺：陈文中《养子直诀》、李梴《小儿保生要方》、汤民望《婴孩妙诀总要》、张元素《洁古钱氏补遗》、刘世荣《保婴集验名方》、《经济小儿保命方书》（不著撰人）。眼目：《黄帝七十二证眼论》（不著撰人）、《眼科诀髓》（不著撰人）、《龙木论》（不著撰人，与明刻诸本不同）。医方（宋）：王衮《博济方》、杨子建《万全护命方》、董汲《旅舍备要方》、韩祗和《伤寒微旨论》、初虞世《养生必用说》（'说'一作'方'，《宋志》作'《养生录验必用方》'）、王貺《济世全生指迷论》、夏德《卫生十全方》、夏德《治奇疾方》、罗适《伤寒救俗方》、张永《卫生家宝》、陈晔《家藏经验方》、《是斋售用录》（不著撰人，《大典》原无'录'字，据宋陈敬《香谱》诸书补）、《太医局方》（不著撰人）、《兰室宝鉴》（不著撰人）。医方（金元）：张元素《洁古家珍》、段奇《野夫多效方》、万俟述中《济生经验单方》、索矩《伤寒新书》、刘智《普济经验加减方》、忽光济

---

① 中华书局上海编辑所编辑，《中华文史论丛》（第二辑），北京，中华书局，1962 年，第 258 页。

《伤寒集义》、赵嗣真《活人百问释疑》、江畴《伤寒发明书》、吴恕《伤寒指掌图》（今有明刻本，已被增改，并非原书之旧）、朱震亨《丹溪医案》、韩义和《烟霞圣效方》、李宪《德生堂经验方》、陈敏《济急捷用单方》、袁当时《大方》、何焱《卫生至宝》、郭弥明《方便集》、施圆端《效方》、潘思敬《加减药证集》、阮霖《经验良方》、柳森《可用方》、王濬《医学类证》、孙氏《仁存活法秘方》、《续刊经验良方》（不著撰人）、《许孙二真人方》（不著撰人）、《类集本草诸方》（不著撰人）、《证治》（不著撰人）。"①

其他学者统计有不同。如王瑞祥认为有佚书 24 种，《重辑〈永乐大典〉医书序》言："《永乐大典》引用宋、元以前医籍达 133 种，其中全部散佚者 24 种，现存的 109 种医籍，有《四库全书》从《永乐大典》辑出者 11 种，可从历代医籍辑出者 14 种。"② 张如青、张雪丹《现存〈永乐大典〉儿科文献研究》则指出，仅现存《永乐大典》儿科征引的散佚医学文献就有上百种，有"《惠眼观证》《至道御书》《仙人水鉴》《汉东王先生方》《保生论》《飞仙论》《惊风方论》、《小儿保生要方》（宋李柽）、《简易方》（黎民寿）、《茅先生方》《惠济》《婴孩妙诀总要》、《隐居方》（温大明）、《经济小儿保命方书》《本草》《斗门方》《日华子》、《灵苑方》（宋沈括）、《谭氏殊圣方》《婴孺方》、《医方妙选》（张涣）、《凤髓经》《王氏手集（方）》《刘氏家传（方）》《张氏家传（方）》《庄氏家传（方）》《孔氏家传（方）》《吴氏家传（方）》《吉氏家传（方）》《长沙医者丁时发传（方）》《长沙医者郑愈传（方）》、《济急捷用单方》（陈敏）、《方便集》（郭弥明）"；"《宝庆方》、《经验普济加减方》（刘智）、《烟霞圣效方》（韩义和）、《效方》（施圆端）、《续刊经验良方》、《保婴集验名方》（刘世荣）、《活法秘方》（孙仁存）、《大方》（袁当时）"；"《养生必用》《万全方》、《医学证类》（僧本璇）、《玉诀方》（又名《小儿玉诀》）、《保生信效方》《聚宝方》、《野田多效方》（段奇）、《赵氏家传（方）》《长沙医者胡氏家传（方）》《安师传（方）》《长沙医者相焉传（方）》《长沙医者丁安中传（方）》《长沙医者易忠信传（方）》"；"《颅囟经》（托名周穆王时师巫所传，一说东汉卫汛撰）、《必效方》（唐孟诜）、《子母秘录》（唐许仁）、《姚和众方》（疑即《延龄至宝方》，唐姚和众撰）、《广济方》（唐李隆基）、《古今录验》（唐甄权）、

---

① 中华书局上海编辑所编辑，《中华文史论丛》（第二辑），北京，中华书局，1962 年，第 261—265 页。

② 王瑞祥编撰，《永乐大典医书辑本（一）》，北京，中医古籍出版社，2010 年。

《食疗本草》（唐孟诜）、《兵部手集（方）》（唐李绛，佚文收入《外台秘要方》）、《九龠卫生（方）》（宋赵士纡，又作'赵士衍'，佚文收入《幼幼新书》《本草纲目》）、《简要济众方》（宋周应）、《钱氏补遗》（金张洁古）、《经验良方》（阮霖）、《产乳方》（杨氏）、《秘要指迷论》《长沙医者李刚中传（方）》《石壁经》《备急纂要方》《吉州医者传（方）》《长沙医者毛彬传（方）》《朱氏家传（方）》《长沙医者丘松年传（方）》《陶善化传（方）》《国医李安仁传（方）》《修真秘旨》《五关贯珍珠囊》"。①
总之，学术界公认，《永乐大典》中征引的散佚医籍应该远超 21 种。

从此而言，馆臣所辑的确有遗漏，但他们当时辑佚的医书不限于《总目》中的《永乐大典》本医籍。史广超《〈永乐大典〉辑佚述稿》附录的《〈永乐大典书目〉残本》（中国国家图书馆藏）和《上图本〈永乐大典书目〉》著录了《四库全书》纂修官所签的佚书单。《〈永乐大典书目〉残本》著录的医籍为：《水牛经》（造父撰）二卷、《痊骥集》三卷、《安骥集》（刘豫时书）三卷、《医驼方》一卷、《寿元养老新书》（邹铉撰）四卷、《回□医治内科》二十二卷、《小儿证治全书》七十四卷、《雷公药性论》（雷敩撰）一卷、《流注紫微赋》（何若愚撰）、《子午流注井荥（应为荣）俞经合部分图》（何若愚撰）二卷、《流论八穴》（窦肥卿撰）、《炙膏肓腧穴法》（庄季裕撰）、《运气精华要旨》（程德斋撰）一卷。《上图本〈永乐大典书目〉》著录的医籍为：《本草叙论》三卷；《医经》；《针灸法》二十卷；《瑞竹堂经验方》五卷，二册；《济生方》八卷，三册，宋严用和；《脚气治法总要》二卷，一册，宋董汲；《博济方》五卷，五册；《颅经》二卷，一册，师巫；《集验背方》一卷，二册，宋李迅；《伤寒微旨论》三卷，一册，宋；《急救仙方》六卷，二册；《医书符禁》四卷；《产育宝庆集》二卷，一册；《太医局科式程文》九卷，五册；《旅舍备要》一卷，一册；《医书诸经证治》二卷；《卫济宝书》二卷一册。②
因为书目残缺、书单不完整，漏掉了很多《总目》所著录的《永乐大典》本医籍，如《全生指迷方》《卫生十全方》等。仅就残目中的医籍而言，有些是《总目》所著录或存目的医籍，如《博济方》等，有些实际没有散佚，如《炙膏肓腧穴法》等；但仍有已经散佚而《总目》没有著录和存目的医籍，如《回□医治内科》二十二卷、《雷公药性论》一卷、《运气精华要旨》一卷等。这说明，仅仅凭借《永

① 张如青、张雪丹，《现存〈永乐大典〉儿科文献研究），《中医文献杂志》，2008 年，第 2 期，第 2、3 页。

② 史广超著，《〈永乐大典〉辑佚述稿》，郑州，中州古籍出版社，2009 年，第 240—277 页。

乐大典》本医籍，评判馆臣的辑佚成绩是不公允的，馆臣当时辑出的典籍应该更多，故张升认为应该"修正我们对馆臣辑书工作的批评"。①

（二）辑佚医籍时很多内容被漏辑

馆臣不但漏辑了很多医书，而且辑佚的医籍也存在辑佚内容不全、很多内容被漏掉的现象。范行准言："王衮《博济方》卷四《惊痫门》就漏掉褊银丸、镇心丸、乳香散三方。"②此外，程磐基据《永乐大典医药集》指出《伤寒微旨》漏掉了《戒桂枝汤篇》《辨桂枝葛根麻黄汤篇》两篇论。③笔者查阅《永乐大典医药集》，发现《济生方》漏掉"防风汤"一方，此方位于《永乐大典》卷之一万三千八百七十九"未"韵"痹"字的"诸痹证治三"中，原文为："防风汤：治血痹，皮肤不仁。防风（去芦，二两）、川独活（去芦，洗）、川当归（去芦，洗）、赤茯苓（去皮）、秦艽（去芦，洗）、赤芍药、黄芩（各一两）、桂心（不见火）、杏仁（去皮、尖）、甘草（炙，各半两）。右㕮咀。每服四钱，水一盏半，姜五片，煎至七分，去滓温服，不拘时候。"④如据《永乐大典医药集》，馆臣漏辑的内容只有上述内容。以七百多卷的篇幅，遗漏这些内容是可以原谅的。

如果查阅王瑞祥的《永乐大典医书辑本（一）》，则会发现馆臣遗漏的内容更多。⑤现对《博济方》等典籍进行比较。

《四库全书·博济方》漏掉了23首方，分别列举如下。

（1）大圣丸：治瘫痪风及肾脏风，上攻下疰，一切诸风疾并皆疗之。

川乌头（炮裂，去皮脐）、五灵脂（炙用）、麝香、乳香、寒食面（各等分）、辰锦砂（别研）。

右件五灵脂、乌头先细杵为末，后秤与下四味停入和匀，以面向北取不污井花水为丸，如樱桃大，丸了用生丝绢袋子盛，挂当风。每日一服，切不可多服，无事不得服。如是不思饮食，大段昏沉，取绿豆汁解之，明日再服。男子女人皆

---

① 张升著，《〈永乐大典〉流传与辑佚研究》，北京，北京师范大学出版社，2010年，第142页。

② 中华书局上海编辑所编辑，《中华文史论丛》（第二辑），北京，中华书局，1962年，第259页。

③ 程磐基，《〈伤寒微旨论〉佚文两篇探讨》，《中医药文化》，2008年，第3期，第45—47页。

④ 萧源、张守知、张永安等辑，《永乐大典医药集》，北京，人民卫生出版社，1986年，第915页。

⑤ 需要说明的是，王瑞祥《永乐大典医书辑本（一）》辑录的是《永乐大典》卷之二百九十八至卷之三百三十三等。这些卷数并不见于张升所作的"《永乐大典》现存卷目表"中。遗憾的是，王瑞祥在序中没有说明他的资料来源，只是含糊地说："上海图书馆、南京图书馆古籍部、中国医学科学院图书馆、中国中医科学院图书馆、河北北方学院图书馆提供了孤本、善本书馆藏。"

吃得。合时取辰时，不得令一切阴人鸡犬等见。临卧用姜汁浸化，温酒投服，忌动风物，孕妇不服。（《永乐大典》卷之三百六《一东·风·诸风证治九》）①

（2）狐肝散：治瘫痪风，及气攻注皮肤，生疮瘙痒，赤白瘢风等一切风疾。

乌鸦（一只，剁去啄不用，留爪）、狐肝（一具。二味皆用腊月者。与鸦同入瓷瓶中，坠泥封固，微炭火上煨熟，候瓶透赤，取出冷用）、天南星（一两，去心，研）、天麻、腻粉、蝎、白附子、僵蚕、牛黄（一分，别研）、藿香、桑螵蛸（腊月采者。各一两）、麝香（半两，别研）、乌蛇（一两，酒浸，不用头尾，取肉，炙）。

右为末，却与研者和匀。如中急风，豆淋酒下二钱。瘫痪风，再服立差。常服，除风，半钱，温酒下。（《永乐大典》卷之三百六《一东·风·诸风证治九》）①

（3）至圣一醉膏：治瘫痪风。

天麻（一分）、没药、黄明滴乳香（各半两）、附子（一两，炮制，去皮脐）、安息香（一分）、麻黄（去根节，四两）、生脑子（少许）。

右件七味，一处捣罗为细末，每服四大钱。用法酒一升，于银石器内熬成膏子后，却出，分在四盏内，别用法酒，看患人吃酒多少，渐调膏子。服尽为度。令枕病处卧，以衣被盖，或汗出或似虫行，即效。次日再吃一服，手足必以举。得此病五十日以上方治，若发直者不在治限。（《永乐大典》卷之三百六《一东·风·诸风证治九》）①

（4）茵草散：治瘫痪等风疾。

茵草（一两半，炙，去毛出汗）、蝎梢（一分）、官桂（去皮，一分）、当归（一两）、羌活（半两）、荆三棱（一两）、蓬莪茂（一两）。

右件七味都生捣为末。如人卒中恶风，昏迷未省，风涎方盛，即时以药四钱，用二钱生末先置盏中，以二钱末用酒一盏半煎至八分，倾在生药盏内，调匀，带热服。但下得咽喉，扶起须臾，即吐出恶涎，立愈。如诸般风疾，并依此法。每日一服，永无中风及痰涎。如久患瘫痪，且暮常服，经月余必被上有臭汗气，痕迹如人形状，其患永差。（《永乐大典》卷之三百六《一东·风·诸风证治九》）①

（5）大茵草散：治丈夫、女人瘫痪风及血风，但一切风疾皆疗。

茵草、石斛（炙）、牛胶（炙）、附子（炮）、萆薢、天麻（炙）、麻黄（去节）、泽泻、防风、石龙芮、松脂、独活、杜仲、芎藭、芍药、人参、茯苓（去皮）、乌蛇（酒浸，炙，去皮骨）、薯蓣、桂心（去皮）、吴白术、细辛、麝香、柏子仁、菟丝子（酒浸三日后，

---

① 王瑞祥编撰，《永乐大典医书辑本（一）》，北京，中医古籍出版社，2010年，第118页。

焙干炒熟，杵）。

右件二十五味，各等分，并要州土新好者，用杵为末。每服一钱，温酒下。应诸风疹，但求此药必差。(《永乐大典》卷之三百六《一东·风·诸风证治九》)[1]

（6）宝命丹：治瘫痪风及软风。

牛黄（半两，少一分亦得）、蝎（一，全者）、附子（生用，去皮，一两）、天南星（半两）、五灵脂（半两）。

右件五味，并生为末，炼蜜为丸，如鸡头大。用生姜自然汁一呷许磨化后，将蜜酒投之，温酒服。或远年软风，须于暖阁内无风处，用甜糟并葱、椒煎汤浸，及令软处汗出，便服一丸。如是软多年者，先将鹊窠烧火炙软处，令热彻，方服此药为妙。(《永乐大典》卷之三百六《一东·风·诸风证治九》)[1]

（7）羌活丸：治风毒走注疼痛及体内多风疾者。

羌活、独活（去芦头，各二两）、地龙（去土，炒，一两）、天麻（三分）、乌头（炮制，去皮脐，半两）。

右为末，用生蜜和丸如梧桐子大，每服二十丸，薄荷汤或温酒下，食前服。(《永乐大典》卷之三百十一《一东·风·诸风证治十四》)[2]

（8）驱风散：治风痫。

铅丹（二两）、白矾（二两）。

为末，用三角砖相斗，以纸铺砖上，先以丹铺纸上，次以矾铺丹上，然后用纸桶（包），却将柳木柴烧过为度，取出细研，每服一钱，温酒下。(《永乐大典》卷之三百十三《一东·风·诸风证治十六》)[3]

（9）没药散：治男子、女人虚惫，风冷气攻手臂腿膝疼痛，骨节酸麻。

虎胫骨（酥涂炙）、败龟（酥炙）、地骨皮（洗）、没药、麝香（少许）、细辛（去叶，洗）、当归（洗）、羌活（去芦头）、川芎、官桂（去皮）、防风（洗）、牛膝（去苗，洗，各半两）、朱砂（一分，别细研）、芍药。

右件并依法修治，捣罗为散，更研极细。每服，空心温水调下。稍痊，即炼蜜和丸如梧桐子大，酒下五七丸。(《永乐大典》卷之三百十七《一东·风·诸风证治二十》)[4]

---

[1]　王瑞祥编撰，《永乐大典医书辑本（一）》，北京，中医古籍出版社，2010年，第119页。

[2]　王瑞祥编撰，《永乐大典医书辑本（一）》，北京，中医古籍出版社，2010年，第223页。

[3]　王瑞祥编撰，《永乐大典医书辑本（一）》，北京，中医古籍出版社，2010年，第251页。

[4]　王瑞祥编撰，《永乐大典医书辑本（一）》，北京，中医古籍出版社，2010年，第314页。

（10）香芎汤：治风痰，头目昏痛，心胸烦闷，及治三焦风壅，中脘有痰，口干，利胸膈，化痰涎。

芎䓖（二两）、细辛（去苗、叶）、旋覆花（各一两）、甘草（炙）、独活（去芦头）、羌活（去芦头，各半两）、皂荚（一梃，烧存性）。

右粗捣筛，每服二钱匙，水一盏，煎至六分，去滓，热呷，食后临卧服之。（《永乐大典》卷之三百十八《一东·风·诸风证治二十一》）[①]

（11）碧琳丹：治痰涎潮盛，卒中不语，备急，大效。

生碌（二两，出信州石碌是也，净洗于乳钵内，研如粉，以水飞过，去砂石，摊于纸上，晒干）、硇砂（一两，以水化去砂石，清入碌石粉于新白器内，慢火熬令干）。

右取辰日辰时，面向辰位上修合，再研匀，入麝香一分，又同研细，煮糯米粥和丸如弹子大，阴干。如卒中者，每丸作二服，用薄荷酒磨下。瘫痪并一切风疾，用朱砂酒磨下。如犯药毒，亦同前法服之，候吐出浓涎青碧色并泻下恶物为验。合时于净室内，无令妇人、四足见。忌动风毒物。常服，一丸可分作六服。空心服后用少食压下。（《永乐大典》卷之三百十八《一东·风·诸风证治二十一》）[①]

（12）千金丸：疏风下涎，消逐痰积。

朱砂（半两，别研如粉）、水磨雄黄（三分，别研如粉）、硇砂（三分，秋冬只用半两）、生半夏末（三分）。

右件药，一处同研匀，用生姜去皮切成块子，如樱桃大，先入药末石臼内，旋入姜块同捣，约可丸得，即丸如梧桐子大。每服一丸至两丸。（《永乐大典》卷之三百十八《一东·风·诸风证治二十一》）[①]

（13）灵宝丸：治风气攻作，阴盛则厥逆，阳盛则烦惋。[②]

天麻、乌蛇（酒浸，去皮骨，炙）、天南星（各二两）、附子（炮裂，去脐皮）、白附子、芎䓖、白僵蚕（微炒）、蔓荆实、干姜（炮）、桂（去粗皮，各一两）、麻黄（去根、节，二两三分）、防风（去叉，一两）、当归（切，焙，三分）、龙脑（研）、麝香（研，各一分）。

右为末，炼蜜和丸如鸡头大，以丹砂末为衣，每服一丸，酒调化下。如有急风瘫痪，薄荷汤下一二丸，衣覆出汗，立效。（《永乐大典》卷之三百十九《一

①　王瑞祥编撰，《永乐大典医书辑本（一）》，北京，中医古籍出版社，2010年，第324页。

②　文渊阁《四库全书》本《博济方》有同名方，但药物配伍、主治等均不同。

东·风·诸风证治二十二》）①

（14）天麻煎：治风气不顺，骨痛，或生瘾疹，不治则加冷痹，筋骨缓弱。

天麻、干蝎（炒）、羌活（去芦头）、防风（去叉，各二分）、五灵脂、附子（炮）、白术、赤小豆（各一两）。

右为末。先以沉香二两，酒一升，瓷器煎为膏，入药捣千杵，和丸如梧桐子大。每服二十丸，空腹，荆芥汤或荆芥茶酒下，过五日加至三十丸。秋夏宜荆芥汤，春冬宜荆芥酒。春末夏初喜生赤根白头疮，服之大佳。忌一切毒物。（《永乐大典》卷之三百十九《一东·风·诸风证治二十二》）①

（15）四圣散：治风气壅滞，心胸不利，精神不爽，痰涎并多，头项紧急。

半夏（汤洗七次）、桑白皮（酥炙令黄）、荆芥穗、陈橘皮（去瓤，各等分）。

右件四味为末，每服一大钱。姜一小块子，水一盏，同煎至七分，温服。（《永乐大典》卷之三百十九《一东·风·诸风证治二十二》）①

（16）槟榔丸：治通利三焦，疏逐风气，宽胸膈，化痰涎，散腹胁壅滞，化酒食毒。

黑牵牛（四两，拣去杂物，二两炒令香起方得；二两生用，重洗，焙，杵为末；取三两用）、槟榔（半两）、木香（一分）、陈橘皮（一分，去白）、干姜（一分，炮）。

右为末，同煮粟米糊，细研，搜为丸如梧桐子大，晒干以瓷盒盛之。并夜卧，浓煎姜汤下三十丸。饮食伤，煎枣汤下。痰涎壅，喉痛头疼，食后生姜汤下十五丸。妇人产前后诸疾，煎生姜汤下。止渴，枣汤下。（《永乐大典》卷之三百十九《一东·风·诸风证治二十二》）①

（17）独活丸：治头风面风，头目疼痛，昏眩不止，利膈化痰。

独活（去芦头）、芎藭、甘草（炙，剉，各一两）、干蝎（去土，炒，一分）、半夏（汤洗七遍，去滑）、防风（去叉，各一两）。

右为末，以半夏末同生姜汁和丸如梧桐子大。每服七丸，加至十丸，荆芥薄荷汤下。（《永乐大典》卷之三百十九《一东·风·诸风证治二十二》）②

（18）淋渫子散：治风毒气攻疰脚膝疼痛。

吴茱萸、食茱萸、山茱萸、杜狗脊、木鳖子（以上各等分）。

右同捣为粗末，每用二匙头，于杉木抱桶内以沸汤浸药，以脚杂上面蒸之，

① 王瑞祥编撰，《永乐大典医书辑本（一）》，北京，中医古籍出版社，2010年，第336页。
② 王瑞祥编撰，《永乐大典医书辑本（一）》，北京，中医古籍出版社，2010年，第347页。

渐次淋洗，以物搁起脚指头，勿令浸着，令出风气。淋濯了，干拭，却以衣被盖，勿令风吹，如蛊行痒是效。（《永乐大典》卷之三百二十二《一东·风·诸风证治二十五》）①

（19）藁本散：治一切风，治妇人血风，丈夫筋骨风，肠风痔漏，四肢软弱及小儿急风，能疗骨节风攻痛疼等；并寸口白虫，解伤寒。若能常服，治诸风气诸疾。

藁本、赤箭、羌活、独活、芎藭、防风（去芦头）、肉桂（去皱皮）、附子（炮裂，去皮脐）、天麻（去芦）、地龙（半两）、乳香（研）、草乌（去皮）、没药、甘菊花、麻黄（去根、节）、赤芍药、细辛、干蝎（微炒，以上各一两半）、当归、牛膝（去苗）、枳壳（麸炒微黄，去瓤）、甘草（微炒赤，剉，以上各一两半）。

右捣罗为散，每服以温酒调下一钱。薄荷汤调下亦得。忌生冷猪鸡毒鱼动风物。（《永乐大典》卷之三百三十二《一东·风·诸风证治三十五》）②

（20）大通丹：治瘫痪并一切风，口眼㖞斜，语言謇涩，手足不便。

雄黄、硫黄、丹砂（三味同研）、水银、金、银（二味同水银结成沙子）、铅丹、胡粉、硝石、白矾（四味研，各二两）。

右共一处和匀，入固济瓷瓶内，瓶子上注一小眼，用火养之，渐渐加火，若窍内有烟出，便用盐泥塞，更养一日。

铅霜（二两）、龙脑（研，半两）、麝香（研，一两）、玉屑（半两）、犀角（镑，半两）、乌蛇（一条，去皮骨，炙）、白花蛇（三两，去皮骨，炙）、附子（炮裂，去皮脐，二两）、牛黄（研，半两）、高良姜、蝉蜕、白僵蚕（炒，各一两）、天竺黄、荜澄茄、天麻、白附子（炮，各二两）。

右为末，并前十味末再研匀，糯米饭和丸如小弹子大，阴干。若初得患，先洗浴，豆淋酒化下一丸，心膈不烦，津液俱生。如人行十里以来，用稀粥饮投之，须臾汗出便解。三日服一丸。（《永乐大典》卷之三百三十二《一东·风·诸风证治三十五》）②

（21）大羌活丸：疗夹脑风，唔风头旋；但是三十六种风疾皆宜服之；大效。

官桂（去皮）、茯苓、麻黄（去节）、剑脊乌蛇（酒浸，去皮骨，炙令香）、僵蚕、防风、枳壳、酸枣仁、苦参、羌活、独活、郁李仁（去皮、尖）、龙骨、犀角（镑细，如无，

---

① 王瑞祥编撰，《永乐大典医书辑本（一）》，北京，中医古籍出版社，2010年，第390页。

② 王瑞祥编撰，《永乐大典医书辑本（一）》，北京，中医古籍出版社，2010年，第557页。

即以羚羊角充亦得）、乌脂（炒过，去皮、心。如无，即以乌头半两代之，炮裂用）、人参（各一两）。

右件一十六味，同杵为末，炼蜜为丸如梧桐子大。每服七丸，热酒下。功效繁多，不及一一具述。（《永乐大典》卷之三百三十二《一东·风·诸风证治三十五》）①

（22）治大风疾方。

威灵仙（二两，洗净）、羌活（一两）、独活（一两）、丹参（六两，剉，炒令黑黄）、苍耳（四两）、仙灵脾（二两）、黑参（去芦头，二两）、人参（去芦头）、沙参（各二两）、柴参（一两）、甘草（生，一两）、黄芩［一（半）两］。

右为末。食后临卧用温熟水调下三钱。若五心无疮，眼不断瞳人，鼻梁不塌，服之一月便瘥。（《永乐大典》卷之三百三十二《一东·风·诸风证治三十五》）①

（23）龙胆膏：治大风疾神效。

消梨（一颗）、乌蛇胆（一个）、冬瓜（一枚，截作五寸许，去瓤用）。

右件药三味。掘地可深三尺以来，拂拭令净洁，置冬瓜于其内，以物载之，安蛇胆、消梨其上。即以土隔截盖之，至三七日看一度，冬瓜未甚坏则候七七日。看蛇胆、消梨、瓜肉浑化为汁。在冬瓜皮内取出一茶匙，医大风疾。一人小可风疾，以匙头温过，搅酒吃三两，立愈。（《永乐大典》卷之三百三十二《一东·风·诸风证治三十五》）①

严用和《济生方》漏掉了3篇论、9首方，分别列举如下。

（1）论。

1）中风证治：医经云，夫风者，百病之长也。由是观之，中风在伤寒之上，为病急卒。岐伯所谓大法有四：一曰偏枯，二曰风痱，三曰风懿，四曰风痹，言其最重者也。外有五藏诸风，皆载之于《千金》矣，兹不复叙。大抵人之有生，以元气为根，荣卫为本，根气强壮，荣卫和平，腠理致密，外邪客气焉能为害？或因喜怒，或因忧思，或因惊恐，或饮食不节，或劳役过伤，遂致真气先虚，荣卫失度，腠理空疏，邪气乘虚而入。及其感也，为半身不遂，肌肉疼痛；为痰涎壅塞，口眼㖞斜，偏废不仁，神智昏乱；为舌强不语，顽痹不知，精神恍惚，惊惕恐怖；或自汗恶风，筋脉挛急，变证多端。治疗之法，当推其所自。若内因七

---

① 王瑞祥编撰，《永乐大典医书辑本（一）》，北京，中医古籍出版社，2010年，第558页。

情而得之者，法当调气，不当治风；外因六淫而得之者，亦先当调气，然后依所感六气，随证治之，此良法也。但发直吐沫，摇头上撺，面赤如妆，或头面青黑，汗缀如珠，眼闭口开，声如鼾睡，遗尿不知人者，皆不可治。（《永乐大典》卷之二百九十九《一东·风·诸风证治二》）①

2）夫痫病者，十岁以下为痫，大体其发之原，皆因三种，风痫、惊痫、食痫是也。因此三种，变作诸痫。若不早治，久成痼疾。其发之状，卒然仆地，口眼相引，或目睛上摇，或手足瘛疭，或背脊强直，颈项反折，或摇头弄舌，或数啮齿，皆其证也。但正发搐掣之时，勿捉持之，捉之则曲捩不随也。（《永乐大典》卷之三百十三《一东·风·诸风证治十六》）②

3）夫白虎历节病者，世有体虚之人，将理失宜，受风寒湿毒之气，使筋脉凝滞，血气不流，蕴于骨节之间，或在四肢，肉色不变。其病昼静夜剧，其痛彻骨如虎之啮，名曰白虎之病也。痛如掣者为寒多；肿满如脱者为湿多；汗出者为风多。巢氏云：饮酒当风，汗出入水，遂成斯疾，久而不愈，令人骨节蹉跌为癫病者，诚有此理也。（《永乐大典》卷之三百二十九《一东·风·诸风证治三十二》）③

（2）方。

1）省风汤：治中风痰涎壅盛，口眼㖞斜，半身不遂。

半夏（生用）、防风（各一两）、甘草（炙，半两）、全蝎（去毒，三个）、白附子（生用）、川乌（生用）、木香、天南星（生，各半两）。

右㕮咀，每服半两，水一盏，姜十片，煎温服。（《永乐大典》卷之三百一《一东·风·诸风证治四》）④

2）豨莶圆：治中风口眼㖞斜，时吐涎沫，语言謇涩，手足缓弱。

豨莶草（一名火炊草，生于沃壤间，带猪苓气者是）

右五月五日、六月六日收采，洗去土，摘其叶，不拘多少，九蒸九曝。每蒸用酒蜜水洒之，蒸一饭久，曝干为末。炼蜜圆如梧桐子。每服百圆，空心温酒米

---

①　王瑞祥编撰，《永乐大典医书辑本（一）》，北京，中医古籍出版社，2010年，第13页。

②　王瑞祥编撰，《永乐大典医书辑本（一）》，北京，中医古籍出版社，2010年，第239、240页。另，《永乐大典》中标明这篇论引自"严用和《济生续方》"，这也从一个角度证明了严氏所撰有《济生方》和《济生续方》两书。

③　王瑞祥编撰，《永乐大典医书辑本（一）》，北京，中医古籍出版社，2010年，第507页。

④　王瑞祥编撰，《永乐大典医书辑本（一）》，北京，中医古籍出版社，2010年，第41页。

饮任下。(《永乐大典》卷之三百一《一东·风·诸风证治四》)①

3）虎胫骨酒：治风偏枯半死，行劳得风，若鬼所击，四肢不遂，不能行步。但是一切诸风挛急之证，悉皆治疗。

五斛（去根）、石楠叶、防风（去芦）、虎胫骨（酥炙）、当归（去芦）、茵芋叶、杜仲（剉，炒）、川牛膝（去芦）、芎藭、金毛狗脊（燎去毛）、川续断、川巴戟（去心，各一两）。

右件剉如豆大，以绢囊盛药，以酒一斗渍之十日，每服一盏，汤热服，不拘时候。(《永乐大典》卷之三百九《一东·风·诸风证治十二》)②

4）青龙妙应丸：治诸风挛急，遍体疼痛，游走无定，百药之所不效者。

穿山甲（十五片，石灰炒）、全蝎（去毒，三七个）、地龙（去土，一两）、蚣蜈（七条，生用）、麝香（一字，别研）、草乌（生，去皮，一两）、没药（三钱，别研）、乳香（三钱，别研）、松香（半两）、斑猫（七个，糯米炒，去头足）、白僵蚕（姜汁炒，半两）、五灵脂（三钱，去砂石）。

右为细末，酒糊为丸，如绿豆大，以青黛为衣。每服二十丸，不拘时候，温酒送下，忌食热物。(《永乐大典》卷之三百十一《一东·风·诸风证治十四》)③

5）鸥头丸：治风痫，不拘长幼，发作渐濒，呕吐涎沫。

飞鸥头（一枚，烧灰）、虢丹（五钱，细研）、皂角（五梃，酥炙）。

右为细末，用糯米糊为丸，如绿豆大，每服十五丸，加至二十丸，以粥饮送下，不拘时候。(《永乐大典》卷之三百十三《一东·风·诸风证治十六》)④

6）控涎丸：治诸痫久不愈，顽涎聚散无时，变生诸证，悉皆治之。

生川乌（去皮）、半夏（洗）、僵蚕（不炒。此三味剉碎，生姜汁浸一宿，各半两）、全蝎（去毒，七个）、铁粉（三钱）、甘遂（二钱半）。

右为细末，生姜自然汁打糊为丸，如绿豆大，朱砂为衣，每服十五丸，食后用姜汤吞下，忌食甘草。(《永乐大典》卷之三百十三《一东·风·诸风证治十六》)④

7）芎辛汤：治风寒在脑，或感邪湿，头重头痛，眩晕欲倒，呕吐不定。

① 王瑞祥编撰，《永乐大典医书辑本（一）》，北京，中医古籍出版社，2010年，第41页。
② 王瑞祥编撰，《永乐大典医书辑本（一）》，北京，中医古籍出版社，2010年，第194页。
③ 王瑞祥编撰，《永乐大典医书辑本（一）》，北京，中医古籍出版社，2010年，第224页。
④ 王瑞祥编撰，《永乐大典医书辑本（一）》，北京，中医古籍出版社，2010年，第250页。

川芎（一两）、细辛（洗去土）、白术、甘草（炙，各半钱）。

右咬咀，每服四钱，水一盏半，生姜五片，茶芽少许，煎至七分，去滓温服，不拘时候。（《永乐大典》卷之三百二十《一东·风·诸风证治二十三》）①

8）羌活汤：治白虎历节，风毒攻注，骨髓疼痛，发作不定。

羌活（去芦，二两）、附子（炮，去皮脐）、秦艽（去芦）、桂心（不见火）、木香（不见火）、川芎、当归（去芦）、川牛膝、桃仁（去皮尖，麸炒）、骨碎补、防风（去芦，各一两）、甘草（炙，半两）。

右咬咀，每服四钱，水一盏半，姜五片，煎至七分，去滓温服，不拘时候。（《永乐大典》卷之三百二十九《一东·风·诸风证治三十二》）②

9）虎骨散：治白虎风，肢节疼痛，发则不可忍。

虎骨（酥炙，二两）、花蛇（酒浸，取肉）、天麻、防风（去芦）、川牛膝（去芦，酒浸）、白僵蚕（炒，去丝嘴）、川当归（去芦，酒浸）、乳香（别研）、桂心（不见火，各一两）、甘草（炙）、全蝎（去毒，各半两）、麝香（一钱，别研）。

右为细末，每服二钱，温酒调服，或用豆淋酒调服亦可。不拘时候。（《永乐大典》卷之三百二十九《一东·风·诸风证治三十二》）③

《旅舍备要方》漏掉了3首方，分别列举如下。

（1）金箔丸：治中风语涩，口吐涎，头目昏，项强直，口眼㖞，及治痰饮肠鸣，清膈利涎，疏风壅塞。

金箔（五十片）、天南星（炮）、半夏曲（各一两）、白附子（炮，二两）、雄黄（研飞，半两）、牛黄（研）、朱砂（研飞，各半两）、人参（半两）、犀角屑（一分）。

右为末，面糊为丸，如绿豆大，生姜汤下，十五丸。急病，竹沥下。（《永乐大典》卷之三百一《一东·风·诸风证治四》）④

（2）通心辰砂丸：治一切风涎潮发，以至狂语，状若心风，只服此药方。

朱砂（半两，研）、龙脑（半两）、硇砂（半两，研明者）、黄丹（炒，一钱）、白芥子（微炒，取末，一两）、半夏（汤洗，取末，半两）、天南星（炮，取末，半两）。

右研匀，面糊丸如绿豆大。更研，朱砂为衣，每服十五丸，同铁粉牛黄丸共

---

① 王瑞祥编撰，《永乐大典医书辑本（一）》，北京，中医古籍出版社，2010年，第365页。

② 王瑞祥编撰，《永乐大典医书辑本（一）》，北京，中医古籍出版社，2010年，第505页。

③ 王瑞祥编撰，《永乐大典医书辑本（一）》，北京，中医古籍出版社，2010年，第512页。

④ 王瑞祥编撰，《永乐大典医书辑本（一）》，北京，中医古籍出版社，2010年，第32、33页。

服。（《永乐大典》卷之三百一《一东·风·诸风证治四》）①

（3）治破伤风，背急口噤，身强直。

草乌头（微炮，末）、防风（末）、雄黄（研，各一分）、牛黄、麝香（研，各半分）。

右再研匀，每服一字，温酒调下。如口噤，以物拗开，热汤调下半钱，神效。（《永乐大典》卷之三百三十《一东·风·诸风证治三十三》）②

《全生指迷方》漏掉了 2 首方，分别列举如下。

（1）通关散：治失音不能言，由风邪客于脾经，上入关机者。舌，本也。又关隔不通，其人精神昏愦，失忘。

白僵蚕（炒，半两）、羌活（一分）、麝香（半钱）。

右为末，每服二钱，先以姜汁少许调匀，以沸汤浸放，温服之。以真菖蒲末，时时着舌根下。（《永乐大典》卷之三百五《一东·风·诸风证治八》）③

（2）虎骨散：治半身不遂，肌肉干燥，渐渐细瘦，或时疼痛，此由其血少，阴气不固，气胜于血。风邪又留于血经，使（脉络荣卫）不得运行，病曰偏枯。治之慎，无以麻黄，盖麻黄亡津液，亡津液则血耗。当养血去风。

虎骨、乌蛇（各半两）、白术（一两）、藁本、芍药、续断（各一两）、当归（二两）。

右为末。酒调二钱，食后服。藏寒多利者，加天雄（半两）。骨中烦疼有热者，加生地黄（一两）。（《永乐大典》卷之三百九《一东·风·诸风证治十二》）④

值得注意的是，与其他卷数相比，这些卷数的应辑内容 95％ 左右都被遗漏，这种现象比较奇怪。用疏漏一词已经无法形容馆臣的工作。但或许还存在另一种可能，即馆臣实际上没有看到这一部分内容。因为当时的《永乐大典》本就不是完整的，其部分卷数已经散佚出宫。乾隆三十八年二月初十日《军机大臣奏检出〈永乐大典〉目录及全书各十本呈进片》云："臣等查《永乐大典》原书共一万一千余本，今现序（存）九千余本，丛杂失次，一时难以遍查……（军机处上谕档）"⑤

但馆臣的疏漏的确是原因之一。如上文所述《博济方》遗漏的"天麻煎"，

---

① 王瑞祥编撰，《永乐大典医书辑本（一）》，北京，中医古籍出版社，2010 年，第 33 页。
② 王瑞祥编撰，《永乐大典医书辑本（一）》，北京，中医古籍出版社，2010 年，第 523 页。
③ 王瑞祥编撰，《永乐大典医书辑本（一）》，北京，中医古籍出版社，2010 年，第 87 页。
④ 王瑞祥编撰，《永乐大典医书辑本（一）》，北京，中医古籍出版社，2010 年，第 193 页。
⑤ 中国第一历史档案馆编，张书才主编，《纂修四库全书档案》，上海，上海古籍出版社，1997 年，第 56 页。

馆臣辑本《苏沈良方》卷二中有"天麻煎丸"，下有注云："案，此方原缺，今从王衮《博济方》补入。"馆臣能利用《博济方》补充《苏沈良方》，说明已经辑佚了这条，但最后完稿时却未将此条收入。

利用馆臣辑本《博济方》，还可以发现《产宝诸方》的 2 处漏辑。《博济方》卷四"保生丸"载："《产宝诸方》云：忌生冷油腻鱼鸡等物，汤酒入口，温热得所，但未产以前与产后一腊，好依方合。"卷四"香桂散"云："治产后脐下疼痛不止（《产宝诸方》作'当归散'）。当归、川芎（各一分）、官桂（去皮，半两）。右三味同为细末，分作三服，每服酒一盏，煎三五沸，更入童便少许，同煎至七分，温服，甚者不过再服必瘥。"

总之，馆臣在辑佚中的确有漏辑之失误。有些内容明明已经被发现，但最后完稿时却没有被收入，这不能不说是一种遗憾。①

二、利用其他医籍补辑《永乐大典》本

发现馆臣的漏辑实际上就是补辑。除了依据《永乐大典》，还可以利用其他医籍来补辑。

馆臣在辑佚《集验背疽方》时，就并没有局限于《永乐大典》，而是广泛参考其他典籍。《总目·集验背疽方》云："谨从《永乐大典》中采掇裒订，仍为一卷。其麦饭石膏及神异膏二方，乃诸方中最神妙者，而《永乐大典》乃偶佚之，今据《苏沈良方》及危亦林《得效方》补入。又《赤水玄珠》亦载有神异膏方，与《得效方》稍有不同，今并列之，以备参考焉。"查馆臣在辑佚《集验背疽方》时除了参考《苏沈良方》、危亦林《世医得效方》、《赤水玄珠》外，还参考了《太

---

① 其他部类也存在类似的问题。傅增湘《〈永乐大典〉跋》云："至《敬斋古今黈》《瓮牖间评》《爱日斋丛钞》《考古质疑》四种，皆原书久佚，《四库》馆臣自《大典》中辑出，印入《聚珍版书》者，固宜悉相吻合矣。乃取聚珍本校之，惟《爱日斋丛钞》四十六则在今本之第四卷中，初无歧异。其《古今黈》所引共二十九则，今本只有《孟郊失志夜坐》《聚星堂雪诗》《纳纸投名》三则，且末则尚夺二十九字，其余二十六则悉未采入，近时有编拾遗者始收之。《瓮牖间评》所引凡四十则，今本所有者惟《黄太史西江月》一则，余悉不载。《考古质疑》只引三则，通四千余言，而今本乃全失收，殊可怪诧。若谓当日馆臣于兹册失检耶？则其中固有已收之数则在；若谓已见兹册耶？顾何以收采者正无几而漏失者转闳多也。意者编辑官书，事出众手，分纂者既徒完官课，总核者复未暇详求，加以中旨督促，急于成书，展转抄编，任其遗落，又岂料吾辈今日据原本以发其覆哉！然《大典》辑出诸书蹈此弊者正多，无足怪也。"（傅增湘撰，《藏园群书题记》，上海，上海古籍出版社，1989年，第484页）

平惠民和剂局方》。如"内托散"和"化毒排脓内补十宣散"就据《太平惠民和剂局方》而补。这大大提高了辑佚典籍的质量。但可惜的是，馆臣运用此法只对《集验背疽方》的缺失进行了补遗，而在辑佚其他书时没有广泛采用这种方法。

借鉴馆臣辑佚《集验背疽方》的方法，我们可以利用《四库全书》收录的《普济方》《证治准绳》《本草纲目》等补辑《永乐大典》本医籍。现举例说明。

（1）《普济方》。《总目·普济方》云："然宋、元以来名医著述，今散佚十之七八。橚当明之初造，旧籍多存，今以《永乐大典》所载诸秘方勘验是书，往往多相出入。"这表明，馆臣充分认识到此书对《永乐大典》的意义。但可惜的是，限于时间，馆臣没有参考此书，从而造成了很多遗憾。如只《普济方》引用的《博济方》条文就达 200 条左右，其中很多内容能弥补馆臣辑本《博济方》。如《普济方》卷一百十六引用《博济方》5 次，除了"灵宝丸""神宝丹"外，其他 3 首方（即"大羌活丸""治大风疾方""龙胆膏"，上文已补）均可补遗。

又如何时希据《普济方》重辑《产育宝庆集》，补辑佚文 11 条，见《珍本女科医书辑佚八种·产育宝庆集》。[①] 但何时希有 2 首方名辑录有误。一是将"活血丸"误为"治血丸"，一是将"必效方"误为"必效散"。他还漏收了 1 首方："小地黄丸，治妊娠吐清水，酸心，腹痛不能食。人参、干姜（炮，各等分）。右为末。用生地黄汁丸如梧桐子大。每服五十丸。米汤下。食前服之。"（《普济方》卷三百三十七）

即使是馆臣据《苏沈良方》补辑的《集验背疽方》，《普济方》也可补其内容。馆臣所辑《集验背疽方》中的"麦饭石膏"，《普济方》不但有，而且更加详细具体（见《普济方》卷二百八十三）。馆臣在辑本《集验背疽方》中言："肾脉虚甚，当用补药……遂选用山药丸，所用皆平补肾气……案，山药丸缺。"实际上，《普济方》中有山药丸。《普济方》卷二百八十二在引用了《集验背疽方》内容后（直接引用，没有点明引自《集验背疽方》），云"无比山药丸，方见'虚劳羸瘦类'"，而《普济方》卷二百三十三就有此方。

（2）《证治准绳》。以《全生指迷方》为例来说明。《证治准绳》引用了《全生指迷方》4 条论、6 首方。其中有 1 条论与馆臣所辑《全生指迷方》不同，馆臣所辑《全生指迷方》较详。馆臣所辑《全生指迷方》中的 1 条论可据《证治准绳》

---

① 何时希编校，《珍本女科医书辑佚八种》，上海，学林出版社，1984 年，第 84—91 页。

补辑。《证治准绳》卷九十九："《全生指迷论》曰：……大人、小儿疟疾，若寒从背起，冷大如手，不甚战栗，似欲发热而汗出；或即头痛呕吐时作，其脉迟小。此由脾胃素弱，因气寒而收聚，水谷不能克化，变而成痰。伏痰在内，阴上乘阳，阳为阴所乘，所以作寒，逼而成汗。宜服旋覆花丸、半硫丸。热多于寒，小柴胡汤。"馆臣所辑《全生指迷方》中的 1 首方可据《证治准绳》补辑："《全生指迷》：旋覆花丸。旋覆花、桂心、枳实（麸炒）、人参（各五分）、干姜、芍药、白术（各六分）、茯苓、狼毒、乌头（炮，去皮）、礜石（火煅一伏时，各八分）、细辛（去苗）、大黄（湿纸裹煨）、黄芩、葶苈（炒）、厚朴（去粗皮）、姜汁（炙）、吴茱萸（炒）、芫蓚（炒）。右为细末。炼蜜和丸如梧子大，米饮下三丸，未知加至七丸。小儿黄米大二丸。"

（3）《本草纲目》。以《集验背疽方》为例来说明。① 《本草纲目》引用的《集验背疽方》的内容不下 5 条，其中 4 条可补馆臣辑本《集验背疽方》。

1）《本草纲目》卷十《金石之四·石类下·麦饭石》载："李迅云：麦饭石处处山溪中有之。其石大小不等，或如拳，或如鹅卵，或如盏，或如饼，大略状如掘聚一团麦饭，有粒点如豆如米，其色黄白，但于溪间麻石中寻有此状者即是。"（按，馆臣据《苏沈良方》补辑了麦饭石膏，但内容简略，缺少对麦饭石的介绍。）

2）《本草纲目》卷十一《金石之五·卤石类·矾石》载："李迅《痈疽方》云：凡人病痈疽发背，不问老少，皆宜服黄矾丸。服至一两以上，无不作效，最止疼痛，不动脏腑，活人不可胜数。用明亮白矾一两生研，以好黄蜡七钱溶化，和丸梧子大。每服十丸，渐加至二十丸，熟水送下。如未破则内消，已破即便合。如服金石发疽者，引以白矾末一二匙，温酒调下，亦三五服见效。有人遍身生疮，状如蛇头，服此亦效。"

3）《本草纲目》卷十二上《草之一·山草类上·甘草》载："阴下悬痈：生于谷道前后，初发如松子大，渐如莲子，数十日后，赤肿如桃李，成脓即破，破则难愈也。用横文甘草一两，四寸截断，以深涧长流水一碗，河水、井水不用，以文武火慢慢蘸水炙之。自早至午，令水尽为度，劈开视之，中心水润乃止。细剉，用无灰好酒二小碗，煎至一碗，温服，次日再服，便可保无虞。此药不能急消，

---

① 馆臣辑本《集验背疽方》的内容不限于"背疽"，书尾言："以上二方，一治脑疽，一治乳疽，皆与背疽无涉，以其为李氏之书，故并附于此。"故《本草纲目》中凡"李迅"均指李迅《集验背疽方》。

过二十日，方得消尽。兴化守康朝病已破，众医拱手，服此二剂即合口，乃韶州刘从周方也（李迅《痈疽方》）。"

4）《本草纲目》卷二十六《菜之一·荤辛类·葫》载："李迅论蒜钱灸法云：痈疽之发，着灸胜于用药。缘热毒中鬲，上下不通，必得毒气发泄，然后解散。凡初发一日之内，便用大独头蒜切如小钱厚，贴顶上灸之。三壮一易，大概以百壮为率。一使疮不开大，二使内肉不坏，三疮口易合，一举而三得之。但头及项以上，切不可用此，恐引气上，更生大祸也。"

除《普济方》等典籍外，其他医籍有时也可以补充《永乐大典》本医籍。《总目·产育宝庆方》云："其《体玄子借地法》，《永乐大典》佚不载，今亦阙焉。"然而《四库全书》本《外台秘要》《太平惠民和剂局方》《妇人大全良方》等均载其内容。如《太平惠民和剂局方》卷九载："《体玄子借地法》，咒曰：东借十步，西借十步，南借十步，北借十步，上借十步，下借十步，壁方之中，四十余步，安产借地，恐有秽污。或有东海神王，或有西海神王，或有南海神王，或有北海神王，或有日游将军。白虎夫人远去十丈，轩辕招摇举高十丈，天符地轴入地十丈，令此地空闲，产妇某氏安居。无所妨碍，无所畏忌，诸神拥护，百邪逐去，急急如律敕。"

当然，《四库全书》未收的医籍也可以补辑部分《永乐大典》本医籍。《经籍访古志补遗》卷八："《颅囟经》二卷，……又《幼幼新书》所援，亦有足是正此本者，如初生儿一月内乳痫如血证一条，治孩子脱肛方二道，此本俱脱，尤宜从录补者。"① 随后有更多学者着力于补辑《颅囟经》，如尚启东《今传〈颅囟经〉考并补》、高晓山《〈颅囟经〉及其〈四库全书提要〉》、司洁如《〈颅囟经〉佚文初探》、《三国两晋南北朝医学总集》等。②

① 中华书局编辑部编辑，《宋元明清书目题跋丛刊》（第十九册），北京，中华书局，2006年，第462页。

② 尚启东，《今传〈颅囟经〉考并补》，《浙江中医学院学报》，1984年，第8卷第2期，第8、9页；高晓山，《〈颅囟经〉及其〈四库全书提要〉》，《中国中医基础医学杂志》，2006年，第8期，第608、609、613页；司洁如，《〈颅囟经〉佚文初探》，《中医文献杂志》，2011年，第2期，第10—12页；严世芸、李其忠主编，《三国两晋南北朝医学总集》，北京，人民卫生出版社，2009年，第99—109页。

第四节　改窜与误辑

馆臣辑佚医籍存在改窜和误辑的问题。

一、改窜

范行准《述现存永乐大典中的医书》指出，馆臣辑佚医籍时存在改窜的问题，即馆臣辑佚的《永乐大典》医籍存在"随意改窜之处"："如《旅舍备要方》之定命丹，其中麝香分两原作'贰字'，而《库》本改为'贰钱'；又原书'右捣研匀'，改为'右研细拌匀'；'薄荷汤化下一丸'，改为'每服一丸薄荷汤化下'。《大典》此处所录《旅舍方》原据《幼幼新书》，今持校两书，一无讹误。其他尚有不少相类似之处，这里无须一一举证。"① 查，文渊阁、文津阁《四库全书》本《旅舍备要方》，虽然此两处如范行准所言，但麝香的分两并无误，仍是"贰字"。

这说明，馆臣辑佚存在改窜现象。对此，馆臣自己也承认。《钦定四库全书考证》卷五十子部载："《卫济宝书》卷上《骑竹马灸法》：一条尾闾穴。原本'闾'讹'间'，今改。卷下《正药指授散》：此药本无名，因先生遇老人于山，自云姓徐，指而授之，乃号徐仙芝。原本'遇'讹'愚'，今改。"

至于改动的利弊，需要具体分析。有些地方改得较好。如《博济方》中牛黄朱砂丸的修制方法，《永乐大典》卷之九百八十《二支·儿·小儿证治十三》为"右七味一处研，令匀如粉，以食蒸饼和为丸"。② 文渊阁《四库全书》本作"右七味一处研，令匀如粉，以蒜蒸饼和为丸"，把"食"改成了"蒜"。查阅《永乐大典》本、文渊阁《四库全书》本下文均为"如天瘹搐搦开口不得者，便用苦柳草蒜入盐同杵，涂药一丸在儿后心上，以前蒜蒸下饼子盖之，用手帛子系定，后更服一丸化破，入麝香少许，以煎汤下之，觉口内蒜气，浑身汗出立差"。"以前蒜蒸下饼子"证明了"以蒜蒸饼和为丸"为善。

又如《颅囟经》中部分治疗火丹的方子，《四库全书》本有改动。《永乐大典》卷之一千三十七《二支·儿·小儿证治七十》载："朱田火丹赤豆色遍身上起。右用慎火草捣汁和酒调涂之"；"废灶火丹从曲臂起。右用屋四角茅草灰，鸡子白

---

① 中华书局上海编辑所编辑，《中华文史论丛》（第二辑），北京，中华书局，1962年，第259页。
② 萧源、张守知、张永安等辑，《永乐大典医药集》，北京，人民卫生出版社，1986年，第207页。

调涂之"；"尿灶火丹从踝起。右用屋四角头茅草烧灰，使鸡子白调涂之"①。文渊阁《四库全书》本均把"火丹"改成"丹"字，把"朱田"改为"朱黄"，为："朱黄丹赤豆色遍身上起。右用慎火草捣汁和酒调涂之"；"废灶丹从曲臂起。右用屋四角茅草灰，鸡子白调涂之"；"尿灶丹从踝起。右用屋四角头茅草烧灰，使鸡子白调涂之"。查前文的"火丹证治"，《永乐大典》本和文渊阁《四库全书》本均作"伊火丹从两胁起，神灶丹从肚起，尿灶丹从踝起，胡吹灶丹从阴囊上起，天火丹从腹背遍身起，天雷丹从头项起，熛火丹从背甲起，胡漏灶丹从脐中起，废灶丹从曲臂起，神气丹从头背上起，土灶丹从阴踝起，朱黄丹赤豆色遍身上起"。则《永乐大典》的"朱田火丹"中的"田"为讹字，应为"黄"。依据前后文一致的原则，没有"火"较为恰当。应该说，《四库全书》本改得有道理。

再如，《全生指迷方》论及"久而不去，各传其藏"时，《永乐大典》卷之一万三千八百七十七《三未·痹·诸痹证治一》为"筋痹不已。……脉痹不已，舍之于心……肌痹不已，舍之于痹。其状：四肢懈惰，发渴呕汁，上为大塞。皮痹不已，舍之于肺……骨痹不已，舍之于肾"。②这里的"肌痹不已，舍之于痹"不通，明显有讹字，文渊阁《四库全书》本则将其改为"肌痹不已，舍之于脾"。在治法上，《永乐大典》为"其治，治当以增损小续命汤，证状小不同者，当依本法。病久入深，鲁公酒主之"。③《四库全书》本则把"其治"改作"其始"，为"其始治当以增损小续命汤。证状小不同者，当依本法。病久入深，鲁公酒主之"。与"病久入深"者相比，"其治"当为"其始"，故改得较好。

还有些改动虽然有利有弊，但利大于弊。《脚气治法总要》中木瓜丸的修制，《永乐大典》卷之一万三千八百七十九《三未·痹·诸痹证治三》为"右为细末，先以前木瓜、艾和搜，俟少干"。④这里的"搜"为俗字，正字应为"溲"，以水和为溲，故其字从"氵"。又因为和须用手，乃手的动作，故民间书写又将其字变化改为从"扌"旁。⑤但"搜"和水无关，容易引起歧义，故"溲"较好。文渊阁《四库全书》本就为"右为细末，先以前木瓜、艾和溲，俟少干"。馆臣的改

① 萧源、张守知、张永安等辑，《永乐大典医药集》，北京，人民卫生出版社，1986年，第414、417、418页。

② 萧源、张守知、张永安等辑，《永乐大典医药集》，北京，人民卫生出版社，1986年，第839、840页。

③ 萧源、张守知、张永安等辑，《永乐大典医药集》，北京，人民卫生出版社，1986年，第840页。

④ 萧源、张守知、张永安等辑，《永乐大典医药集》，北京，人民卫生出版社，1986年，第912页。

⑤ 沈澍农著，《中医古籍用字研究》，北京，学苑出版社，2007年，第350页。

动虽然使原文丢失了原本丰富的语言信息，但更有助于理解。

上述那些改动可能是出于馆臣的自觉，是好的，但是粗疏态度造成的改动则是明显的讹误。如《博济方》卷四"青黛丸"的主治，《永乐大典》卷之九百七十五《二支·儿·小儿证治八》为"治小儿惊食哽气"。[①]文渊阁《四库全书》本则讹为"治小儿惊食硬气"。

又如《全生指迷方》中"鲁公酒"的药物剂量，《永乐大典》本和文渊阁《四库全书》本差异颇大。文渊阁《四库全书》本："茵芋、石斛（去根）、川乌头（炮，去皮脐）、天雄（炮，去皮脐）、防己、踯躅花（各一两）、细辛（去苗）、牛膝（去苗）、甘草（炙）、柏子仁、通草、桂（去皮，取心）、秦艽（去苗、土）、山茱萸、黄芩、瞿麦、附子（炮，去皮脐）、茵陈蒿、杜仲（去皮）、泽泻、防风、石楠叶、远志（去心）、王不留行、生干地黄（各半两）。"《永乐大典》卷之一万三千八百七十七《三未·痹·诸痹证治一》："茵芋、川乌头（炮，去皮脐）、踯躅花（各一两一分）、天雄（炮，去皮脐）、防己、石斛（去根，各一两）、细辛（去苗）、柏子仁、牛膝（去苗）、甘草（炙）、通草、桂（去皮取心）、山茱萸、秦艽（去苗、土）、黄芩、茵陈蒿、瞿麦、附子（炮，去皮脐）、杜仲（去皮）、泽泻、王不留行、石楠、防风、远志（去心）、生干地黄（各半两）。"[②]两相比较，《四库全书》本不但打乱了原来的次序，还把"石楠"改为"石楠叶"。另外，两者在药物的分量上也有差异。

当然，馆臣改动最多的是字句，其对字句进行调整，但不伤害文意。《济生方》中论"血瘕"，《永乐大典》卷之一万四千九百四十九《六暮·妇·妇人证治二十五》为"遇寒搏之，寒搏则凝"，[③]文渊阁《四库全书》本则改为"遇寒，搏则凝"。从辑佚应最大可能恢复原书原貌的角度而言，这是个很明显的失误。但从学习医书而言，其影响并不大。我们不再阐述。

二、误辑

早在光绪早期，就有学者发现，馆臣在辑佚时有误辑现象。清陆心源《仪顾堂题跋》卷七云："《博济方》三卷，宋王衮撰。传抄《大典》本。……盖衮于

① 萧源、张守知、张永安等辑，《永乐大典医药集》，北京，人民卫生出版社，1986年，第92页。
② 萧源、张守知、张永安等辑，《永乐大典医药集》，北京，人民卫生出版社，1986年，第846页。
③ 萧源、张守知、张永安等辑，《永乐大典医药集》，北京，人民卫生出版社，1986年，第1000页。

庆历中为酒官，至嘉祐、治平年间官屯田员外都官员外，熙宁中为中书堂后官，元丰中为大理少卿……著《妇人良方》之陈自明，乃南宋嘉熙时人，非衮所及见。卷四'大琥珀丸'下引自明《管见良方》，必非原本所有，盖为后人羼入耳。"① 日本学者冈西为人进一步补正说："今查文溯阁本，卷四'大琥珀丸'下不引陈自明，而其次'二十六味牡丹煎丸'即引陈自明《管见良方》，盖陆氏偶误之乎。"② 经查，文渊阁《四库全书》本确实在"二十六味牡丹煎丸"下引陈自明《管见良方》的内容，可见是陆心源有误。另外，卷一"金沸草散"下也引了陈自明《管见良方》的内容。

范行准《述现存永乐大典中的医书》更加明确地指出了《永乐大典》本的误辑问题："《四库》从《大典》中辑出的十多种医书，几乎都存在此种误辑的缺点，并因此而引起后人的误解。我们辑录佚书的目的，在于力求恢复原书的面目，至少要求接近原书，这是辑书者起码的要求；但《四库》馆臣并不如此，他们只是直录，有时则作删改，虽亦偶有补校之事，那是比较个别的。如《博济方》的作者王衮是北宋庆历时人，但辑本的《博济方》，却杂有南宋末年时人陈自明《管见大全良方》在内；《全生指迷方》也是北宋宣和间王贶的书，却有南宋绍兴淳熙间的陈言《三因方》和元人柳森《可用方》、袁当时《大方》诸书在内。他们不知《指迷方》诸方证治，例载每门论中，其方下即不再赘证治的文字。但在纂修《大典》者，往往于每方之下，引用其他方书加以参校，自不能认作原书的文字。如所引史堪《指南方》诸书即其实例。乃馆臣不予削去，迳为录入。又《卫济宝书》，乃北宋人编集的外科书，而方后有元人危亦林《世医得效方》之说；《产育宝庆集》乃北宋李师圣等所辑，其中二十一论即师圣得诸他人者，乃每论后有陈言评语，如此等类，诚是不一而足。"③《产育宝庆集》是历代累积型作品，里面有陈言的评语是正常的。除此之外，范行准对馆臣所辑《永乐大典》的其他批评都很正确。

在陆心源、范行准的基础上，《历代中医珍本集成·博济方·内容提要》指出，《博济方》中羼入很多后人的方剂，云："《博济方》五卷……原书明后已佚。清修《四库全书》，复从《永乐大典》中辑出，得方三百五十余。今本尚见陈自

---

① 中华书局编辑部编辑，《宋元明清书目题跋丛刊》（第九册），北京，中华书局，2006年，第91页。
② （日）冈西为人著，郭秀梅整理，《宋以前医籍考》，北京，学苑出版社，2010年，第622页。
③ 中华书局上海编辑所编辑，《中华文史论丛》（第二辑），北京，中华书局，1962年，第260页。

良《管见良才》（案，应为陈自明《管见良方》），许叔微《普济本事方》、杨士瀛《仁斋直指方》及《圣济总录》言，显系后人羼乱。"①

馆臣误辑的地方当然不止学术界指出的这些。如馆臣所辑《全生指迷方》卷二"七气汤"引用了《仁斋直指方》的内容。《仁斋直指方》为南宋末杨士瀛所撰。《总目·仁斋直指》云："士瀛，字登父，仁斋其号也，福州人，始末无考。前有自序，题景定甲子。甲子为景定五年，次年即度宗咸淳元年，则宋末人矣。"景定是宋理宗赵昀的第七个年号。景定五年即 1264 年。景定五年十月，理宗卒，度宗即位。《全生指迷方》的作者王贶是北宋末南宋初的人。清陆心源《仪顾堂题跋》卷七云："《全生指迷方》四卷，王贶撰。文澜阁传抄《大典》本也。案，贶，字子亨，考城人。……宣和中以进颂，补从事郎，积迁至奉直大夫，靖康中例行追夺。建炎二年，补朝奉郎假拱卫大夫，合州防御使，副刘诲为金军通问使。"②可见，王贶活动于南北宋之间，比杨士瀛早一百多年，根本见不到《仁斋直指方》。

第五节　馆臣辑本之价值

鉴于《永乐大典》本医籍的种种问题，学术界也开始了部分重辑工作，如重辑《济生方》。《中国医学通史·古代卷》第七章《两宋时期医学》云："《济生方》又名《严氏济生方》。宋严用和撰。成书于宋宝祐元年（1253）。原书共十卷，有论治 70 篇，方约 400 首；咸淳三年（1267）又写成《续方》，收前书未备之医论24 篇，方 90 首。二书后均散佚，现在版本为辑复本：一是清纪晓岚从《永乐大典》中辑出的八卷本《济生方》，有医论 56 篇，收方 240 余首，内容或缺论，或缺方，或少药，或论不对题，残缺较甚，1956 年由人民卫生出版社出版；一是根据《医方类聚》《普济方》等多种医书，并参照日刊本《济生方》等重新整理，将《济生方》与《续方》合二为一的辑复本，有医论 85 篇，方 520 首，内容较前一版本充实完整，基本接近原貌，1980 年由人民卫生出版社出版，名《重订严氏济生

---

① 上海中医学院中医文献研究所主编，《历代中医珍本集成：博济方》，上海，上海三联书店，1990 年，前言第 3 页。

② 中华书局编辑部编辑，《宋元明清书目题跋丛刊》（第九册），北京，中华书局，2006 年，第92 页。

方》。"① 两相比较，优劣自显。

那馆臣辑本是不是真的一无是处，就像范行准所说的"以现存从《大典》中辑出的医书来看，可说没有一部是够格的"？② 我们认为，并不是这样。除了前文提出的，馆臣曾有意识地校勘以减少讹误外，他们也曾有意识地参考多种典籍，并辑佚出很多未被著录、存目的医籍，且他们筚路蓝缕，非常不易。余嘉锡在《四库提要辨证·序录》中说："余治此有年，每读一书，未尝不小心以玩其辞意，平情以察其是非，至于搜集证据，推勘事实，虽细如牛毛，密若秋荼，所不敢忽，必权衡审慎，而后笔之于书，一得之愚，或有足为纪氏诤友者。然而纪氏之为《提要》也难，而余之辨证也易。何者？无期限之促迫，无考成之顾忌故也。且纪氏于其所未读不能置之不言，而余则惟吾之所趋避。譬之射然，纪氏控弦引满，下云中之飞鸟，余则树之鹄而后放矢耳。易地以处，纪氏必优于作《辨证》，而余之不能为《提要》决也。"③ 馆臣辑佚在前，难度较高；后人辑佚在后，难度较易。故后人必须承认馆臣的贡献。

更加重要的是，馆臣辑本在历史上发挥了重要作用。这些被辑佚的医籍大都早已失传，后世学者无从参见。但正是由于馆臣的辑佚，这些珍贵典籍才得以重见天日。藏书家多以此传抄，并视为珍本。如藏书家陆心源的皕宋楼收藏了大量的《永乐大典》本医籍，《皕宋楼藏书志》著录有"《脚气治法总要》二卷，文澜阁传抄本"；"《卫济宝书》二卷，文澜阁传抄本"；"《产宝诸方》一卷，文澜阁传抄本"；"《产育宝庆方》二卷，文澜阁传抄本"；"《济生方》八卷，文澜阁传抄本"；"《瑞竹堂经验方》五卷，文澜阁传抄本"等。④ 为了抄录这些典籍，他们付出很多心力。《善本书室藏书志》载："《颅囟经》二卷，陈简庄抄本……海宁陈鳣跋云：《颅囟经》二卷……此书沉埋已久，今《四库全书》馆从《永乐大典》裒辑成书，依《宋志》旧目析为一卷，鳣多方托友亟录以归。"⑤

为了让这些珍贵医籍广泛传播，藏书家还积极刊刻。早在乾隆年间李调元辑刊的《函海》中就收录自汉迄明蜀人著述中的罕传秘籍，其中就有《永乐大典》

① 李经纬、林昭庚主编，《中国医学通史：古代卷》，北京，人民卫生出版社，2000年，第384、385页。
② 中华书局上海编辑所编辑，《中华文史论丛》（第二辑），北京，中华书局，1962年，第258页。
③ 余嘉锡著，《四库提要辨证》，北京，中华书局，2007年，第52页。
④ 中华书局编辑部编辑，《宋元明清书目题跋丛刊》（第七册），北京，中华书局，2006年，第494、514、517、531页。
⑤ 中华书局编辑部编辑，《宋元明清书目题跋丛刊》（第九册），北京，中华书局，2006年，第584页。

本《颅囟经》和《产育宝庆集》(即《产育宝庆方》)。《郑堂读书记》:"《颅囟经》一卷,《函海》本。不著撰人名氏。《四库全书》著录作'二卷'。……李雨村从文澜阁本写出,刻入《函海》,并为之序则全袭《提要》之文,殊不足存";"《产育宝庆集》二卷,《函海》本。宋郭稽中编。仕履未详。《四库全书》著录'集'作'方'……李雨村即从文澜阁本写出,刊入《函海》,所有跋语全袭《提要》之文云"。①

乾隆之后刊刻更多。嘉庆年间,藏书家张海鹏辑刊《墨海金壶》,其中有《伤寒微旨》《博济方》《旅舍备要方》《全生指迷方》。道光年间,鲍泰圻刊刻《鲍氏汇校医书四种》,其中有《产宝诸方》《急救仙方》;②钱熙祚刊刻《珠丛别录》,其中有《博济方》《旅舍备要方》《伤寒微旨》《全生指迷方》。咸丰年间,庄肇麟辑刊《长恩书室丛书》,其中就有《旅舍备要方》《伤寒微旨》《全生指迷方》。同治年间,吴坤修刊刻《半亩园丛书》,其中就有《伤寒微旨》《旅舍备要方》《全生指迷方》。光绪年间,丁丙刊刻《当归草堂医学丛书》,其中就有《颅囟经》《卫济宝书》、《太医局诸科程文》(即《太医局程文》)、《产育宝庆集方》(即《产育宝庆方》)、《济生方》《产宝诸方》《急救仙方》《瑞竹堂经验方》;陈隆泽刊刻《求志居丛书》,其中就有《博济方》《旅舍备要方》《伤寒微旨》《全生指迷方》等。另外,光绪年间沈善等还曾想刊刻《豫恕堂丛书》,其中有《伤寒微旨》《脚气治法》,但此事最后没有成功。

藏书家大量收藏这些版本;很多目录据此著录。《郑堂读书记》除了著录《函海》本《颅囟经》和《产育宝庆集》(即《产育宝庆方》)外,还著录有《墨海金壶》本《博济方》《旅舍备要方》《伤寒微旨》《全生指迷方》。③丁仁《八千卷楼书目》、莫友芝《郘亭知见传本书目》著录更加丰富。前者,《颅囟经》著录有《函海》本、《当归草堂医学丛书》本;《博济方》著录有《墨海金壶》本;《旅舍备要方》和《伤寒微旨》著录有守山阁本、《半亩园丛书》本;《全生指迷方》著录有《半亩园丛书》本;《产育宝庆方》著录有《函海》本、《当归草堂医学丛书》本;《卫济宝书》

①　中华书局编辑部编辑,《宋元明清书目题跋丛刊》(第十五册),北京,中华书局,2006年,第191、193页。

②　《鲍氏汇校医书四种》均为《四库全书》医籍,分别为《伤寒类书活人总括》《传信适用方》《产宝诸方》《急救仙方》。

③　中华书局编辑部编辑,《宋元明清书目题跋丛刊》(第十五册),北京,中华书局,2006年,第191、192、193页。

《太医局程文》《济生方》《产宝诸方》《救急仙方》《瑞竹堂经验方》均著录有《当归草堂医学丛书》本。[①] 后者，《博济方》著录有《墨海金壶》本、《珠丛别录》本；《旅舍备要方》著录有《墨海金壶》本、《珠丛别录》本、《长恩书室丛书》本；《伤寒微旨》著录有《墨海金壶》本、《珠丛别录》本、《长恩书室丛书》本；《产育宝庆方》著录有《函海》本等。[②]

直至现代，学术界、医学家还很重视部分辑本。1933 年，上海商务印书馆把文渊阁《四库全书》中从未付印或已绝版之珍本加以影印出版，命为《四库全书珍本初集》。此书共收典籍 231 种，其中医籍 3 种，且 3 种医籍中有 2 种是《永乐大典》本。这 2 种医籍分别为《集验背疽方》和《脚气治法总要》。中医界亦十分重视这些辑本。近代著名医家裘庆元愤于"废止中医"论甚嚣尘上，罕世之珍本医书日渐湮没，于 1924 年刊刻《三三医书》，也收集了这 2 部书。[③]谢观在《中国医学源流论》中也大力推荐过《全生指迷方》等《永乐大典》本医籍。

这些辑本，可以使学术界得以汲取前人经验，进而促进整个学术的发展。现我们列举一二。清代名医程杏轩在其《医述》的撰写中就参考了辑本《颅囟经》，并多次引用之。《医述》卷一《医学溯源·稽古》云："《颅囟经》二卷，不著撰人名氏，即《宋志》所谓师巫《颅囟经》也。原本久佚，今从《永乐大典》录出，皆疗治小儿之法。钱乙为幼科之圣，而《宋史》称其学出于此经，则其术之精可知。宜其托之师巫也（《四库全书简明目录》）。"[④] 这表明他所接触的版本是《永乐大典》本。《医述》卷十四《幼科集要》亦多次引用辑本《颅囟经》，例如："小儿惊痫，一从虚邪客热相搏，而生其候，当补养安和即愈。加以生冷及消伐太过，即死（《颅囟经》）"；"一，眼青揉痒是肝疳。二，齿焦是骨疳。三，毛落鼻干是肺疳。四，皮干肉裂是筋疳。五，发焦黄是血疳。六，舌上生疮是心疳。七，爱吃泥土是脾疳（《颅囟经》）"；"孩儿头面胸膊肌厚，臂胫细瘦，行走迟者，是小时抱损（《颅囟经》）"。[⑤]

① 顾廷龙主编，《续修四库全书·史部》（第 921 册），上海，上海古籍出版社，2002 年，第 209—212 页。
② （清）莫友芝撰，傅增湘订补，傅斯年整理，《藏园订补郘亭知见传本书目》（第二册），北京，中华书局，2009 年，第 561、562 页。
③ 《三三医书》取名于《礼记》"医不三世，不服其药"及《左传》"三折肱知为良医"之典。
④ （清）程杏轩著，《医述》，合肥，安徽科学技术出版社，1983 年，第 6 页。
⑤ （清）程杏轩著，《医述》，合肥，安徽科学技术出版社，1983 年，第 933、946、948、949 页。

　　清人陆以湉在《冷庐医话》中则参考了辑本《旅舍备要方》。《冷庐医话》卷二云："宋董汲《旅舍备要方》,《四库全书题要》云：汲因客途猝病,医药难得,集经效之方百有余道,内如蚰蜒入耳及中药毒,最为险急,而所用之药至为简易。其杂伤五方,古书中不少概见,今亦罕传,尤见奇特。盖古所谓专门禁方,用之则神验,至求其理,则和扁有所不能解,即此类也。今录其方以备用。治蚰蜒入耳：胆矾末一匙,以醋少许滴灌之,须臾虫化为水。……又一方甚平易可用,并录之。治跋涉风雨,或道路误为细尘眯目,隐痛不能视物,随所眯目以手分开,自以唾搽之。"① 这表明他所接触的也是馆臣整理的《永乐大典》本《旅舍备要方》。

---

　　① （清）陆以湉著, 宝珊、广辉点校,《冷庐医话》, 太原, 山西科学技术出版社, 1993 年, 第47、48 页。

第五章　儒学根柢与推源溯流

《总目》考证精审，体现了无征不信的汉学特征。其论述也颇有特色，以儒学为根柢，处处体现出儒家本色；首倡流派批评，为后来的医学流派研究奠定了基础；在具体方法上，又非常重视推源溯流和比较。

第一节　儒学根柢

由于自身儒学的背景，馆臣很自然地以儒学为根柢，撰写医家提要。龚鹏程说："《四库提要》可视为第一部医籍史论或医学史论。且它以儒学发展史来架构医学史，对后人启发甚大。"① 虽然龚鹏程没有具体论述，但事实的确如此。具体而言，《总目》"以儒学发展史来架构医学史"主要体现在以下几个方面。

一、儒学影响医学发展

馆臣认为医学的发展深受儒学影响。《总目·医家类序》一开始就提出"儒之门户分于宋，医之门户分于金元"，明确表明医学流派的出现是受宋代儒学门户大盛的影响。宋代儒学大盛，且由于学者们对儒家思想的理解不同，形成了很多学派。北宋主要有王安石的荆公新学、司马光的朔学、三苏（苏洵、苏轼、苏辙）的蜀学、周敦颐的濂学、张载的关学、二程（程颢、程颐）的洛学、邵雍的象数学等，南宋主要有朱熹的闽学、陆九渊的心学、陈亮和叶适的事功学派等。因为学术观点不同，各个学派之间经常展开激烈的论辩，如著名的朱陆（朱熹和陆九渊）论辩、朱张（朱熹和张栻）会讲等。还有的因学术思想的不同进而上升到政

---

① 龚鹏程著，《道教新论》，北京，北京大学出版社，2009年，第296页。

治的对立，如苏轼与王安石、王安石与司马光等。这就是所谓的"儒之门户分于宋"。诸学之中，儒学最显。这种流派纷呈、互相争鸣的局面对于金元医学流派的出现具有重要影响。攻补不一，寒热不同，各种学说层出不穷。馆臣对此持支持态度："然儒有定理，而医无定法。病情万变，难守一宗。故今所叙录，兼众说焉。""医无定法"的说法非常圆融。《总目·脚气治法总要》言："阴阳虚实，病之别也；春夏秋冬，治之异也；高燥卑湿，地之辨也；老壮男女，人之殊也。"既然有诸多不同，那么不同的医家限于时地当然有不同认识。如金元时的北方人和南方人体质不同，在北方就出现了刘完素的寒凉派。《总目·素问玄机原病式》言："完素生于北地，其人秉赋原强，兼以饮食醇醲，久而蕴热，与南方风土原殊。又完素生于金时，人情淳朴，习于勤苦，大抵充实刚劲，亦异乎南方之脆弱。故其持论多以寒凉之剂攻其有余，皆能应手奏功。"

在具体的条目中，馆臣也常常提及儒学对医学的影响。如《总目·素问悬解》云："考言经文错简者，起于刘向之校《尚书》（见《汉书·艺文志》），犹有古文可据也。疑经文脱简者始于郑玄之注《玉藻》（见《礼记注》），然犹不敢移其次第。至北宋以后，始各以己意改古书。有所不通，辄言错简，六经遂几无完本。余波所渐，刘梦鹏以此法说楚词，迨元御此注，并以此法说医经。"这里指出了儒学疑经风气对医学的影响。汉代，"罢黜百家，独尊儒术"，儒学从诸子之一一跃而成为经学，这也就造成了"五经"等儒家典籍的经典化与神圣化。汉班固《白虎通义·五经》就言："经所以有五何？经，常也。有五常之道，故曰'五经'，《乐》仁《书》义《礼》礼《易》智《诗》信也。人情有五，性怀五常，不能自成，是以圣人象天五常之道而明之，以教人成其德也。"随着唐代《五经正义》的颁布，经学逐步统一，也慢慢僵化。再加上受禅宗"呵祖骂佛"等的影响，中唐时期学者们开始质疑经书的注疏。五代之后，《孟子》地位逐步上升，并最终入经。孟子"尽信《书》，则不如无《书》"的质疑态度影响到当时的学术界，更加促进了疑经风气的发展。皮锡瑞说："经学自唐以至宋初，已陵夷衰微矣。然笃守古义，无取新奇；各承师传，不凭胸臆；犹汉、唐注疏之遗也……《困学纪闻》云：自汉儒至于庆历间，谈经者守训故而不凿。《七经小传》出而稍尚新奇矣。至《三经义》行，视汉儒之学若土梗。据王应麟说，是经学自汉至宋初未尝大变，至庆历始一大变也。《七经小传》，刘敞作；《三经新义》，王安石作，或谓《新义》多剿敞说。元祐诸公，排斥王学；而伊川《易传》专明义理，东坡《书传》横生议论，虽皆传世，亦各标新。司马光《论风俗劄子》曰：新进后生，口传耳剽，读《易》未识卦爻，已谓《十翼》非孔子之言；读《礼》未知篇数，已谓《周官》为战国之书，读《诗》未尽《周南》《召南》，已谓毛、郑为章句之学；读《春秋》未知十二公，已谓《三传》可束之高阁。陆游曰：唐及国初，学者不敢议孔安国、郑康成，况圣人乎！自庆历后，诸儒发明经旨，非前人所及；然排《系辞》，毁《周礼》，疑《孟子》，讥《书》之《胤征》《顾命》，黜《诗》之序，不难于议经，况传注乎！案，宋儒拨弃传注，遂不难于议经。排《系辞》谓欧阳修，毁《周礼》谓修与苏轼、苏辙，疑《孟子》谓李觏、司马光，讥《书》谓苏轼，黜《诗序》谓晁说之。此皆庆历及庆历稍后人，可见其时风气实然，亦不独咎刘敞、王安石矣。"[1] 因此，出现了"疑经不已，遂至改经、删经、移易经文以就己说"的现象[2]，这影响到各个学科，自然也就影响到黄元御等医学家。对于这种情况，馆臣不太赞同。《总目·素问悬解》言："而汉以来之旧帙，无能免于点窜者矣。揆诸古义，殆恐不然。"《总目·难经悬解》言："亦谓旧本有讹多所更定，均所谓我用我法也。"《总目·伤寒悬解》言："考《伤寒论》旧本经王叔和之编次，已乱其原次，元御以为错简，较为有据，与所改《素问》《灵枢》《难经》出自独断者不同。然果复张机之旧与否，亦别无佐证也。"这均表示了对黄元御"改经、删经、移易经文以就己说"的批评。

二、以儒学，特别是汉学的标准评断医学

（一）儒家一般标准

馆臣是儒臣，容易处处以儒家标准判断世间万物。如儒家强调中庸，《礼记·中庸》："喜怒哀乐之未发谓之中，发而皆中节谓之和；中也者，天下之大本也；和也者，天下之达道也。致中和，天地位焉，万物育焉。"馆臣就强调医家立旨要中正、平和。《总目·医学管见》云："明何瑭撰。……其说皆主于大补大攻，非中和之道。"馆臣认为学术批评要合于雅道。如对于林起龙对喻嘉言等医家的毒詈丑诋，馆臣多次表示不满。《总目·伤寒论条辨》云："明方有执撰。……有执既殁，其板散佚。江西喻昌遂采掇有执之说，参以己意，作《伤寒尚论篇》，

---

① （清）皮锡瑞著，周予同注释，《经学历史》，北京，中华书局，1959年，第 220 页。
② （清）皮锡瑞著，周予同注释，《经学历史》，北京，中华书局，1959年，第 264 页。

盛行于世，而有执之书遂微。国朝康熙甲寅，顺天林起龙得有执原本，恶昌之剽袭旧说，而讳所自来，乃重为评点刊板，并以《尚论篇》附刊于末，以证明其事，即此本也。起龙序文，于昌毒詈丑诋，颇乖雅道。"《总目·尚论篇》云："国朝喻昌撰。……考康熙甲寅顺天林起龙重刻方有执之书，以昌此书附后，各施评点，极论昌之所注，全出于剽窃方氏，丑词毒詈，无所不加。夫儒者著书，尚相祖述，医家融会旧论，何可遽非？况起龙所评，方氏则有言皆是，喻氏则落笔即非，亦未免先存成见，有意吹毛。殆门户之见，别有所取，未可据为定论。"《总目·伤寒缵论》云："康熙甲寅，林起龙刻方有执《伤寒论条辨》，其序有曰：《钤》《槌》《活人》《类证》者出，而斯道日茅塞矣。近之《准绳》《金镜》《续焰》《参注》《宗印》《图经》《绪论》《五法》《手援》诸刻，衍奇斗异，吊诡承讹，逞意簧鼓，任口杜撰。如狂犬吠，如野狐鸣。又曰：更可异者，本无一长，又未梦见《条辨》，止将《尚论篇》割裂纷更，称《缵论》者，譬之推粪蜣螂自忘其臭，此书必不能传，即传不过供人笑骂涂抹云云。其诋諆是书，不遗余力。然亦不至如是之甚也。"馆臣认为即使是禁书，对其批评也要保持中和之气，不激不厉，不伤雅道。因为吕留良的原因，《医贯》一书被禁。专门批判《医贯》的《医贯砭》因为批评风格激烈并没受到馆臣的青睐，不但被放入存目，而且还被馆臣在提要中批评。《总目·医贯砭》云："初，明赵献可作《医贯》，发明《薛氏医案》之说，以命门真水真火为主，以八味丸、六味丸二方通治各病。大椿以其偏驳，作此书辟之。……大椿攻击其书，不为无理。惟词气过激，肆言辱詈，一字一句，索垢求瘢，亦未免有伤雅道。且献可说不能多验，今其书已不甚行，亦不必如是之诟争也。"

（二）汉学标准及反思

馆臣把儒学分为汉学、宋学，虽然提倡汉宋兼采，但更心仪汉学。梁启超言："《四库》馆就是汉学家大本营，《四库提要》就是汉学思想的结晶体。就这一点论，也可以说是：康熙中叶以来汉宋之争，到开《四库》馆而汉学派全占胜利。"[①]故馆臣常常以汉学的标准强调医学，这主要表现在两个方面：一是推崇授受之学；一是重实证，黜空言。

---

① 梁启超著，夏晓红、陆胤校，《中国近三百年学术史》（新校本），北京，商务印书馆，2011年，第26页。

1. 专门授受

馆臣认为，汉学讲究专门授受，即《总目·经部总叙》所云"专门授受，递禀师承，非惟诂训相传，莫敢同异，即篇章字句，亦恪守所闻"。对这种授受方式，馆臣评价较高。《总目》卷三十三《郑志》云："又《郑记》一书亦久散佚，今可以考见者尚有《初学记》《通典》《太平御览》所引三条，并附录之，以存郑学之梗概，并以见汉代经师专门授受，师弟子反覆研求而后笔之为传注，其既详且慎至于如此。"同卷《经稗》云："汉代传经，专门授受，自师承以外，罕肯旁征。故治此经者，不通诸别经，即一经之中，此师之训故，亦不通诸别师之训故，专而不杂，故得精通。"《总目》卷三十七《经言枝指》云："盖浮慕汉儒之名，而不能得其专门授受之奥者也。"《总目》卷九十一《新序》云："至大庆谓《黍离》乃周诗，《新序》误云'卫宣公之子寿，闵其兄且见害而作'，则殊不然。向本学《鲁诗》，而大庆以《毛诗》绳之，其不合也固宜。是则未考汉儒专门授受之学矣。"

早期的一切技艺都很强调师承传授，医学也是如此。《史记·扁鹊仓公列传》中明确记载，扁鹊（秦越人）师承于长桑君。两人交往十余年后，长桑君认为扁鹊就是适合传承其技术的人，在扁鹊同意"毋泄"后，"乃悉取其禁方书尽与扁鹊"。淳于意与扁鹊学习医术的经历不同。《史记·扁鹊仓公列传》记载，淳于意很早就喜欢医学，但其治疗的临床效果不佳，直至历经千辛万苦遇到公乘阳庆。公乘阳庆先让他"尽去而方书"，然后传给他《脉书上下经》等"禁方书"。也就是说，不管是长桑君传授医学于扁鹊，还是公乘阳庆传授医学于淳于意，都非常强调专门授受，不能随便泄露给别人，而且要求知识的纯粹，要放弃以前所学的医学知识。这和汉代经学"专门授受，递禀师承，非惟诂训相传，莫敢同异，即篇章字句，亦恪守所闻"颇有共同之处。

《总目》对古代医学的授受方式评价颇高。《总目·外台秘要》云："其方多古来专门秘授之遗。陈振孙在南宋末，已称所引《小品》、深师、崔氏、许仁则、张文仲之类，今无传者，犹间见于此书。今去振孙四五百年，古书益多散佚，惟赖焘此编以存，弥可宝贵矣。"《总目·旅舍备要方》云："其杂伤五方，古书中不少概见，今亦罕传，尤见奇特，盖古所谓专门禁方，用之则神验，至求其理，则和、扁有所不能解，即此类也。"《总目·圣济总录纂要》云："然宋代崇尚医学，搜罗至富，就所采录古来专门授受之方，尚可以见其大略。"《总目·太平惠民和剂局方》云："然历代相传专门禁方，多在是焉，在用者详审而已，必因噎而废食，则又一偏之见矣。"《总目·卫济宝书》云："而剖析精微，深中奥妙，非实有所师授者不能。"《总目·扁鹊神应针灸玉龙经》云："而专门之学，具有授受，剖析简要，循览易明，非精于斯事者亦不能言之切当若是也。"《总目·证治准绳》云："其诸伤门内附载传尸劳诸虫之形，虽似涉乎语怪，然观北齐徐之才以死人枕疗鬼疰，则专门授受，当有所传，未可概疑以荒诞也。"值得注意的是，文渊阁《四库全书》本《扁鹊神应针灸玉龙经》书前提要并没有"专门之学，具有授受"八字。馆臣可能认为授受之学太重要，故在《总目》中加上了此八字。应当说，馆臣对授受之学的评价符合实际。作为传统学科，师承授受具有特殊的意义。即使在采取大规模院校教育的今天，中医界仍然强调师承教育的重要性。

2. 重实证，黜空言

馆臣认为，与宋学相比，汉学强调训诂考据，具有根柢，学风笃实谨严。他们推崇这样的治学方式。《总目·凡例》言："刘勰有言……今所录者，率以考证精核，论辨明确为主，庶几可谢彼虚谈，敦兹实学。"笃实谨严，便于证验，也就成了《总目》评判医籍的标准之一。《总目·难经本义》云："其注则融会诸家之说，而以己意折衷之。辨论精核，考证亦极详审。"《总目·脉诀刊误》云："启宗是书乃考证旧文，句句为辨，原书伪妄，殆抉摘无遗，于脉学殊为有神。"《总目·奇经八脉考》云："时珍此书更加精核，然皆根据《灵枢》《素问》以究其委曲，而得其端绪。此以知征实之学，由于考证，递推递密，虽一技亦然矣。"《总目·濒湖脉学》云："可谓既能博考，又能精研者矣。"《本草乘雅半偈》："然考据该洽，辨论亦颇明晰。"《总目·伤寒舌鉴》云："登以己所阅历，参证于二书之间，削烦正舛，以成是编。较之《脉候隐微》，尤易考验。固诊伤寒者所宜参取也。"《总目·续名医类案》云："然采摭既博，变证咸备，实足与江瓘之书互资参考。又所附案语尤多所发明辨驳，较诸空谈医理，固有实征虚揣之别焉。"《总目·图注脉诀》云："世贤不考，误以《脉诀》为真叔和书而图注之，根柢先谬，其他可不必问矣。"《总目·释骨》云："其考证皆极精核，非惟正名物之舛，并可以纠针砭之谬。"

与此相关，具有考据价值也成了馆臣评判医籍的标准之一。《总目·外台秘要》云："其中间及禁术，盖《千金翼方》已有此例。唐小说载贾耽以千年梳治虱瘕为异闻，其方乃出此书第十二卷中。宋小说载以念珠取误吞渔钩为奇技，其方乃在今八卷中。又唐制腊日赐口脂面药，今不知为何物，其方亦具在三十一卷中。皆足以资博物。三十七卷、三十八卷皆乳石论。《世说》载何晏称服五石散令人神情开朗，《玉台新咏》有《姬人怨服散》诗。盖江左以来，用为服食之术，今无所用。又二十八卷载猫鬼野道方，与《巢氏病源》同。亦南北朝时鬼病，唐以后绝不复闻，然存之亦足资考订也。"《总目·圣济总录纂要》云："其每类冠论一篇，亦皆词简而理明，均足以资考订。"《总目·世医得效方》云："而所载古方至多，皆可以资考据，未可以罕所发明废之也。"不过，这个标准对于医籍并不公允，因为医籍的首要目的是为临床提供服务。

馆臣认为不重视实证的学说均属空言。《总目·凡例》言："圣贤之学，主于明体以达用，凡不可见诸实事者，皆属卮言。儒生著书，务为高论，阴阳太极累牍连篇，斯已不切人事矣。……凡斯之类，并辟其异说，黜彼空言，庶读者知致远经方，务求为有用之学。"在馆臣看来，五运六气就是空言。《总目·素问运气图括定局立成》云："是书以《素问》五运六气之说编为歌辞，又有天符岁会之说，以人生年之甲子，观其得病之日气运盛衰，决其生死。医家未有用其法者。盖本五运六气，以生克制化推其王相休囚而已，初无所征验也。"《总目·素问悬解》云："然运气之说，特约举天道之大凡，不能执为定谱以施治疗。则亦有如太极、无极之争耳。"《总目·运气易览》云："是编取《素问》中五运六气之说详加辨论，所衍各图，亦颇有发明。然治病自以脉证为主，拘泥司天在泉，终无当于经旨也。"《总目·运气定论》云："然运气之主病，犹之分野之占天，以为不验，亦有时而中，以为必验，又有时不然。天道远，人事迩，治病者求之望、闻、问、切，参以天时地气，亦足得其概矣，正不必辨无证、无形之事也。"《总目·医学汇纂指南》云："惟于《素问》五运六气，拘执过甚，未免失于泥古。"由于态度的坚决，馆臣甚至把《玄珠密语》踢出医家类，放入术数类中。《总目·玄珠密语》云："其书本《素问》五运六气之说，而敷衍之，始言医术，浸淫及于测望占候。……其书旧列于医家，今以其多涉禨祥，故存其目于术数家焉。"不过，中医学界普遍认为，五运六气对中医学临床并不是毫无价值。至于五运六气对于中医学临床的价值，还需要进一步研究。

3. 反思汉学标准

馆臣虽然常常以汉学标准评价医籍，但也有反思。名医徐大椿嗜古，谈医上宗汉代及汉以前。《续修四库全书总目提要·金匮翼》就言"大椿笃于信古，多所采唐以前书"。[①] 其因崇尚、迷信汉代医籍，进而过度贬低汉以后医籍。对此，馆臣不以为然。《总目·神农本草经百种录》云："然《本草》虽称神农，而所云

---

① 刘时觉编注，《四库及续修四库医书总目》，北京，中国中医药出版社，2005年，第253页。

出产之地，乃时有后汉之郡县，则后人附益者多。如所称久服轻身延年之类，率方士之说，不足尽信。大椿尊崇太过，亦一一究其所以然，殊为附会。"《总目·医学源流论》云："至于有欲救俗医之弊而矫枉过直者，有求胜古人之心而大言失实者，故其论病则自岐黄以外，秦越人亦不免诋排。其论方则自张机《金匮要略》《伤寒论》以外，孙思邈、刘守真、李杲、朱震亨皆遭驳诘，于医学中殆同毛奇龄之说经。"这均是对徐大椿过度迷信汉代及汉以前医籍的批评。

三、推崇儒者行医，鄙视专业医生

（一）馆臣观点

古人认为，惟儒者能明理，明理则术精。再加上"事亲者当知医"观念的影响，就出现了文人多知医，士大夫爱行医的现象。对于这种兼职行医的现象，士大夫评价甚高，馆臣也是如此。《总目·苏沈良方》云："盖方药之事，术家能习其技，而不能知其所以然，儒者能明其理，而又往往未经试验。此书以经效之方而集于博通物理者之手，固宜非他方所及矣。"馆臣对那些因世事所逼而托医自晦的人也评价甚高。《总目·难经本义》云："则寿亦抱节之遗老，托于医以自逃耳。……寿本儒者，能通解古书文义，故其所注，视他家所得为多云。"但馆臣对那些因为性之所近而专业为医的人就没有那么推崇了。《总目·格致余论》云："盖震亨本儒者，受业于许谦之门，学医特其余事，乃性之所近，竟不以儒名而以医名，然究较方技者流为能明其理，故其言如是。"馆臣认为儒业才是主业。学者普遍认为，儒医行医比一般人有优势。明徐有贞《武功集》卷二《赠医士陆仲文序》就言："医有儒之称者，谓其儒而医也。儒而医，则其于理必明，于术必精，而存心必正。理明术精而存心正，则必能愈人之疾，全人之生，而不为庸工苟利之行，故医必儒之为贵也。"所谓理明，就是既知其然，又知其所以然；术精，就是医术高；心正就是医德高尚。《武功集》从三个方面指出了儒医的优点。

相对于儒医，一般医生则就没有了理明、术精、心正的优势。《总目》中充满了馆臣对一般医人及其习气的批评。《总目·银海精微》云："方技之家，率多依托。"《总目·小儿卫生总微论方》云："臣序又称得之医者郑和，和称得之古冢中，其说迂怪。盖方技家自神其授受，亦无取焉。"《总目·世医得效方》云："序中称其高祖遇仙人董奉二十五世孙，传其秘方。虽技术家依托之言，不足深诘……"《总目·扁鹊神应针灸玉龙经》云："其中名目颇涉鄙俚，文义亦多浅近，不出方技家之鄙习。"《总目·针灸问对》云："又论误针误灸之害，与巧立名目之诬，皆术家所讳不肯言者。"《总目·石室秘箓》云："方术家固多依托。"

（二）馆臣观点之偏颇

应当说，《总目》推崇儒医、鄙视专业医生的这种态度不太客观。儒者治医，往往重视理论，不切实用。《续修四库全书总目提要·经脉分图》就言："盖自来儒者除诗文经术外，多喜究术数医药，以夸其博，然每偏理论，不切实用。"[①]《总目》评价甚高的《苏沈良方》就是如此。真正医家（如李杲）对该书的评价与《总目》对它的评价迥然不同。元刘因《书示疡医》载："李明之尝言：《苏沈良方》犹唐宋类诗。盖言不能诗者之集诗，犹不知方者之集方也。一诗之不善，诚不过费纸而已；一方之不善，则其祸有不可胜言者矣。"[②]明俞弁《续医说》卷一亦载："李东垣谓：《苏沈良方》犹唐宋类诗。何也，盖言不能诗者之集诗犹不知方者之集方也。一诗之不善，止不过费纸而已，不致误人。一方之不善，则其祸有不可胜言者矣。噫！后之集方书者尚慎之哉！"[③]李杲等人对《苏沈良方》的评价较为符合实际。

苏轼曾经搜集了一个医方——圣散子，认为它不论寒温阴阳，百病皆治。《苏沈良方》卷三《论圣散子》云："昔予览《千金方》三建散，云于病无所不治。而孙思邈特为著论，谓此方用药节度，不近人情，至于救急，其验特异。乃知神物效灵，不拘常制，至理开惑，智不能知。今予得圣散子，殆此类也。自古论病，惟伤寒为急，表里虚实，日数证候，应汗应下之类，差之毫厘，辄至不救。而用圣散子者，一切不问阴阳二感，或男子女人相易，状至危笃，连饮数剂而汗出气通，饮食渐进，神宇完复，更不用诸药，连服取瘥。其余轻者，心额微汗，正尔无恙。药性小热，而阳毒发狂之类，入口便觉清凉，此药殆不可以常理而诘也。若时疾流行，不问老少良贱，平旦辄煮一釜，各饮一盏，则时气不入。平居无事，空腹一服，则饮食快美，百疾不生，真济世卫家之宝也。其方不知所从出，而故人巢君谷世宝之，以治此疾，百不失一。余既得之，谪居黄州，连岁大疫，

---

① 刘时觉编注，《四库及续修四库医书总目》，北京，中国中医药出版社，2005 年，第 163 页。
② 李修生主编，《全元文》（第 13 册），南京，江苏古籍出版社，1999 年，第 344 页。
③ （明）俞弁续撰，《续医说》，上海，上海科学技术出版社，1984 年，卷一第 8 页。

所全活者不可胜数。巢甚秘此方，指松江水为誓盟，不得传人。余窃隘之，乃以传蕲水庞君安时。庞以医闻于世，又善著书，故以授之，且使巢君名与此方同不朽也。"①同卷《圣散子启》又云："圣散子主疾功效非一。去春杭州民病，得此药全活者不可胜数。所用皆中下品药，略计每千钱即得千服，所济已及千人，由此积之，其利甚薄。"②据苏东坡而言，有病时，圣散子可以治病：黄州"连岁大疫，所全活者不可胜数"；"杭州民病，得此药全活者不可胜数"。无病时，圣散子可以养生："若时疾流行，不问老少良贱，平旦辄煮一釜，各饮一盏，则时气不入。平居无事，空腹一服，则饮食快美，百疾不生，真济世卫家之宝也。"其成本极便宜，"略计每千钱即得千服，所济已及千人"，故誉之为"于病无所不治"。

实际情况如何呢？叶梦得《避暑录话》卷上云："士大夫于天下事，苟聪明自信无不可为，惟医不可强……子瞻在黄州，蕲州医庞安常亦善医伤寒，得仲景意。蜀人巢谷出圣散子方，初不见于世间医书，自言得之于异人，凡伤寒不问证候如何，一以是治之，无不愈。子瞻奇之，为作序，比之孙思邈三建散，虽安常不敢非也，乃附其所著《伤寒论》中，天下信以为然。疾之毫厘不可差，无甚于伤寒，用药一失其度，则立死者皆是，安有不问证候而可用者乎？宣和后，此药盛行于京师，太学诸生信之尤笃，杀人无数。今医者悟，始废不用。巢谷本任侠好奇，从陕西将韩存宝出入兵间，不得志，客黄州，子瞻以故与之游。子瞻以谷奇侠而取其方，天下以子瞻文章而信其方，事本不相因而趋名者，又至于忘性命而试其药。人之惑，盖有至是也。"③叶梦得指出，苏轼因为欣赏巢谷的"奇侠"而相信其传的"圣散子方"，并为之作序；天下人又因为欣赏苏轼的文章而相信其方，进而导致了该方"杀人无数"的灾难性结果。可见，苏轼的宣传实际上是误导，且其误导导致了该方"杀人无数"的灾难性结果。宋陈言曾经分析过此方疗效迥异的原因，《三因极一病证方论》卷六云："此药似治寒疫，因东坡作序，天下通行。辛未年永嘉瘟疫，被害者不可胜数，往往顷时，寒疫流行，其药偶中，抑未知方土有所偏宜，未可考也。东坡便谓与三建散同类，一切不问，似太不近人情。夫寒疫，亦能自发狂，盖阴能发躁，阳能发厥，物极则反，理之常然，

---

① （宋）沈括、（宋）苏轼撰，杨俊杰、王振国点校，《苏沈良方》，上海，上海科学技术出版社，2003年，第21、22页。

② （宋）沈括、（宋）苏轼撰，杨俊杰、王振国点校，《苏沈良方》，上海，上海科学技术出版社，2003年，第22页。

③ （宋）叶梦得著，《避暑录话》，北京，中华书局，1985年，第12、13页。

不可不知。今录以备疗寒疫，用者宜审之，不可不究其寒温二疫也。"①明人俞弁也分析了此中原因，并介绍了此方对明代人的影响，《续医说》卷三云："圣散子方，因东坡先生作序，由是天下神之。宋末辛未年，永嘉瘟疫，服此方被害者不可胜纪。余阅叶石林《避暑录》，云：宣和间，此药盛行于京师，太学生信之尤笃，杀人无数，医顿废之。昔坡翁谪居黄州时，其地濒江多卑湿，而黄之居人所感者，或因中湿而病，或因雨水浸淫而得，所以服此药而多效，是以通行于世，遗祸于无穷也。弘治癸丑年，吴中疫疠大作，吴邑令孙磐令医人修合圣散子，遍施街衢，并以其方刊行。病者服之，十无一生，率皆狂躁昏瞀而卒。噫。孙公之意本以活人，殊不知圣散子方中有附子、良姜、吴茱萸、豆蔻、麻黄、藿香等剂，皆性味燥热，反助火邪。不死何待？若不辨阴阳二证，一概施治，杀人利于刀剑。有能广此说以告人人，亦仁者之一端也。"②可见，因为苏东坡的影响，直到明代，圣散子还造成了一次灾难性的事件。

实际上，谨慎的文人士大夫也往往不敢行医，甚至辑方，如《医史》的作者——明代著名文人李濂。其《医史序》言："曰：与其辑《医史》孰若辑方书之尤切于用乎？曰：古之上医要在视脉，脉理既明，病乃可识。脉之玄妙，难以言传，意之所解，口不能宣也。执古方以疗今病，不惟不能起病而反增剧。昔人尝有是论矣。故曰：不知方者之辑方犹不知诗者之辑诗。一诗未工，何损于事？一方未善，为害曷穷！甄权、许胤宗、李杲皆古之哲医也，而并有辑方之戒。恶可孟浪为之以误人耶？"（《明文海》卷三百十六）

四、反对神仙和房中

"医巫同源"是医学早期发展的重大文化现象，《汉书·艺文志·方技略》就把医经、经方、房中、神仙归为一类。在儒家理性语境下，医巫才逐步分离，但医学与房中、神仙仍然存在交叉现象。《总目·养生类要》云："是书上卷载导引诀、卫生歌及炼红铅秋石之法……盖兼涉乎道家之说者也。"导引诀与神仙有关，炼红铅秋石与房中有关。对此现象，馆臣持批评态度。析言之，馆臣的批评主要集中在三个方面：反对医家附会神仙以语怪；反对服饵导引和房中；反对太素脉。

---

① 王象礼主编，《陈无择医学全书》，北京，中国中医药出版社，2005年，第78、79页。
② （明）俞弁续撰，《续医说》，上海，上海科学技术出版社，1984年，卷三第6、7页。

（一）反对医家附会神仙以语怪

馆臣非常反感医家附会神仙的现象，并在《总目》中多次批评此现象。《总目·小儿卫生总微论方》云："臣序又称得之医者郑和，和称得之古冢中，其说迂怪。盖方技家自神其授受，亦无取焉。"《总目·续名医类案》云："金疮门载'薛衣道人按已断之首，使人回生'一条，无药无方，徒以语怪，更与医学无关。"《总目·神应经》云："前有宗派图一页，称梓桑君席宏达九传至席华叔，十传至席信卿，十一传至会，会传二十四人，嫡传者二人，一曰康叔达，一即瑾也。又有席宏达《誓词》，谓：传道者必盟天歃血，立誓以传，当于宗派图下注其姓名。如或妄传非人，私相付度，阴有天刑，明有阳谴云云。是直道家野谈耳。"《总目·万氏家抄济世良方》云："至首载吕仙降乩赠诗五首，以美是书，则语怪而不可训矣。"《总目·石室秘箓》云："凡分一百二十八法，议论诡异……称康熙丁卯遇岐伯诸人于京都，亲受其法。前有岐伯序，自题'中清殿下宏宣秘箓无上天大帝真君'，又有张机序，自题'广蕴真人'。方术家固多依托，然未有怪妄至此者，亦拙于作伪矣。"馆臣的这种态度导致其对部分医籍的评价过低，如其对《石室秘箓》的评价。《续修四库全书总目提要·洞天奥旨》就言："其生平于医术致力甚勤，亦有心得，惜好大言，动辄附会神怪，矜为创获，未免自欺欺人。《四库提要》于《石室秘箓》斥为荒诞，平心论之，一瑕不掩众瑜。"[1]但整体而言，馆臣的态度值得赞赏。"医家附会神仙，良方自秘，成为结习"（《续修四库全书总目提要·太乙神针心法》）[2]的现象的确不利于医学的发展。

（二）反对服饵导引和房中

馆臣对服饵导引和房中也持反对态度。《总目·医家类序》言："《汉志》医经、经方二家后，有房中、神仙二家，后人误读为一，故服饵导引，歧途颇杂，今悉删除。"这从总体上表现出馆臣对神仙、房中及导引的态度。

1. 反对服饵导引

《总目》中充满了馆臣对服饵的批评。《总目·博济方》云："惟颇好奇异，往往杂以方术家言。如论服杏仁，则云：彭祖、夏姬、商山四皓炼杏仁为丹，王子晋服四十年而腾空，丁令威服二十年而身飞。此类殊诞妄不足信。今故取服食

---

① 刘时觉编注，《四库及续修四库医书总目》，北京，中国中医药出版社，2005年，第418页。
② 刘时觉编注，《四库及续修四库医书总目》，北京，中国中医药出版社，2005年，第161页。

诸法，编附卷末，以著其谬，俾读者知所持择焉。"《总目·圣济总录纂要》云："原本之末有《神仙服饵》三卷，或言烹砂炼石，或言嚼柏咀松……盖是时道教方兴，故有是妄语。林病其荒诞，一概汰除，惟约取其寻常颐养之药三十余方。其别择具有条理。"《总目·兰台轨范》云："独其天性好奇，颇信服食之说，故所注《本草》，于久服延年之论，皆无所驳正。而此书所列通治方中，于《千金方》钟乳粉、《和剂局方》玉霜圆之类，金石燥烈之药，往往取之。是其通中之一弊，观是书者亦不可不知所短焉。"《总目·神农本草经百种录》云："如所称久服轻身延年之类，率方士之说，不足尽信。大椿尊崇太过，亦一一究其所以然，殊为附会。"《总目·医学管见》云："其说皆主于大补大攻，非中和之道。……其'论金石药'一条，则名言也。"《总目》对导引也持以批评态度。《总目·圣济总录纂要》云："或言吐纳清和，或言斩除三尸。盖是时道教方兴，故有是妄语。"《总目·删补颐生微论》云："《三奇论》中兼及道书修炼，如去三尸行呵吸等法，皆非医家本术也。"

　　服饵、导引的情况比较复杂。宋郑樵《通志·校雠略》云："炉火与服饵两种，向来道家与医家杂出。"[①]《续修四库全书总目提要·神仙服饵丹石行药法》亦云："服食草木金石之药，为道家修养之所必需。草木之药，本草已有言服之长生者，医书道经所载，其方实繁。"[②]但实际上，何谓道家、何谓医家也是可以分析的。《续修四库全书总目提要·摄生月令》云："道家摄生，大体略有三条，所谓吐纳、炼藏、胎津、驻容，一也；其次饵芝术、飞伏、丹英，二也；再次食五谷、资众味，三也。"[③]"吐纳"和"饵芝术"等部分中含有医学内容，"飞伏""丹英"等部分不属于医学内容，而"食五谷""资众味"完全就是医学内容。《续修四库全书总目提要·食医心鉴》言："《周官》：食医掌和王之六食、六饮、六膳、百羞、百酱、八珍之齐，疾医以五味、五谷、五药养其病。是食饮之和调皆隶医师之职，而治病于五味、五谷与五药并重。《汉书·艺文志》有《神农黄帝食禁》七卷，贾公彦《周礼·医师疏》引其文，'禁'作'药'，孙星衍谓即《本草经》，未有确证。要之，食与药并有关于疾病，则自古兼重之无疑也。孙思邈《千金方》有云，凡欲治病，且以食疗，不愈，然后用药。然古人广集方书，每兼载服食之

---

① （宋）郑樵撰，《通志》，北京，中华书局，1987 年，第 834 页。
② 刘时觉编注，《四库及续修四库医书总目》，北京，中国中医药出版社，2005 年，第 168 页。
③ 刘时觉编注，《四库及续修四库医书总目》，北京，中国中医药出版社，2005 年，第 179 页。

方。郑樵《通志·艺文略》医家类中,且专列食经子目。"①从这个角度而言,《总目》抨击"烹砂炼石"值得称赞,但把《饮膳正要》《饮食须知》等踢出医家类值得商榷。

2. 反对房中

班固《汉书·艺文志·方技略》经方后有房中类著作,共计8种,分别为《容成阴道》《务成子阴道》《尧舜阴道》《汤盘庚阴道》《天老杂子阴道》《天一阴道》《黄帝三王养阳方》《三家内房有子方》,专讲男女性生活中的保健方法等。后代有医家(如孙一奎)信服此种方法,馆臣对此加以批判。《总目·赤水玄珠》云:"惟第十卷怯损劳瘵门附《方外还丹》,专讲以人补人采炼之法,殊非正道。盖一奎以医术游公卿间,不免以是投其所好,遂为全书之大瑕,是足惜耳。"公允地说,馆臣比较看重孙一奎,故著录了其《赤水玄珠》《医旨绪余》,且常常在其他提要中引用其言论。如《总目·脾胃论》云:"明孙一奎《医旨绪余》云:东垣生当金元之交,中原扰攘,士失其所,人疲奔命。或以劳倦伤脾,或以忧思伤脾,或以饥饱伤脾。病有缓急,不得不以急者为先务。此真知杲者也。"《总目·此事难知》云:"其问三焦有几,分别手足,明孙一奎极称其功。"《总目·格致余论》云:"孙一奎《医旨绪余》云:丹溪生当承平,见人多酗酒纵欲,精竭火炽,复用刚剂,以至于毙,因为此救时之说。后人不察,遂以寒凉杀人,此不善学丹溪者也。其说可谓平允矣。"即便如此,馆臣仍然对其医籍涉及房中进行了批评。与馆臣对房中的态度形成对比的是清周中孚。其《郑堂读书记》卷四十三《赤水玄珠》云:"惟第十卷虚怯虚损痨瘵门中忽参以房中之术,非医家之正轨。然孙氏《千金方》养性门已有房中补益之条。而《汉书·艺文志》且著录房中八家百八十六卷,则其由来已古,诚不足为东宿病也。"②

有些医籍即使本身成就不高,但也会因反对房中得到馆臣的盛赞,如李濂的《医史》。馆臣认为《医史》存在的问题很多:"然如医和诊晋侯而知赵孟之死,据和所称'主不能御,吾是以云',盖以人事天道断之,而濂以为太素脉之祖。《扁鹊传》中赵简子、齐桓公、虢君各不同时,自为《史记》好奇之误,而濂不订正。葛洪自属道家,但偶集方书,不闻治验,乃一概收入,则陶弘景之撰《名医别录》,

---

① 刘时觉编注,《四库及续修四库医书总目》,北京,中国中医药出版社,2005年,第109页。

② 中华书局编辑部编辑,《宋元明清书目题跋丛刊》(第十五册),北京,中华书局,2006年,第198页。

有功《本草》，何以见遗？《褚澄遗书》，伪托显然，乃不能辨别，反证为真本。至于宋僧智缘，本传但有'善医'二字，别无治验，特以太素脉知名，与张扩之具有医案者迥别，载之医家，尤为滥及。辽济鲁古（案，'济鲁古'原作'直古鲁'，今改正）亦更无一事可述，但以'长亦能医，专事针灸'二语，遽为立传，则当立传者又何限乎？濂他书颇可观，而此书乃冗杂特甚，殊不可解。"于是，把它列入存目。但馆臣特意指出了它反对房中这一优点："惟其论仓公神医乃生五女而不生男，其师公乘阳庆亦年七十余无子，以证医家无种子之术。其理为千古所未发，有足取焉。"

馆臣反对房中术的决绝态度还可以从《总目》没有著录，甚至没有存目房中类著作看出。当然，馆臣对待房中类著作是辩证的，对于那些前人列入房中类的著作也进行了公正的评价。如高儒《百川书志》把《褚氏遗书》列入房中类，馆臣认为此书不是房中类著作，而是医学著作，云："是书分受形、本气、平脉、津润、分体、精血、除疾、审微、辨书、问子十篇，大旨发挥人身气血阴阳之奥。……其书于《灵枢》《素问》之理颇有发明，李时珍、王肯堂俱采用之。其论寡妇、僧尼，必有异乎妻妾之疗，发前人所未发。而论吐血、便血、饮寒凉百不一生，尤千古之龟鉴。……中颇论精血化生之理，所以辨病源、戒保啬耳。高儒《百川书志》列之房中类，则其误甚矣。"

（三）反对太素脉

太素脉是一种通过观察人体脉搏的变化来预断人的贵贱、吉凶、祸福的方术。因为其是通过中医诊脉方法来达到这个目的的，故历来被认为属于医学。但馆臣认为，它不关治疗，把它踢出了医家类。《总目·医家类序》言："《太素脉法》，不关治疗，今别收入术数家，兹不著录。"《续修四库全书总目提要·太素脉秘诀》云："自来著录者于太素脉之类隶之医家，《四库总目》以《崆峒仙翁太素脉诀》改入术数类存目，《提要》辟其荒诞，指为术者所依托。"[①] 查《总目·术数类》存目有《太素脉法》，云："其书以诊脉辨人贵贱吉凶。原序称唐末有樵者，于崆峒山石函得此书，凡上下二卷，云仙人所遗。其说荒诞，盖术者所依托。……按《太素脉》自古无闻。《宋史》载：僧智缘，随州人。嘉祐末召至京师。每察脉知人贵贱、祸福、休咎。诊父之脉，而能道其子吉凶，所言若神。王珪疑古无此术。

---

① 刘时觉编注，《四库及续修四库医书总目》，北京，中国中医药出版社，2005 年，第 132 页。

王安石曰：昔医和诊晋侯而知其良臣将死，则视父知子，亦何足怪哉云云。其引据亦自有理。然推绎传文，医和亦以人事断之，料其当尔。故其对晋侯曰：疾不可为也，是谓近女室，疾如蛊，非鬼非食，惑以丧志，良臣将死，天命不祐。其对赵武曰：国之大臣，荣其宠禄，任其大节，其灾祸兴而无改焉，必受其咎。何常一字及于脉。且传曰视之，亦不云诊。是特良医神解，望其神色知之。安石所云，殊为附会。大抵此术兴于北宋，故智缘以前不闻有此。而罗扩作《张扩传》，称扩少好医，从庞安时游，后闻蜀有王朴善脉，又能以太素知人贵贱祸福，从之期年，得衣领中所藏素书，尽其诀，乃辞去。扩，徽宗时人，则王朴当与智缘同时，足证其并出于嘉祐间。观此书原序，亦仅称唐末所得，其非古法审矣。此本所载，皆七言歌括，至为鄙浅，未必即领中之素书。殆方技之流，又从而依托耶。"

馆臣对太素脉的评价在医籍提要中也有体现。《总目·医史》云："然如医和诊晋侯而知赵孟之死，据和所称'主不能御，吾是以云'，盖以人事天道断之，而濂以为太素脉之祖。……至于宋僧智缘，本传但有'善医'二字，别无治验，特以太素脉知名，与张扩之具有医案者迥别，载之医家，尤为滥及。"

应当说，馆臣对太素脉的评价非常妥当。很多医家并不赞成太素脉。《景岳全书》卷六《脉神章下》附录了很多这样的文献。汪机《矫世惑脉辨》指出："世人又有以《太素脉》而言人贵贱穷通者，此又妄之甚也。……然则太素之所诊者，必不出于二十四脉之外矣。夫二十四脉皆主病，言一脉见则主一病，贫贱富贵何从而察之哉？假如浮脉，其诊为风，使太素家诊之，将言其为风耶？抑言其为贵贱穷通耶？二者不可得兼，若言其为风，则其所知亦不过病也；若遗其病而言其为贵贱穷通，则是近而病诸身者尚不能知，安得谓之太素，则远而违诸身者必不能知之也。盖贵贱穷通，身外之事，与身之血气了不相干，安得以脉而知之乎？况脉之变见无常，而天之寒暑不一，故四时各异其脉，必不能久而不变，是以今日诊得是脉，明日诊之而或非，春间诊得是脉，至夏按之而或否。彼太素者，以片时之寻按，而断十生之休咎，殆必无是理……且脉兆于岐黄，演于秦越，而详于叔和，遍考《素》《难》《脉经》，并无一字言及此者，非隐之也，殆必有不可诬者耳。"[①] 汪机很明确地指出了太素脉的荒谬之处。有医家即使认为太素脉有可取之处，也明确指出它的要诀在于风鉴，从而否定它的医学意义。吴昆《太素可采之句》云："太素之说，固为不经，然其间亦有可采者。如曰：脉形圆净，至数

---

①　（明）张介宾著，夏之秋等校注，《景岳全书》，北京，中国中医药出版社，1994年，第62、63页。

分明，谓之清；脉形散涩，至数模糊，谓之浊。质清脉清，富贵而多喜；质浊脉浊，贫贱而多忧。质清脉浊，此为清中之浊，外富贵而内贫贱，失意处多，得意处少也。质浊脉清，此谓浊中之清，外贫贱而内富贵，得意处多，失意处少也。若清不甚清，浊不甚浊，其得失相半，而无大得丧也。富贵而寿，脉清而长；贫贱而夭，脉浊而促。清而促者，富贵而夭；浊而长者，贫贱而寿。此皆太素可采之句也。然亦不能外乎风鉴，故业太素者，不必师太素，但师风鉴，风鉴精而太素之说自神矣。至其甚者，索隐行怪，无所不至，是又巫家之教耳。孔子曰：攻乎异端，斯害也已矣。正士岂为之。"[①]

五、用儒学打比方论证

"喻巧而理至"，人们往往用熟知的事物做比喻论述各种问题，以使抽象的道理具体化，深入浅出，便于理解。封建社会，经学统治一切。对馆臣及当时整个学术界而言，儒学是最熟悉的知识。在论述医学问题时，他们很自然地就想到了用儒学来打比方。

他们有时用儒学来说明伪书的价值。《灵枢》与《素问》合称《黄帝内经》，《黄帝内经》奠定了中医学的理论体系。馆臣误认为《灵枢》为王冰伪托，但承认它的学术价值。为了说明这个观点，馆臣用梅赜《古文尚书》做了比喻。《总目·灵枢经》："盖其书虽伪，而其言则缀合古经。具有源本，譬之梅赜古文，杂采逸书，联成篇目。虽牴牾罅漏，赝托显然，而先王遗训，多赖其搜辑以有传，不可废也。"《古文尚书》的真伪之争是儒学界的热点，从宋朝朱熹质疑开始，一直延续到今天。特别是清初阎若璩以30年光阴写成《尚书古文疏证》，引经据古，列举128条证据，一一陈其矛盾之故，认定梅赜所献《古文尚书》为伪书。这个结论得到了当时主流学术界的公认。用它打比方，的确能够说明《灵枢》的问题。

他们有时用儒学来说明医学家的考辨方法。如徐大椿在《难经经释》一书中往往"援引经文以驳正"《难经》"不合《内经》之旨者"。但实际上，"历代以来"，《难经》"与《灵枢》《素问》并尊，绝无异论"，且徐大椿所依据的《黄帝内经》"已为后人所乱"："《素问》全元起本已佚其第七篇，唐王冰始称得旧本补之。宋林亿等校正，已称其《天元纪大论》以下，与《素问》余篇绝不相通，疑冰取《阴

---

① （明）张介宾著，夏之秋等校注，《景岳全书》，北京，中国中医药出版社，1994年，第63页。

阳大论》以补所亡。至《刺法》《本病》二论，则冰本亦阙，其间字句异同，亿等又复有校改，注中题曰'新校正'皆是。"然而"《难经》反为古本"。故此，馆臣评价徐大椿考辨方法说："即有舛互，亦宜两存。遽执以驳《难经》之误，是何异谈六经者，执开元改隶之本以驳汉博士耶？"拿唐人之本去改汉人之本的比方，一下子就显示出了徐大椿考辨方法的荒谬。

　　他们有时用儒学来评述医籍版本错综复杂的情况。《伤寒论》散乱后，由晋朝王叔和重新编次；在此基础上，宋林亿等加以校正，金成无己加以注释。但到了明代，方有执倡导错简论，认为叔和所编、林亿等所校与成无己所注，多所改易窜乱，于是重为考定，更其错简。方有执的主张得到了喻嘉言等人的响应，这成为《伤寒论》研究的重要一派。对于这种情况，馆臣在《总目·金匮要略论注》评价道："机所作《伤寒卒病论》，自金成无己之后，注家各自争名，互相窜改。如宋儒之谈错简，原书端绪，久已瞀乱难寻。"《总目·伤寒类方》亦云："世传后汉张机《伤寒论》乃晋王叔和搜采成书，本非机所编次。金聊城成无己始为作注，又以己意移易篇章。自后医家屡有刊定，如治《尚书》者之争《洪范》《武成》，注《大学》者之争古本、今本，迄于有明，终无定论。"宋儒深具质疑精神，常谈错简，往往陷入争论。这个比方很形象地说明了明清医家研究《伤寒论》的情况。了解了这一点，也就能更好地确定王叔和等人的贡献。《总目·伤寒论注》云："然叔和为一代名医，又去古未远，其学当有所受。无己于斯一帙，研究终身，亦必深有所得。似未可概从屏斥，尽以为非。夫朱子改《大学》为一经十传，分《中庸》为三十三章，于学者不为无裨。必以为孔门之旧本如是，则终无确证可凭也。今《大学》《中庸》列朱子之本于学官，亦列郑玄之本于学官，原不偏废，又乌可以后人重定此书，遂废王氏、成氏之本乎？"《大学》和《中庸》原都是《礼记》四十九篇中的一篇，在宋之前，一直没有作为单行本。在程颢、程颐等人的基础上，朱熹撰成《大学章句》《中庸章句》，把他们完全从《礼记》中剥离出来，重新编次，独立成书。后来，《大学》和《中庸》更被列为科举用书。但我们并不能由此否认《礼记》的价值。这个比方也很好地说明了王叔和、成无己的贡献。

　　以儒家做比喻的例子还有很多。如《总目·医垒元戎》云："据《此事难知序》，好古渊源李杲。然此书'海藏黄芪汤'条下，称杲为'东垣李明之先生'；'易老大羌活汤'条下，称'先师洁古老人'。则好古实受业张元素，殆如赵匡、陆淳同受《春秋》于啖助，而淳又从匡讲问欤？"这是用儒学师承来说明医家师承的情况。《总目·尚论篇》云："考康熙甲寅顺天林起龙重刻方有执之书，以昌此书附后，各施评点，极论昌之所注，全出于剽窃方氏，丑词毒詈，无所不加。夫儒者著书，尚相祖述，医家融会旧论，何可遽非？"这是以儒者著书的祖述论证医家著书融会旧论的合理。《总目·医学源流论》云："至于有欲救俗医之弊而矫枉过直者，有求胜古人之心而大言失实者，故其论病则自岐黄以外，秦越人亦不免诋排。其论方则自张机《金匮要略》《伤寒论》以外，孙思邈、刘守真、李杲、朱震亨皆遭驳诘，于医学中殆同毛奇龄之《说经》。"这是以儒者学风说明医家学风。

六、重视经典，强调引经据典

受儒学影响，自汉代之后，目录著作大都强调经典，如《汉书·艺文志》把医经放到首位。《总目》按时代先后著录医籍，没有医经、经方的分别，但也崇尚、重视经典。《总目·针灸节要》云："是书以《难经》《素问》为主。《难经》首取行针补泻，次取井荥俞经合，次及经脉。《素问》首九针，次补泻，次诸法，次病刺，次经脉空穴，俱颠倒后先，于经文多割裂。"这是对割裂经典的批评。《总目·景岳全书》云："是书首为《传忠录》三卷，统论阴阳六气及前人得失。次《脉神章》三卷，录诊家要语。次为《伤寒典》《杂证谟》《妇人规》《小儿则》《痘疹诠》《外科钤》，凡四十一卷，又《本草正》二卷……次《新方》二卷，《古方》九卷……其命名皆沿明末纤佻之习，至以伤寒为典，杂证为谟，既僭经名，且不符字义，尤为乖谬。"这是对僭越经名的批评。

除了维护经典，《总目》还常常引用经典条文以论证。《总目》有时引用儒家经典，其中引用《周礼》较多。《总目·医家类序》引"《周礼》有兽医"来证明附录兽医体例的根据。《总目·急救仙方》引"疡医自《周礼》即自为一科"来断定外科独立成科的时间。《总目·外科精义》引"考《周礼·天官》：疡医掌肿疡、溃疡、金疡、折疡之祝药劀杀之齐。注曰：劀谓刮去脓血，杀谓以药食其恶肉。又曰：凡疗疡以五毒攻之。注曰：今医方有五毒之药，合黄堥置石胆、丹砂、雄黄、礜石、慈石其中烧之，三日三夜，其烟上著，以鸡羽扫取之以注创，恶肉破骨则尽出。又曰：以五气养之，以五药疗之，以五味节之。注曰：既劀杀而须尽其宿肉，乃养之也。'五气'当作'五谷'，字之误也。节，节成其药之力"来证明"古者疡医攻补兼施"。除了引用《周礼》，馆臣有时也引用其他儒籍。《总目·景岳全书》云："夫扶阳抑阴，天之道也。然阴之极至于龙战，阳之极亦至于亢龙，使六阴盛于坤而一阳不生于复，则造化息矣。使六阳盛于乾而一阴不生于姤，则造化亦息矣。”这是化用《周易》的道理来说明“阴阳不可偏重，攻补不可偏废”的道理。《总目》有时也引用医学经典。如《总目·素问玄机原病式》云：“张机《伤寒论》有曰：桂枝下咽，阳盛乃毙。承气入胃，阴盛以亡。”《总目·景岳全书》云：“《素问》曰：亢则害，承乃制。”馆臣引用这些圣人之训的目的，就是告诉世人行医用药应该持平，不能偏废。

儒学对《总目》的影响还有很多，如受儒家“贵人贱物”的影响把兽医著作“退置于末简”等，限于篇幅，不再论述。

第二节 流派批评

在中医学发展的历史长河中，很多杰出的医学家因自身知识背景及所处环境的不同而具有了不同的学术主张、治疗手法、用药特色。他们杰出的成就引来了大批追随者，从而形成了不同的群体和派别，即学术流派。学术流派是在医学发展到一定阶段形成的，但形成之后，各流派之间既互相争鸣，又互相渗透与取长补短，这补充和完善了中医理论，提高了临床疗效，进而也促进了中医学术和中医事业的发展。

一、《总目》开创了医学流派研究

在《总目》之前，已经有人不自觉地注意到医家的不同风格，如宋张杲《医说》卷八《用药偏见》云：“蜀人石藏用以医术游都城，其名甚著。陈承，余杭人，亦以医显。石好用暖药，陈好用凉药。古之良医，必量人之虚实，察病之阴阳，而后投以汤剂，或补或泻，各随其证，二子乃执偏见于冷暖。俗语曰：藏用檐头三斗火，陈承箧里一盘冰。”[①] 又如元许衡《鲁斋遗书》卷八《与李才卿等论梁宽甫病症书》曰：“近世论医，有主河间刘氏者，有主易州张氏者。张氏用药，依准四时阴阳升降而增损之，正《内经》四气调神之义，医而不知此，妄行也。刘氏用药，务在推陈致新，不使少有拂郁，正造化新新不停之义，医而不知此，

① （宋）张杲撰，王旭光、张宏校注，《医说》，北京，中国中医药出版社，2009年，第290页。

无术也。然而主张氏者，或未尽张氏之妙，则瞑眩之剂，终莫敢投，至失机后时，而不救多矣。主刘氏者，或未悉刘氏之蕴，则劫效目前，阴损正气，遗祸于后者多矣。能用二家之长，而无二家之弊，则治庶几乎？"①但这些研究的着眼点均不在流派上，而且他们对多种风格的评价也偏低。

《总目》是历史上第一部有意识地研究中医流派的书籍，开创了中医流派研究的先河。《总目·医家类序》一开始就提出："医之门户分于金元。"这里，首先指出了"门户"（即流派）概念，为中医流派的研究打开了门径。谢观、任应秋、范行准等学者从此问途，大力推动中医流派的研究。可以说，中医流派研究已经成为中医学术研究的重要一环，且取得了大量的成果，甚至还在一定程度上促使了"中医各家学说"学科的产生。《中医各家学说·总论》（1986）言："中医各家学说是以阐明和研究中医学术发展过程中的主要医家流派和历代著名医家学术思想、学术成就的一门学科。"②

《总目》还指出医学流派之间是争鸣的："观元好问《伤寒会要序》，知河间之学与易水之学争。观戴良作朱震亨传，知丹溪之学与宣和局方之学争也。"李致忠指出，从元好问《伤寒会要序》中看不出河间之学与易水之学的争论，从戴良的《丹溪翁传》也看不出丹溪之学与局方之学的医学流派之争。③李致忠所言甚是。但《总目》之所以这么说，是为了强调流派的特征之一，那就是每个医学流派必定有自己独特的学术主张，为了突出自己的主张，往往会与其他流派进行学术观点的争辩。这也为中医流派的概念确立了一个标准。中医学术流派研究课题组就言："学派是在学术争鸣中产生的……学派通过学术争鸣，孕育了一代人才，推动着科学发展，学术争鸣成为学派最鲜明的特征之一。"④《中医各家学说专论》论述中医学术流派研究意义的第一条就是"创新精神在学术争鸣中激荡"，这也证明了争鸣在学术流派概念中的意义。⑤

《总目》还断定医学流派产生的时间是金元时期。这一点得到了大部分学者的赞同。《中医各家学说专论》言："自《四库全书总目提要·医家类》提出'儒

① 李修生主编，《全元文》（第 2 册），南京，江苏古籍出版社，1999 年，第 498 页。

② 任应秋主编，《中医各家学说》，上海，上海科学技术出版社，1986 年，第 1 页。

③ 李致忠释评，《三目类序释评》，北京，北京图书馆出版社，2002 年，第 442—446 页。

④ 中医学术流派研究课题组编，《争鸣与创新：中医学术流派研究》，北京，华夏出版社，2011 年，第 19 页。

⑤ 鲁兆麟主编，《中医各家学说专论》，北京，人民卫生出版社，2009 年，第 19—21 页。

之门户分于宋，医之门户分于金元'后，中医界多据此说而认定中医的学派分于金元，其影响之广泛，几成定论。"① 如早在清代道光初年，张琦《四圣心源序》云："至于金元，刘完素为泻火之说，朱彦修作补阴之法，海内沿染，竞相传习，蔑视古经，倾议前哲，攻击同异，辨说是非，于是为河间之学者与易水之学争，为丹溪之学者与局方之学争。门户既分，歧途错出，纷纭扰乱，以至于今，而古法荡然矣。"② 当然，也有学者对此有不同认识。有些学者认为上古时期就有医经和经方不同的流派，如谢观《中国医学源流论·医学变迁》言："《孔疏》引旧说云：三世者，一曰黄帝针灸，二曰神农本草，三曰素女脉诀，又云天子脉诀。此盖中国医学最古之派别也。"《中国医学源流论·上古医派》说："针灸始于黄帝、本草肇自神农，脉诀传之素女，此以言乎其托始之时也。系按其学术之性质而为之分类，则为医经、经方两家。医经犹今言医学，经方犹今言药学也。神农本草，当属经方家。针灸、脉诀，则同属医经。"③ 又如任应秋先生主编的《中医各家学说》也有类似的观点。④ 这种观点主要依据于《汉书·艺文志》中医经、经方的分类。《汉书·艺文志·方技略》把典籍分为医经、经方、房中、神仙4类。医经类有："《黄帝内经》十八卷。《外经》三十七卷。《扁鹊内经》九卷。《外经》十二卷。《白氏内经》三十八卷。《外经》三十六卷。《旁篇》二十五卷。右医经七家，二百一十六卷。医经者，原人血脉经络骨髓阴阳表里，以起百病之本，死生之分，而用度箴石汤火所施，调百药齐和之所宜。至齐之得，犹慈石取铁，以物相使。拙者失理，以瘉为剧，以生为死。"经方类有："《五藏六府痹十二病方》三十卷。《五藏六府疝十六病方》四十卷。《五藏六府瘅十二病方》四十卷。《风寒热十六病方》二十六卷。《泰始黄帝扁鹊俞拊方》二十三卷。《五藏伤中十一病方》三十一卷。《客疾五藏狂颠病方》十七卷。《金疮疭瘲方》三十卷。《妇人婴儿方》十九卷。《汤液经法》三十二卷。《神农黄帝食禁》七卷。右经方十一家，二百七十四卷。经方者，本草石之寒温，量疾病之浅深，假药味之滋，因气感之宜，辨五苦六辛，致水火之齐，以通闭解结，反之于平。及失其宜者，以热益热，以寒增寒，精气内伤，不见于外，是所独失也。故谚曰：有病不治，常得中医。"⑤

① 鲁兆麟主编，《中医各家学说专论》，北京，人民卫生出版社，2009年，第12页。
② 孙洽熙主编，《黄元御医学全书》，北京，中国中医药出版社，1999年，第774页。
③ 谢观著，余永燕点校，《中国医学源流论》，福州，福建科学技术出版社，2003年，第12、14页。
④ 任应秋主编，《中医各家学说》，上海，上海科学技术出版社，1986年，第9、10页。
⑤ （汉）班固撰，《汉书》（第六册），北京，中华书局，1962年，第1776—1778页。

可见，医经、经方只不过是医籍的类别，与医学流派毫无关系。实际上，谢观"医经犹今言医学，经方犹今言药学也"的论断也否定了医经、经方为学术流派的可能。

还有很多学者认为伤寒派早在晋唐时期就产生了。《中医各家学说》（1986）言："汉代医家张仲景熔理论与方药于一炉，写成《伤寒杂病论》，奠定了中医学辨证论治的基础，专门探讨伤寒杂病的诊断治疗规律。其被后世医家所推崇，称为医中之圣，《伤寒杂病论》亦被奉为经典。因此，后世很多医家专门从事《伤寒论》的研究，从晋唐至宋元明清，历代不衰，形成了医家众多的伤寒学派。"[①] 实际上"所谓的伤寒学派中庞安时、朱肱、成无己、方有执、柯琴等诸位医家对于《伤寒论》的研究虽有一定的成就，但他们之间并没有师承的关系，而且在学术渊源上也没有什么联系，研究的内容、方法也各不相同。如庞安时治伤寒'主要是从病因、发病入手'；朱肱是'从经络立论'，着重探讨'六经方证的定位与定性问题'；成无己则是全面注释《伤寒论》，并对《伤寒论》五十个主要症状进行了辨析。可见，所谓的伤寒学派之说是难以令人信服的"。[②] 研究《伤寒论》的流派出现于明代，而这也恰恰是《总目》的观点。

二、《总目》所论重要中医流派

除了提出医学流派的概念和产生时间外，《总目》还对重要的中医流派进行了论述。我们分述如下。

（一）河间学派

河间学派是以刘完素为代表的医学流派，因刘完素为河间人，故称河间学派。关于河间学派，《总目》阐述较多，统言之，主要有以下内容。

1. 河间学派创始人刘完素的简介、著作

《总目·素问玄机原病式》云"完素，字守真，河间人。事迹具《金史·方技传》"，简略地介绍了刘完素的情况。

---

① 任应秋主编，《中医各家学说》，上海，上海科学技术出版社，1986年，第5页。
② 中医学术流派研究课题组编，《争鸣与创新：中医学术流派研究》，北京，华夏出版社，2011年，第10页。

　　关于刘完素的著作，《总目》认为，《素问玄机原病式》和《宣明论方》为刘完素所撰；而《河间六书》的其他典籍，都不是刘完素所撰。《总目·河间六书》云："是编裒辑金刘完素之书，凡《原病式》一卷，《宣明论》十五卷，《保命集》三卷，《伤寒医鉴》一卷，《伤寒直格》三卷，《伤寒标本》二卷，附《伤寒心要》《伤寒心镜》各一卷。名为六书，实八书也。其中多非完素所作。"具体而言，《伤寒直格方》《伤寒标本心法类萃》为依托之作。《总目·伤寒直格方三卷伤寒标本心法类萃二卷》云："旧本皆题金刘完素撰。《伤寒直格方》大旨出入于《原病式》，而于伤寒证治议论较详。前序一篇，不知何人所撰。马宗素《伤寒医鉴》引平城翟公'宵行遇灯'之语，与此序正相合，殆即翟公所撰欤？《医鉴》又云：完素著《六经传变直格》一部，计一万七千零九字。又于《宣明论》中集紧切药方六十道，分六门，亦名《直格》。此书有方有论，不分门类，不能确定原为何种，卷首又题为'临川葛雍编'，盖经后人窜乱，未必完素之旧矣。《伤寒标本心法类萃》上卷分别表里，辨其缓急。下卷则载所用之方。其中'传染'一条，称双解散、益元散皆为神方。二方即完素所制，不应自誉至此。考完素《原病式》序，称：集伤寒杂病脉证方论之文，目曰《医方精要宣明论》。今检《宣明论》中已有《伤寒》二卷，则完素治伤寒法已在《宣明论》中，不别为书。二书恐出于依托。"馆臣认为，可能是河间的追随者撰写了这两部书。《四库全书简明目录》言："《伤寒直格方》三卷、《伤寒标本心法类萃》二卷，旧本皆题金刘完素撰。然《伤寒直格方》首又题'临川葛雍编'，似乎非其旧本。《伤寒标本心法类萃》中称双解散、益元散皆为神方，二方即完素所制，不应自誉至此，疑皆为传刘氏学者所作也。"《病机气宜保命集》为张元素所撰，《总目·病机气宜保命集》云："其书初罕传播，金末杨威始得本刊行，而题为河间刘完素所著。明初宁王权重刊，亦沿其误，并伪撰完素序文词调于卷首以附会之。至李时珍作《本草纲目》，始纠其谬，而定为出于元素之手，于序例中辨之甚明。"《伤寒医鉴》为"马宗素撰"。《伤寒心要》"旧本题'都梁镏洪编'"。《伤寒心镜》"旧本题'镇阳常德编'"。

　　也就是说，馆臣认为，只有《素问玄机原病式》和《宣明论方》为刘完素所撰。这个说法颇为疏漏。《伤寒直格方》和《病机气宜保命集》应为刘完素所撰，日本学者丹波元胤《医籍考》等曾有考证，可参见。

　　2. 河间学派的主旨及其成因

　　虽然馆臣对刘完素著作的考证较为疏漏，但这并不影响其对刘完素学术主旨的把握，因为刘完素的学术思想主要体现在《素问玄机原病式》和《宣明论方》

中。任应秋《中医各家学说》（1986）言："其中以《素问玄机原病式》《宣明论方》尤能代表其学术观点。"①《总目》对刘完素学术主旨的概括散见于很多条。《总目·素问玄机原病式》云："是书因《素问·至真要论》详言五运六气盛衰胜复之理，而以病机一十九条附于篇末……大旨多主于火。"《总目·宣明论方》云："亦发明运气之理……而多用凉剂。"《总目·局方发挥》云："完素主于泻火。"《总目·石山医案》云："河间主泻火之说。"《总目·景岳全书》云："其持论则谓金元以来河间刘守真立诸病皆属于火之论。"可见，刘完素善于运用五运六气；其学说主旨是泻火，且其多用凉剂。其中的关键词是"火"。应当说，馆臣的概括非常准确。严世芸《中医学术发展史》言："河间关于'六气皆从火化''五志过极皆为热甚''亢害承制''玄府气液玄通'以及伤寒'六经传受皆为热证'等观点，始终围绕着火热病论说，因此，后人对河间学说遂有'主火派'之称。"②

刘完素提出上述的学术主张，和他生活的环境有关。《总目·素问玄机原病式》云："完素生于北地，其人秉赋原强，兼以饮食醇醲，久而蕴热，与南方风土原殊。又完素生于金时，人情淳朴，习于勤苦，大抵充实刚劲，亦异乎南方之脆弱，故其持论多以寒凉之剂攻其有余，皆能应手奏功。其作是书，亦因地、因时各明一义，补前人所未及耳。"《四库全书简明目录·宣明论方》云："用药多主寒凉，盖因北方地气而施。"这个阐述也得到了后人的认可，任应秋《中医各家学说》（1986）言："刘完素生于北方，风土刚燥，世人秉赋强壮，兼之饮食牛羊乳酪，脍炙醇浓。"③鲁兆麟《中医各家学说专论》还引用了《总目》的部分条文，言："刘完素生活于北方，气候干燥，多风少雨；饮食醇醲，肥甘厚味，容易生热或久而蕴热。而其人'秉赋多强，兼以饮食醇醲，久而蕴热……人情淳朴，习于勤苦，大抵充实刚劲'。即使外感风寒亦往往容易化热生燥。"④

3. 影响及传人

刘完素的言论"补前人所未及"，产生了极大的学术影响力，特别是在中国的北方其影响力更大。《总目·石山医案》云："自宋、金以来，《太平惠民和剂局方》行于南，河间《原病式》《宣明论方》行于北。"《太平惠民和剂局方》因有宋朝政府的支持而得以广泛流传（"官府守之以为法"），而刘完素的著作则是

① 任应秋主编，《中医各家学说》，上海，上海科学技术出版社，1986年，第38页。
② 严世芸主编，《中医学术发展史》，上海，上海中医药大学出版社，2004年，第320页。
③ 任应秋主编，《中医各家学说》，上海，上海科学技术出版社，1986年，第37页。
④ 鲁兆麟主编，《中医各家学说专论》，北京，人民卫生出版社，2009年，第68页。

完全凭借其自身的学术实力。这也无怪乎他被称为金元四大家第一人。

刘完素的传人甚多，《总目》指出张从正、朱丹溪等大家均属刘完素的传人。《总目·儒门事亲》云："从正宗河间刘守真，用药多寒凉"。《总目·格致余论》云："震亨，字彦修，金华人。受业于罗知悌，得刘守真之传。"除了这两位后来开宗立派的宗师之外，《总目》还指出马宗素、镏洪、常德等也是刘完素的传人。《总目·伤寒医鉴》云："元马宗素撰。宗素，始末未详。是书载《河间六书》中，皆采刘完素之说以驳朱肱《南阳活人书》。"《总目·伤寒心要》云："旧本题'都梁镏洪编'。洪，始末未详，大旨敷演刘完素之说。"《总目·伤寒心镜》云："一名《张子和心镜别集》。旧本题'镇阳常德编'。……书凡七篇，首论河间双解散及子和增减之法，余亦皆二家之绪论。"甚至明代的缪希雍某种程度上也是刘完素的传人，《四库全书简明目录·先醒斋广笔记》云："明缪希雍撰。……其大旨以刘完素、朱震亨为宗。"

馆臣不但论述了刘完素的传人，而且还指出他们之间也有争论，如张从正与朱丹溪。《总目·儒门事亲》云："大旨主于用攻。……从正宗河间刘守真，用药多寒凉，其汗、吐、下三法当时已多异议，故书中辨谤之处为多。丹溪朱震亨亦讥其偏。"这种客观平实的态度值得赞扬。

总体而言，馆臣对于河间学派学术谱系的考证相当扎实。杨士奇《玉机微义序》言"近代张元素起北方，盖得神授，深造阃奥。再传李明之，三传王好古，南方朱彦修得私淑焉，遂为医家之正派"[①]，认为朱丹溪是易水学派传人。馆臣在《总目·玉机微义》中加以辨正，云："士奇序……又谓'北方张元素再传李杲，三传王好古，南方朱震亨得私淑焉'，则于宗派源流，殊为舛迕。张、李、王之学皆以理脾为宗，朱氏之学则以补阴为主，去河间一派稍近，而去洁古、东垣、海藏一派稍远。遗书具存，可覆覆按。王祎《青岩丛录》曰：李氏弟子多在中州，独刘氏传之荆山浮图师。师至江南，传之宋中人罗知悌，南方之医皆宗之云云。其宗派授受，亦极明白。士奇合而一之，误之甚矣。"不过，馆臣对于河间学派医家的考证也有疏漏，如《心印绀珠经》的作者明代医家李汤卿，也是刘完素传人，却未被馆臣考证指出。

4. 河间学派之缺点

刘完素的学说是"因地、因时"提出的，其出发点是"务在推陈致新，不使

---

① 姜典华主编，《刘纯医学全书》，北京，中国中医药出版社，1999年，第73页。

少有拂郁"，如果学习者拘泥成法则会产生流弊。对此，馆臣多处谈及。《总目·素问玄机原病式》云："医者拘泥成法，不察虚实，概以攻伐戕生气。譬诸检谱角牴，宜其致败。"《总目·宣明论方》云："而多用凉剂，偏主其说者不无流弊，在善用者消息之耳。"《总目·景岳全书》引元许衡的话言："近世诸医……有主河间刘氏者。……刘氏用药务在推陈致新，不使少有拂郁，正造化新新不伤之义。医而不知此，无术也。……主刘氏者或未悉刘氏之蕴，则劫效目前，阴损正气，贻祸于后日者多矣。"《总目·伤寒医鉴》云："是书……皆采刘完素之说以驳朱肱《南阳活人书》。故每条之论皆先朱后刘。大旨皆以热病为伤寒，而喜寒凉、忌温热。然《活人书》往往用麻桂于夏月发泄之时，所以贻祸。若冬月真正伤寒，则非此不足以散阴邪，岂可专主于凉泄。未免矫枉过直，各执一偏之见矣。"

（二）易水学派

"观元好问《伤寒会要序》，知河间之学与易水之学争。"馆臣在《总目·医家类序》中的这句话表明了其对易水学派的重视。易水学派由张元素创始，李杲发扬光大，王好古等人继承，一脉相承，影响深远。

1.易水学派代表性人物及其著作

易水学派的创始人是张元素。《总目》误认为《病机气宜保命集》为张元素所著，这是疏漏。但《总目》对张元素生平的考证颇为详细。《总目·病机气宜保命集》云："元素，字洁古，易州人。八岁应童子举，二十七试进士，以犯庙讳下第，乃去而学医，精通其术。……考李濂《医史》，称：完素尝病伤寒八日，头痛脉紧，呕逆不食，元素往候，令服某药。完素大服，如其言遂愈。元素自此显名。是其造诣深邃，足以自成一家。"馆臣还考证出，张元素曾著有《珍珠囊》一书，但此书已经亡佚。《总目·珍珠囊指掌补遗药性赋》云："考《珍珠囊》为洁古老人张元素著，其书久已散佚。"

易水学派的中坚——李杲是张元素弟子。《总目》著录其3部医籍，即《内外伤辨惑论》《脾胃论》《兰室秘藏》，并在《内外伤辨惑论》中介绍了其生平，云："杲，字明之，自号东垣老人，真定人。尝以纳赀得官，监济源税。案，元砚坚作《东垣老人传》，称'杲以辛亥年卒，年七十二'。则当生于世宗大定二十年庚子，金亡时年五十五，入元十七年乃终，故旧本亦或题元人，而《元史》亦载入《方技传》也。初，杲母婴疾，为众医杂治而死，迄莫知为何证。杲自伤不知医理，遂捐千金，从易州张元素学，尽得其法，而名乃出于元素上，卓为医家大宗。"

除了这 3 部医籍，馆臣认为，李杲还著有《伤寒会要》一书，但此书已亡佚，其内容散见于《此事难知》。《总目·此事难知》云："史称杲长于伤寒，而《会要》一书元好问实序之，今其书已失传，则杲之议论犹赖此以存其一二。"对于托名李杲之作，《总目》颇有考辨。《总目·东垣十书》云："其中《辨惑论》三卷、《脾胃论》三卷、《兰室秘藏》三卷，实李杲之书。《崔真人脉诀》一卷，称杲批评。其余六书，惟《汤液本草》三卷、《此事难知》二卷，为王好古所撰，其学犹出于东垣。至朱震亨《局方发挥》一卷、《格致余论》一卷，王履《医经溯洄集》一卷，齐德之《外科精义》二卷，皆与李氏之学渊源各别，概名为东垣之书，殊无所取。盖书肆刊本，取盈卷帙，不计其名实乖舛耳。"《总目·外科精义》云："书中无一字及李杲，李杲平生亦不以外科著。原本附《东垣十书》之末，盖坊刻杂合之本，取以备十书之数，与所载朱震亨书均为滥入。孙一奎《赤水玄珠》引之，竟称东垣《外科精义》，不考甚矣。"《总目·崔真人脉诀》云："旧本题'紫虚真人撰，东垣老人李杲校评'。……至其旁注之评语，真出李杲与否，则无可征信矣。"《总目·珍珠囊指掌补遗药性赋》云："旧本题'金李杲撰'。……世传东垣《珍珠囊》乃后人所伪托，李时珍《本草纲目》辨之甚详。……盖庸医至陋之本，而亦托名于杲，妄矣。"

王好古是易水学派比较特殊的一位，他和李杲同受业于张元素，但其年龄较李杲小 20 岁左右，后又师从李杲。《总目》著录其 3 部医籍，分别是《此事难知》《医垒元戎》《汤液本草》。其中《此事难知》《医垒元戎》的提要有其生平介绍。前者言："好古，字进之，赵州人。官本州教授。"后者言："据《此事难知》序，好古渊源李杲。然此书'海藏黄芪汤'条下，称杲为'东垣李明之先生'；'易老大羌活汤'条下，称'先师洁古老人'。则好古实受业张元素，殆如赵匡、陆淳同受《春秋》于啖助，而淳又从匡讲问欤？"除了这 3 部医籍，王好古还著有《阴证略例》一书，《总目》虽没著录，但曾提及此书。《总目·伤寒微旨》云："其书向惟王好古《阴证略例》中间引其文。"

李杲的弟子还有罗天益。《总目》没有著录其医籍，但对其评价甚高。《总目·脾胃论》云："又有罗天益后序一篇。天益，字谦父，杲晚年弟子，尽得其传。元砚坚《东垣老人传》称杲'临终，取平日所著书，检勘卷帙，以次相从列于几前，嘱谦父曰'此书付汝'者，即其人也。"《总目·兰室秘藏》云："前有至元丙子罗天益序，在杲殁后二十五年，疑即砚坚所谓临终以付天益者也。"罗天益曾在李杲的指导下编著《内经类编》一书，馆臣对此书评价甚高。《总目·类经》云：

"《内经》分类实自李杲创其例，而罗天益成之。"

　　馆臣对易水学派谱系的考证非常扎实，除了指出朱丹溪不是易水学派传人外，还指出滑寿也不是易水学派传人。《总目·难经本义》云："寿，字伯仁……是书首有张翥序，称'寿家去东垣近，早传李杲之学'。……考李杲足迹未至江南，与寿时代亦不相及。翥所云云，殆因许近东明，附会其说欤？"

　　馆臣除了考证出易水学派的师承体系外，还指出了易水学派的追随者，如齐德之、冯时可、张介宾等。《四库全书简明目录·外科精义》云："元齐德之撰。其说皆先求疡疾之本，而量其阴阳强弱以施疗。大旨近东垣之学，故后人附刻《东垣十书》中。"《总目·上池杂说》云："明冯时可撰。……大意主于温补，伸东垣而抑丹溪。"《总目·先醒斋广笔记》云："希雍与张介宾同时，介宾守法度而希雍颇能变化，介宾尚温补而希雍颇用寒凉，亦若易水、河间各为门径。"

2. 易水学派的学术主张及其成因

　　《总目·玉机微义》云"张、李、王之学皆以理脾为宗"，明确指出了易水学派的学术主旨。对于此学术观念的流传，李杲的贡献极大。《总目·内外伤辨惑论》云："是编发明内伤之证，有类外感，辨别阴阳寒热，有余不足，而大旨总以脾胃为主。故特制补中益气汤，专治饮食劳倦，虚人感冒。法取补土生金，升清降浊，得阴阳生化之旨。其阐发医理，至为深微。"《总目·脾胃论》云："杲既著《辨惑论》，恐世俗不悟，复为此书。其说以土为万物之母，故独重脾胃，引经立论，精凿不磨。"《总目·兰室秘藏》云："东垣发明内伤之类外感，实有至理，而以土为万物之母，脾胃为生化之源。《脾虚损论》一篇，极言寒凉峻利之害，尤深切著明。"

　　易水学派提出这样的学术主张，也和当时的环境有关。《总目·脾胃论》云："明孙一奎《医旨绪余》云：东垣生当金元之交，中原扰攘，士失其所，人疲奔命。或以劳倦伤脾，或以忧思伤脾，或以饥饱伤脾。病有缓急，不得不以急者为先务。此真知杲者也。"这个观点也得到了后人的认同。任应秋《中医各家学说》（1986）言："李杲所处的金元时代，正值民族矛盾十分尖锐，战乱频仍。当时兵连祸结，疾病流行，人民生活极不安定。李杲观察到人民所患疾病，多为饮食失节，劳役过度而致的内伤病……他就提出了'内伤脾胃，百病由生'的论点，并逐步形成了一种具有独创性的系统理论——脾胃论学说。"[①] 此论述完全化自前说。

---

① 任应秋主编，《中医各家学说》，上海，上海科学技术出版社，1986年，第54页。

3. 如何学习易水学派

总体而言，馆臣对易水学派，特别是李杲评价甚高。那如何学习李杲等人的精髓呢？对此，馆臣有很好的建议。《总目·兰室秘藏》云："至于前代医方，自《金匮要略》以下，大抵药味无多，故《唐书·许允宗传》纪允宗之言曰：病之于药有正相当，惟须单用一味，直攻彼病，药力既专，病即立愈。今又不能别脉，莫识病证，以情臆度，多安药味。譬之于猎，未知兔所，多发人马，空地遮围，或冀一人偶然逢也。如此疗病，不亦疏乎？其言历代医家传为名论。惟杲此书载所自制诸方，动至一二十味，而君臣佐使相制相用，条理井然。他人罕能效之者，斯则事由神解，不涉言诠。读是书者能喻法外之意则善矣。"也就是说，在学习时，不要简简单单地学习他的法，而要学习他的意，不然就会画虎不成反类犬。《总目·景岳全书》引用元许衡的话云："近世诸医，有主易州张氏者……张氏用药，依准四时阴阳而增损之，正《内经》四气调神之义。医而不知此，妄行也。……然而主张氏者或未尽张氏之妙，则瞑眩之剂，终不敢投，至失几后时而不救者多矣。"《总目·上池杂说》云："此乃其杂论医学之书。大意主于温补，伸东垣而抑丹溪，亦偏于一隅之见者也。"这所说的均是不善于学习者。

（三）丹溪学派

"观戴良作朱震亨传，知丹溪之学与宣和局方之学争也"，朱丹溪在反对《和剂局方》的过程中，建立了丹溪学派，且丹溪学派影响至今。

1. 朱丹溪的生平及著作

《总目》著录朱丹溪著作3部，即《格致余论》《局方发挥》《金匮钩玄》。其中，《金匮钩玄》由弟子戴原礼校补。《总目·格致余论》介绍了朱丹溪的生平："震亨，字彦修，金华人。受业于罗知悌，得刘守真之传。……是编前有自序云：古人以医为吾儒格物致知之一事，故特以是名书。盖震亨本儒者，受业于许谦之门，学医特其余事，乃性之所近，竟不以儒名而以医名……戴良《九灵山人集》有《丹溪翁传》，叙其始末甚详云。"

朱丹溪著作还有《脉因证治》《外科精要》。馆臣认为，当时流传的《脉因证治》并不是朱丹溪所著。《总目·脉因证治》云："按，元朱震亨有《脉因证治》一书，国朝喻昌尝惜其不行，说见所撰《寓意草》。是书卷首无序，后有嘉禾石氏一跋，称：岐黄家久奉为枕秘，因讹脱甚多，借得藏书家善本校录。似乎即震亨之书。然所载各方如左归丸、右归丸之类，皆出自张介宾《景岳全书》，而亦以古方目之。知其断非震亨所著矣。"《外科精要》可能已经散佚,《总目·外科理例》云:"书中多引《外科精要》(案,此书载薛己《医案》中,不著撰人名氏。戴良《九灵山人集》中《丹溪翁传》记朱震亨著作有此名,然机引此书乃皆与'丹溪曰'别为一条,又似不出震亨者,今亦姑阙所疑,谨附识于此)。"

2. 丹溪传人及其著作

朱丹溪传人极多。《续修四库全书总目提要·丹溪心法纂要》云:"丹溪门下最盛,明中叶前,医家沾溉其学说,服膺者众。"[1]《总目》论及的丹溪弟子有戴原礼、王履、刘纯之父橘泉等,《总目》著录了戴原礼的《推求师意》、王履的《医经溯洄集》。《总目·金匮钩玄》有戴原礼的生平介绍,云:"原礼,浦江人,洪武中御医,本名思恭,以字行,故史作戴思恭。朱国祯《涌幢小品》曰:戴元礼,国朝之圣医也,太祖称为仁义人。太孙即位,拜院使云云。元礼即原礼,盖国祯得诸传闻,故音同字异耳。"《总目·推求师意》有戴原礼著作的介绍,云:"考李濂《医史》有原礼补传,称平生著述不多见,仅有订正丹溪先生《金匮钩玄》三卷,间以己意附于后,又有《证治要诀》《证治类方》《类证用药》总若干卷,皆隐括丹溪之书而为之。"《总目·医经溯洄集》有王履的生平介绍,云:"履,字安道,昆山人。学医于金华朱震亨,尽得其术,至明初始卒,故《明史》载入《方技传》中,其实乃元人也。……李濂《医史》有履补传,载其著书始末甚详。"《总目·杂病治例》有刘橘泉的介绍,云:"明刘纯撰。……末附兰室誓戒四则,叙其父橘泉翁受医术于朱震亨。纯承其家学。"

不过,馆臣对朱丹溪弟子的考证也有小疵。《总目·玉机微义》云:"明徐用诚撰,刘纯续增。……首载杨士奇序,知二人皆明初人。士奇序谓二人皆私淑朱震亨,今观其书,信然。"据方春阳先生考证,徐用诚是丹溪弟子,[2]《总目·杂病治例》已证明了刘纯是朱丹溪再传弟子,但此处说"二人皆私淑朱震亨",前后矛盾。但馆臣毕竟发现了他们的学术渊源,可谓小疵不掩大醇。刘纯的著作,《总目》著录了《玉机微义》,存目了《杂病治例》《伤寒治例》。

追随丹溪学派的医家更多,《总目》论及的有何瑭、王世相、虞抟、王纶、汪机、程用光、方广、高士等。《总目·医学管见》云:"明何瑭撰。瑭,号柏斋,怀庆人。弘治壬戌进士,官至南京右副都御史,谥文定。事迹具《明史·儒林传》。

---

① 刘时觉编注,《四库及续修四库医书总目》,北京,中国中医药出版社,2004年,第188页。

② 方春阳编著,《中国历代名医碑传集》,北京,人民卫生出版社,2009年,第314页。

是书凡二十二篇。自记谓因读《素问》及《玉机微义》二书而作。"《总目·医开》云："明王世相撰。世相，字季邻，号清溪，蒲州人。吕柟之门人也，官延川县知县。……谓医学至丹溪而集大成，盖亦主滋阴降火之说者。"《总目·医学正传》云："明虞抟撰。抟，字天民，自号花溪恒德老人，义乌人。是书成于正德乙亥。其学以朱震亨为宗。"《四库全书简明目录·石山医案》云："明陈桷撰。桷为汪机弟子……石山者，机别号也。机之学源出丹溪，而其著论乃排王纶《明医杂著》株守丹溪之弊。"《总目·丹溪心法附余》云："明方广撰。广，字约之，号古斋，休宁人。……因程用光所订朱震亨《丹溪心法》赘列附录，与震亨本法或相矛盾，乃削其附录，独存一家之言，别以诸家方论与震亨相发明者，分缀各门之末。然均非震亨之原书矣。"《总目·志斋医论》云："明高士撰。士，字志斋，鄞县人。……其说云：今之医者多非丹溪，而偏门方书盛行。则亦以朱氏为宗者矣。"《四库全书简明目录·先醒斋广笔记》云："明缪希雍撰。……其大旨以刘完素、朱震亨为宗。"

3. 丹溪学派主旨及其成因

馆臣认为朱丹溪主滋阴，《总目》中很多提要均体现出这一点。《总目·格致余论》云："元朱震亨撰。……其说谓阳易动，阴易亏，独重滋阴降火，创为阳常有余、阴常不足之论。"《总目·局方发挥》云："震亨则主于滋阴。"《总目·金匮钩玄》云："震亨以补阴为宗。"《总目·玉机微义》云："朱氏之学则以补阴为主。"《总目·推求师意》云："震亨以补阴为主。"《总目·石山医案》云："元朱震亨始矫《局方》之偏，通河间之变，而补阴之说出焉。"这和朱丹溪的亲友、弟子对其学术思想的认识不太一致。刘时觉等人指出："自丹溪逝世至王纶著成《明医杂著》（1358—1502）近150年间，丹溪友人和弟子的基本认识是，丹溪继承刘、张、李三家之学，善治杂病，擅从气血痰郁火立论，为诸医之集大成者，并未以之为滋阴派。"[①] 但随着《总目》的论断，朱丹溪为滋阴派已成定论。刘时觉等人言："乾隆间编纂《四库全书》，谓：其说谓阳易动、阴易亏，独重滋阴降火，创为阳常有余、阴常不足之论，震亨以补阴为主，世言直补真水者，实由此开其端。丹溪是滋阴派由此而成定论。"[①]

馆臣认为，朱丹溪提出滋阴具有重要的学术意义。《总目·金匮钩玄》云："震亨以补阴为宗，实开直补真水之先。其以郁治病，亦妙阐《内经》之旨，开诸家

---

① 刘时觉等编著，《丹溪学研究》，北京，中医古籍出版社，2004年，第395页。

无穷之悟。虽所用黄柏、知母，不如后人之用六味丸直达本原，所制越鞠丸亦不及后人之用逍遥散和平无弊，然筚路蓝缕，究以震亨为首庸。"

同时，馆臣也认为，朱丹溪的滋阴主张是救时之说，后人不能拘守。《总目·格致余论》云："然震亨意主补益，故谆谆以饮食色欲为箴，所立补阴诸丸，亦多奇效。孙一奎《医旨绪余》云：丹溪生当承平，见人多酗酒纵欲，精竭火炽，复用刚剂，以至于毙，因为此救时之说。后人不察，遂以寒凉杀人，此不善学丹溪者也。其说可谓平允矣。"善于学丹溪者往往得到馆臣的赞扬，如丹溪弟子戴原礼，《总目·推求师意》云："原礼本震亨高弟，能得师传，故所录皆秘旨微言，非耳剽目窃者可比。震亨以补阴为主，世言直补真水者，实由此开其端。书中议论，大率皆本此意。然俗医不善学震亨者，往往矫枉过直，反致以寒凉杀人。此书独能委曲圆融，俾学者得其意而不滋流弊，亦可谓有功震亨者矣。"又如汪机，他私淑朱丹溪但不株守。《总目·石山医案》云："机所校《推求师意》一书，实由戴原礼以溯震亨，故其持论多主丹溪之法。然王氏《明医杂著》株守丹溪，至于过用寒苦，机复为论以辨之，其文今附《医案》之末。则机亦因证处方，非拘泥一格者矣。其随试辄效，固有由也。"

（四）局方学

馆臣对于局方学属于医学流派持模糊态度。《总目·医家类序》言："医之门户分于金元。……观戴良作朱震亨传，知丹溪之学与宣和局方之学争也。"既然金元才出现医学流派，那么"宣和局方之学"属于北宋晚期，当然不属于医学流派。谷建军《论〈四库全书总目〉视角中的金元医学流派》认为，馆臣在《总目·医家类序》中表明有"局方学派"。[①] 这个说法不太成立。但在后面的提要特别是《四库全书简明目录》中，馆臣又认为局方影响深远，有流派的气势。《四库全书简明目录·产宝诸方》言："其书于保产诸法颇赅备，惟用药稍为峻利，盖《和剂局方》之支派也。"故笔者这里也采取模糊说法，称之为局方学。

局方学与河间学派、易水学派、丹溪学派不同，没有代表性的人物。引领局方学风潮的是指导官药局制药的验方方书。《总目·太平惠民和剂局方》云："旧本题宋库部郎中提辖措置药局陈师文等奉敕编。案，王应麟《玉海》云：大观中

---

① 谷建军，《论〈四库全书总目〉视角中的金元医学流派》，《北京中医药大学学报》，2012 年，第 35 卷第 6 期，第 373 页。

陈师文等校正《和剂局方》五卷，二百九十七道，二十一门。晁公武《读书志》云：大观中，诏通医刊正药局方书，阅岁书成，校正七百八字，增损七十余方。又《读书后志》曰：《太医局方》十卷，元丰中，诏天下高手医各以得效秘方进，下太医局验试，依方制药鬻之，仍摹本传于世。是大观之本实因神宗旧本重修，故公武有校正增损之语也。然此本止十四门，而方乃七百八十八。考《玉海》又载：绍兴十八年闰八月二十三日，改熟药所为太平惠民局。二十一年十二月十七日，以监本药方颁诸路。此本以'太平惠民'为名，是绍兴所颁之监本，非大观之旧矣。其中又有宝庆、淳祐续添诸方，更在绍兴之后。"范行准在此基础上言："局方学的形成，当在北宋时代。即熙宁九年（1076）六月，政府把太医局开设的熟药（成药）所改为官药局，亦称卖药所，为政府公开售卖成药的嚆矢。至元丰元年（1078），即以官药局的熟药，医治现役兵夫。又'诏天下高手医各以得效秘方进献，下太医局试其效验，依方制药鬻之'，并把此等有验的医方，编为《太医局方》十卷，'仍摹本传于世'。是即《和剂局方》的前身，也是世界最早的'药局方'，……由于官药局营业的发展，制药的和剂局亦相应扩充，全国各地均有分局，各局并取得验方，大观中由陈承、裴宗元、陈师文等把它们编成《和剂局方》五卷，凡二十一门，计方二百九十七道，称为'监本'。南渡后，因熟药业发展，各局续有验。自绍兴、宝庆、嘉定、淳祐诸朝逐年都有局方加入，把它扩大为十卷，称为《太平惠民和剂局方》。"[①]

在馆臣看来，《太平惠民和剂局方》尚温燥之药，且对后世影响很大，直至朱丹溪《局方发挥》出，这种情况才得以改变。《总目·石山医案》云："自宋、金以来，《太平惠民和剂局方》行于南……《局方》多温燥之药，河间主泻火之说，其流弊亦适相等。元朱震亨始矫《局方》之偏。"《总目·太平惠民和剂局方》云："戴良《九灵山人集》有《丹溪翁朱震亨传》曰：时方盛行陈师文、裴宗元所定《大观》二百九十七方，翁穷昼夜是习，既而悟曰：操古方以治今病，其势不能以尽合。苟将起度量，立规矩，称权衡，必也《素》《难》诸经乎？又称：震亨得罗知悌之学以归，诸医泥陈、裴之学者，闻其言，大惊而笑且排。及治许谦末疾良验，笑且排者乃各皆心服。是此书盛行于宋、元之间。至震亨《局方发挥》出，而医学始一变也。"《总目·局方发挥》云："以《和剂局方》不载病源，止于各方下条列证候，立法简便，而未能变通，因一一为之辨论。大旨专为辟温补、戒燥热

---

① 范行准著，《中国医学史略》，北京，中医古籍出版社，1986年，第122、123页。

而作。"

《局方发挥》开创了医学流派之争。《四库全书简明目录·局方发挥》云："以《和剂局方》多用温补燥烈之药，耗损真阴，乃著此书以辟之。……其分别门户，以相攻者，自此书始。"实际上，此书还代表了医学的一次大的转折。刘时觉认为丹溪之学与宣和局方之学争论的实质在于是用新理论指导临床还是"据证检方，即方用药"。[①] 刘时觉所言甚是。朱丹溪《局方发挥》一开始就言："《和剂局方》之为书也，可以据证检方，即方用药，不必求医，不必修制，寻赎见成丸散，病痛便可安痊，仁民之意可谓至矣。自宋迄今，官府守之以为法，医门传之以为业，病者恃之以立命，世人习之以成俗。然予窃有疑焉，何者？古人以神、圣、工、巧言医，又曰医者意也，以其传授虽的，造诣虽深，临机应变，如对敌之将，操舟之工，自非尽君子随时反中之妙，宁无愧于医乎？今乃集前人已效之方，应今人无限之病，何异刻舟求剑，按图索骥？冀其偶然中，难矣。"实际上，馆臣也认识到了这个问题。《总目·灵秘十八方加减》云："其书以世人多用《和剂局方》，不知加减之用，因以此十八方各详其因证加减之法，以便于用。然病机万变，相似者多。但据证以加减药味，似非必中之道，仍与执《局方》者等也。"[②]

对于局方学，馆臣的评价颇为公允。《总目·太平惠民和剂局方》云："又岳珂《桯史》曰：《和剂局方》乃当时精集诸家名方，凡几经名医之手，至提领以从官内臣参校，可谓精矣，然其间差讹者亦自不少。且以牛黄清心丸一方言之，凡用药二十九味，寒热讹杂，殊不可晓。尝见一名医云，此方只前八味至蒲黄而止，自干山药以下凡二十一味，乃补虚门中山芋丸，当时不知缘何误写在此方之后，因循不曾改正。余因其说而考之，信然。如此之类，必多有之云云。是并不能无所舛误矣。然历代相传专门禁方，多在是焉，在用者详审而已，必因噎而废食，则又一偏之见矣。"《四库全书简明目录·太平惠民和剂局方》亦云："盖南宋医院以此书为祖本。多用燥烈香窜之药，易见功效，而亦多所耗伤。故朱震亨极排之。然病有万状，药不一格，在用得其当而已，亦不必矫枉过直也。"

除了在《总目·医家类序》中指出的医学流派，馆臣在提要中还提出了一些流派。

① 刘时觉，《医之门户分于金元的重要标志》，《浙江中医学院学报》，1982年，第3期，第8—10页。
② （元）朱震亨著，《局方发挥》，北京，人民卫生出版社，1956年，第1、2页。

（五）肾命水火学派

　　馆臣认为，在中国医学史上有一批医家重视命门，强调直补真阳真阴，他们形成了一个流派——肾命水火学派。这个流派的先驱是王冰。《总目·黄帝素问》云："唐王冰注。……所注排抉隐奥，多所发明。其称：大热而甚寒之不寒，是无水也。大寒而甚热之不热，是无火也。无火者不必去水，宜益火之源以消阴翳。无水者不必去火，宜壮水之主以镇阳光。遂开明代薛己诸人探本命门之一法。"馆臣认为王冰"深于医理"，并对其生平进行了考证："冰名见《新唐书·宰相世系表》，称为京兆府参军。林亿等引《人物志》，谓冰为太仆令，未知孰是。然医家皆称王太仆，习读亿书也。其名，晁公武《读书志》作'王砅'，《杜甫集》有《赠重表侄王砅诗》，亦复相合。然唐、宋《志》皆作'冰'，而世传宋椠本亦作'冰'字。或公武因杜诗而误欤？"这个考证颇为疏漏，余嘉锡《四库提要辨证》云："为京兆府参军之王冰，见于《世系表》者，乃王播之子。播为唐文宗相。《文苑英华》卷八百八十八、《唐文粹》卷五十六均有《故丞相尚书左仆射赠太尉王公神道碑》，乃李宗闵太和五年所作（碑云'上即位五年正月，丞相、左仆射、太原王公薨于位'），末云：嗣子镇（《文粹》作'式'），前秘书丞；次曰冰，始参（《文粹》作'授'）京兆府参军事。与表正合。此书冰自序，末题宝应元年。由太和五年上溯宝应元年，已六十九年，必非一人，盖偶同姓名者耳，《提要》混而一之，非也。"王冰还著有《玄珠密语》一书，但已经散佚。《总目·术数类存目》有《玄珠密语》，云："旧本题唐王冰撰。……宋高保衡等校正《内经》云：详王氏《玄珠》，世无传者，今之《玄珠》，乃后人附托之文耳。虽非王氏之书，亦于《素问》十九卷、二十四卷颇有发明。则宋时已知其伪。"

　　王冰之后，钱乙、朱丹溪等人也对肾命水火学说有所贡献。《总目·医贯砭》云："考八味丸即《金匮要略》之肾气丸，本后汉张机之方。后北宋钱乙以小儿纯阳，乃去其肉桂、附子，以为幼科补剂，名六味丸。至明太医院使薛己，始专用二方，为补阳补阴要药，每加减以治诸病。其于调补虚损，未尝无效。"《总目·金匮钩玄》云："震亨以补阴为宗，实开直补真水之先……虽所用黄柏、知母，不如后人之用六味丸直达本原……然筚路蓝缕，究以震亨为首庸。"《总目·推求师意》云："震亨以补阴为主，世言直补真水者，实由此开其端。"

　　在王冰等人的影响下，薛己成为了肾命水火学派的中坚力量。《总目》著录其《薛氏医案》，并介绍了其生平、著作及学术思想，云："明薛己撰。己，字立斋，吴县人。是书凡十六种。己所自著者，为《外科枢要》四卷、《原机启微》三卷、《内科摘要》二卷、《女科撮要》二卷、《疠疡机要》三卷、《正体类要》二卷、《保婴粹要》一卷、《口齿类要》一卷、《保婴金镜录》一卷。其订定旧本附以己说者，为陈自明《妇人良方》二十四卷、《外科精要》三卷、王纶《明医杂著》六卷、钱乙《小儿真诀》四卷、陈文中《小儿痘疹方》一卷、杜本《伤寒金镜录》一卷及其父铠《保婴撮要》二十卷。……己本疡医，后乃以内科得名。其老也，竟以疡卒。诟之者以为温补之弊，终于自戕。然己治病务求本原，用八味丸、六味丸直补真阳真阴，以滋化源，实自己发之。其治病多用古方，而出入加灭，具有至理。多在一两味间见神明变化之妙。"另外，《总目》还存目了薛己之父薛铠的《保婴撮要》。

　　薛己的学术影响很大，汪机、张璐等均曾参考其著作。《总目·外科理例》云："明汪机撰……又称：辑己成编，得新甫薛先生《心法发挥》，复采其说，参于其中。考新甫为薛己之字。"《总目·张氏医通》云："国朝张璐撰。……方药主治多本薛己《医案》、张介宾《景岳全书》，而以己意参定之。"

　　真正继承薛己学说的是赵献可，但由于他的观点比较极端，馆臣对他持批评态度。《总目·医贯砭》云："明赵献可作《医贯》，发明《薛氏医案》之说，以命门真水真火为主，以八味丸、六味丸二方通治各病。……献可传其绪论，而过于主持，遂尽废古人之经方。殆如执诚意正心以折冲御侮，理虽相贯，事有不行。"《总目·薛氏医案》亦云："厥后赵献可作《医贯》，执其成法，遂以八味、六味通治各病，甚至以六味丸治伤寒之渴，胶柱鼓瑟，流弊遂多。"但馆臣并没有因此否定薛己，《总目·薛氏医案》云："徐大椿因并集矢于薛氏，其实非己本旨，不得以李斯之故归罪荀卿也。"《四库全书简明目录·薛氏医案》亦言："后赵献可作《医贯》，述己之说，而主持太过，遂至胶柱鼓瑟，非己之本意也。"

　　馆臣的观点得到了后人的回应。张笑平、黄孝周提出："王冰在注释《素问》时，曾提出了'益火之源，以消阴翳；壮水之主，以镇阳光'的著名论点，并由钱乙、薛己、赵献可等诸家相继遥承发挥，遂而形成系统的肾命水火学说，上述诸家实可合称为一个小的独立学派。"①

---

　　①　张笑平、黄孝周，《中医各家学说中若干问题的探讨——兼评三版〈中医各家学说〉》，《中医杂志》，1981 年，第 11 期，第 8 页。

（六）伤寒错简派

学术界一般认为，张仲景撰写的《伤寒杂病论》成书不久就残缺不全了，经过晋代太医令王叔和重新编次整理才得以传世。在此基础上，宋代林亿等对其进行校正，金人成无己对其进行注释，均未提出王叔和对原书进行删改的问题。到了明代，方有执打破了这个局面，伤寒错简派由此出现。

1. 伤寒错简派的学术谱系

馆臣指出，方有执首倡错简。《总目·伤寒论注》云："汉张机撰，晋王叔和编，金成无己注。……《伤寒论》前有宋高保衡、孙奇、林亿等校上序，称：开宝中节度使高继冲曾编录进上，其文理舛错，未能考正。国家诏儒臣校正医书，今先校定仲景《伤寒论》十卷，总二十二篇，合三百九十七法。除重复，定为一百一十三方（案，'一十三'，原本误作'一十二'，今改正），今请颁行。又称：自仲景于今八百余年，惟王叔和能学之云云。而明方有执作《伤寒论条辨》，则诋叔和所编与无己所注，多所改易窜乱，并以《序例》一篇为叔和伪托而删之。"《总目》著录了方有执的《伤寒论条辨》（附《本草钞》一卷、《或问》一卷、《痓书》一卷），阐明了方有执的生平、学术要旨及著作。《总目·伤寒论条辨》云："有执，字中行，歙县人……大旨以后汉张机《伤寒卒病论》初编次于晋王叔和，已有改移，及金成无己作注，又多所窜乱。医者或以为不全之书，置而不习。或沿袭二家之误，弥失其真。乃竭二十余年之力，寻求端绪，排比成编，一一推作者之意，为之考订，故名曰《条辨》。其原本《伤寒例》一篇，不知为何人所加者，竟削去之，而以《本草钞》一卷、《或问》一卷附缀于末。又以医家误痓为惊风，多所夭枉，乃历引《素问》《金匮要略》《伤寒卒病论》诸说为《痓书》一卷，并附于后。"

方有执的《伤寒论条辨》影响了很多人。《总目·伤寒论条辨续注》云："明万历中方有执作《伤寒论条辨》，号为精审。后喻昌因之作《尚论篇》，张璐因之作《伤寒缵论》，程嘉倩因之作《后条辨》。"诸人之中喻嘉言成就最大，影响最广。《总目·伤寒论条辨》云："有执既殁，其板散佚。江西喻昌遂采掇有执之说，参以己意，作《伤寒尚论篇》，盛行于世，而有执之书遂微。"《总目·伤寒论注》云："国朝喻昌作《尚论篇》，于叔和编次之舛，序例之谬，及无己所注，林亿等所校之失，攻击尤详，皆重为考定，更其错简，自谓'复长沙之旧本'。其书盛行于世，而王氏、成氏之书遂微。"《总目》著录了喻嘉言的3部医籍：《尚论篇》《医门法律》《寓意草》。其中，《寓意草》附在《医门法律》后。《总目·尚论篇》详细介绍了喻昌的生平及学术主张，云："昌，字嘉言，南昌人。崇祯中以选贡入都，卒无所就，往来靖安间，后又寓常熟，所至皆以医术著名。是书本名《尚论张仲景伤寒论重编三百九十七法》，其文过繁难举，世称《尚论篇》者，省文也。首为《尚论大意》一篇，谓张仲景著《卒病伤寒论》十六卷，其《卒病论》六卷已不可复睹，即《伤寒论》十卷亦劫火之余，仅得之口授。其篇目先后差错，赖有三百九十七法，一百一十三方之名目可为校正，晋太医令王叔和附以己意编集成书，共二十二篇。今世所传乃宋直秘阁林亿所校正，宋人成无己所诠注（案，成无己乃金人，此言宋人误，谨附订于此）。二家过于尊信叔和，往往先传后经，以叔和纬翼之词混编为仲景之书。如一卷之《平脉法》，二卷之《序例》，其文原不雅驯，反首列之。则其为校正诠注，乃仲景之不幸也。程德斋因之作《伤寒钤》，既多不经。王履又以《伤寒例》居前，六经病次之，类伤寒病又次之，至若杂病杂脉与伤寒无预者皆略去，定为二百八十三法，亦无足取。惟方有执作《伤寒条辨》，削去叔和《序例》，大得尊经之旨。太阳三篇，改叔和之旧，以风寒之伤荣、卫者分属，尤为卓识，而不达立言之旨者尚多。于是重定此书，以冬伤于寒，春伤于温，夏秋伤于暑为主病之大纲。四序之中，以冬月伤寒为大纲，伤寒六经之中以太阳为大纲。太阳经中又以风伤卫、寒伤荣、风寒两伤荣卫为大纲。盖诸家所注，至昌而始变其例矣。次为《辨叔和编次之失》一篇，次为《辨林亿成无己校注之失》一篇，次为《驳正王叔和序例》一篇，皆不入卷数。其于《伤寒论》原文则六经各自为篇，而以合病、并病、坏病、痰病四类附三阳经末，以过经不解、差后劳复病、阴阳易病三类附三阴经末。每经文各冠以大意，纲举目析，颇有条理，故医家称善本。"

喻嘉言的弟子有徐彬，《总目》著录了其《金匮要略论注》，且对其评价甚高，云："汉代遗书，文句简奥，而古来无注，医家猝不易读，彬注成于康熙辛亥，注释尚为显明。今录存之，以便讲肄。彬，字忠可，嘉兴人，江西喻昌之弟子，故所学颇有师承云。"馆臣还认为，马元仪也是喻昌的弟子。《总目·马师津梁》云："元仪，苏州人。是编前有雍正壬子汪濂夫序，称元仪受学于云间李士材、西昌喻嘉言。士材，李中梓之字。嘉言，喻昌之字。二人皆国初人，则元仪著书当在康熙初矣。"实际上马元仪不是喻嘉言的弟子，具体见本书第一章第三节"《马师津梁》八卷"。

喻嘉言的追随者很多，如张璐、吴仪洛等。《总目》存目有张璐的《伤寒缵论》

论》二卷、《绪论》二卷，吴仪洛的《伤寒分经》。《总目·伤寒缵论二卷绪论二卷》云："国朝张璐撰。取张机《伤寒论》重分其例，采喻昌《尚论篇》及各家之注为之发明，而参以己见，是曰《缵论》。又以原书残佚既多，证治不备，博搜前人之论以补之，是曰《绪论》。"《总目·伤寒分经》云："国朝吴仪洛撰。此书为其《医学述》之第五种，取喻嘉言所撰《尚论篇》重为订正。"

鉴于喻嘉言的影响力越来越大，有人开始为方有执鸣不平，如林起龙、郑重光等。《总目》存目有郑重光的《伤寒论条辨续注》，云："国朝郑重光撰。重光，字在辛，歙县人。……然诸书出而方氏之旧本遂微。重光为有执之里人，因取《条辨》原本，删其支词，复旁参喻昌等三家之说，以己意附益之，名曰《续注》。卷首仍题有执之名，明不忘所本之意也。"因为林起龙的批评方式很激烈，《总目》没有著录、存目其评注，且还对其进行了批评。《总目·伤寒论条辨》云："国朝康熙甲寅，顺天林起龙得有执原本，恶昌之剽袭旧说，而讳所自来，乃重为评点刊板，并以《尚论篇》附刊于末，以证明其事，即此本也。起龙序文，于昌毒詈丑诋，颇乖雅道。"《总目·尚论篇》云："考康熙甲寅顺天林起龙重刻方有执之书，以昌此书附后，各施评点，极论昌之所注，全出于剽窃方氏。丑词毒詈，无所不加。夫儒者著书，尚相祖述，医家融会旧论，何可遽非？况起龙所评，方氏则有言皆是，喻氏则落笔即非，亦未免先存成见，有意吹毛。殆门户之见，别有所取，未可据为定论。"

馆臣对伤寒错简派谱系的研究得到了后人的赞同，国医大师裘沛然言："治《伤寒》学的流派之始，实为明代方有执侈言错简开其端，后喻嘉言、程郊倩等从之，形成一说，持此论者，常驳斥王叔和与成无己。"[①]

2. 馆臣对伤寒错简派之评价

伤寒错简派认为，王叔和等删改《伤寒论》，是千古罪人。馆臣反对这种说法，《总目·伤寒论注》云："然叔和为一代名医，又去古未远，其学当有所受。无己于斯一帙，研究终身，亦必深有所得。似未可概从屏斥，尽以为非。夫朱子改《大学》为一经十传，分《中庸》为三十三章，于学者不为无裨。必以谓孔门之旧本如是，则终无确证可凭也。今《大学》《中庸》列朱子之本于学官，亦列郑玄之本于学官，原不偏废，又乌可以后人重定此书，遂废王氏、成氏之本乎？"此观点也已经成为当代学者的共识。

---

① 裘沛然主编，《中医历代各家学说》，上海，上海科学技术出版社，1984 年，第 11 页。

三、馆臣研究流派之特点

《总目》开创了中医学术流派研究的先河，阐述了医学流派的特征、产生时间，并对部分医学流派进行了详细地研究。馆臣研究医学流派时具有以下几个特点。

（一）非常重视学术谱系

这个谱系可以是师承，也可以是私淑，但必须在学术主旨上具有一致性。如李杲与张元素具有师承关系，属于同一学术谱系；薛己与王冰、钱乙虽没有师承关系，但汲取了王冰、钱乙的学术主张并将其发扬光大，故他们也属于同一学术谱系。另外，每个学术谱系必须有一个核心人物，如河间学派的刘完素、易水学派的李杲等。

（二）突出强调医学流派产生的特定条件，不赞同后人株守之

"无偏不成派"，中医学术流派几乎都有一定的片面性。为此，馆臣特别强调流派是"因地、因时"而生的。如河间学派产生于金代时的北方；易水流派产生于金元之间的乱世；丹溪学派产生于承平时期等。既然流派是"因地、因时"而生，与前人相比，后人的"地""时"发生了变化，故不应该过于株守宗师主张，而应因证处方，灵活应用。

（三）强调各流派既是争鸣的又是互补的，应该兼容并蓄

如张介宾批判刘完素、朱丹溪，馆臣在《景岳全书》提要中先指出张介宾"力救其偏"，"于医术不为无功"，强调了医学流派之间争鸣的合理性；后又说"至于沿其说者，不察证候之标本，不究气血之盛衰，概补概温，谓之王道，不知误施参、桂，亦足戕人。则矫枉过直，其失与寒凉攻伐等矣。大抵病情万变，不主一途，用药者从病之宜，亦难拘一格。必欲先立一宗旨，以统括诸治，未有不至于偏者"，强调医学流派之间的互补性；最后用"《素问》曰：亢则害，承乃制。圣人立训，其义至精。知阴阳不可偏重，攻补不可偏废，庶乎不至除一弊而生一弊也"来说明各流派应该兼容并蓄。应当说，馆臣对待流派的态度是公允的。

第三节　比较与推源溯流

为了更好地论述相关内容，馆臣非常重视批评方法。其所运用的批评方法除上文提到的用儒学打比方外，还有比较、推源溯流等。

一、比较

有比较才有鉴别，馆臣特别善于利用比较以断定所论事物的性质。其比较方法呈现出两个特点：一是运用范围广，一是比较方法多样。

（一）运用范围广

在馆臣看来，什么事物都可以进行比较。有时，馆臣会通过比较同一个人的不同作品以突出所论医籍的特色及地位。《总目·伤寒悬解》云："考《伤寒论》旧本经王叔和之编次，已乱其原次，元御以为错简，较为有据，与所改《素问》《灵枢》《难经》出自独断者不同。"馆臣通过比较《伤寒悬解》与《素问悬解》《灵枢悬解》《难经悬解》的不同，突出了《伤寒悬解》内容"较为有据"。《总目·金匮要略论注》云："机所作《伤寒卒病论》，自金成无己之后，注家各自争名，互相窜改。如宋儒之谈错简，原书端绪，久已督乱难寻。独此编仅仅散附诸方，尚未失其初旨，尤可宝也。"馆臣在《金匮要略论注》与《伤寒杂病论》的比较中，突出了《金匮要略论注》"未失其初旨"的特点。有时，馆臣也会通过比较来论述不同医家的作品。《总目·本经逢原》云："盖时珍书多主考订，雍书颇喜博辨，璐书则惟取发明性味，辨别功过，使制方者易明云。"这就通过比较论述了李时珍《本草纲目》、缪仲淳《神农本草经疏》、张璐《本经逢原》3部本草名著的不同特色。《总目·明堂灸经》言："与《铜人针灸经》俱刊于山西平阳府。其书专论灸法。《铜人》惟有正背左右人形，此则兼及侧伏，较更详密。"馆臣通过将《明堂灸经》与《铜人针灸经》比较，突出了所论《明堂灸经》的价值。

医籍可以比较，医家也可以比较。《总目·先醒斋广笔记》云："希雍与张介宾同时，介宾守法度而希雍颇能变化，介宾尚温补而希雍颇用寒凉，亦若易水、河间各为门径，然实各有所得力。"馆臣将缪希雍与张介宾对比，以突出缪希雍和张介宾风格的不同。《总目·医垒元戎》云："大旨祖长沙绪论而参以东垣、易水之法，亦颇采用《和剂局方》，与丹溪门径小异。"王好古与朱丹溪之不同亦可从两者的对比中自然凸显。

在其他地方，馆臣也常常运用比较方法。《总目·苏沈良方》云："盖方药之事，术家能习其技而不能知其所以然，儒者能明其理而又往往未经试验。此书以经效之方而集于博通物理者之手，固宜非他方所及矣。"馆臣通过对比术家和儒者，突出了《苏沈良方》的价值。《总目·御定医宗金鉴》云："自古以来，惟宋代最重医学。然林亿、高保衡等校刊古书而已，不能有所发明。其官撰医书如《圣济总录》《太平惠民和剂局方》等或博而寡要，或偏而失中，均不能实裨于治疗，故《圣济总录》惟行节本，而《局方》尤为朱震亨所攻。此编仰体圣主仁育之心，根据古义而能得其变通，参酌时宜而必求其征验。寒热不执成见，攻补无所偏施，于以拯济生民，同登寿域。涵濡培养之泽，真无微之不至矣。"馆臣在清代与宋代的比较中，突出了清代。

（二）比较方法多样

在比较时，可以具体比较，也可以泛泛比较。所谓具体比较指的是比较的各方均是具体的事物，如某部具体的典籍、某个具体的人物等。《总目·濒湖脉学》云："宋人剽窃王叔和《脉经》，改为《脉诀》，其书之鄙谬，人人知之，然未能一一驳正也。至元戴启宗作《刊误》，字剖句析，一一与之辨难，而后伪妄始明。其书之精核，亦人人知之。然但斥赝本之非，尚未能详立一法，明其何以是也。时珍乃撮举其父言闻《四诊发明》，著为此书，以正《脉诀》之失。……可谓既能博考，又能精研者矣。自是以来，《脉诀》遂废。其廓清医学之功，亦不在戴启宗下也。"这里的戴启宗《脉诀刊误》和李时珍《濒湖脉学》都是具体的。《总目·证治准绳》云："其书采撮繁富，而参验脉证，辨别异同，条理分明，具有端委。故博而不杂，详而有要。于寒温攻补无所偏主，视缪希雍之余派虚实不问，但谈石膏之功，张介宾之末流诊候未施，先定人参之见者，亦为能得其平。"这里的《证治准绳》是具体的，缪希雍、张介宾也是具体的。具体比较中的一方也可以是一类事物。《总目·甲乙经》云："考《隋志》有《明堂孔穴》五卷，《明堂孔穴图》三卷，又《明堂孔穴图》三卷。《唐志》有《黄帝内经明堂》十三卷，《黄帝十二经脉明堂五脏图》一卷，《黄帝十二经明堂偃侧人图》十二卷，《黄帝明堂》三卷，又杨上善《黄帝内经明堂类成》十三卷，杨玄孙《黄帝明堂》三卷。今并亡佚，惟赖是书存其精要。"这里与《甲乙经》相比较的就是《明堂孔穴》等一类散佚的古代针灸典籍。《总目·脚气治法总要》："考脚气即《素问》所谓厥疾，至唐始有此名，治法亦渐以详备。然李暄及苏敬、徐玉、唐侍中诸家之书，今多不传，独汲此帙尚存，颇为周密醇正。"这里与《脚气治法总要》相比较的是李暄等的已经散佚的脚气类著作。

与具体比较不同，泛泛比较中的一方为泛指，不是具体特定的事物。《总目·兰台轨范》云："每方之下，多有附注，论配合之旨与施用之宜，于疑似出入之间辨别尤悉。较诸家方书但云主治某证而不言其所以然者，特为精密。"这里的"诸家方书"就是泛指。又如《总目·全生指迷方》云："方书所载，大都皆标某汤某丸，主治某病，详其药品铢两而止，独觇此书于每证之前，非惟具其病状，且一一论其病源，使读者有所据依，易于运用。"这里的"方书所载，大都"也是泛指。

有时馆臣也会将具体比较与泛泛比较相结合，如《总目·绛雪园古方选注》云："自古集经方者不过注某丸某散主治某证而已，其兼论病源脉候者已不多见，至于制方之意，则未有发明之者。近始有《医方集解》，然所见较浅，亦未尽窥运用之本旨。是书所选之方，虽非秘异，而其中加减之道，铢两之宜，君臣佐使之义，皆能推阐其所以然。"这里，"自古集经方者"为泛指，"《医方集解》"为具体的书。两相结合，使比较更加多样，同时也使《绛雪园古方选注》的价值得以进一步体现。

在比较时，可以是共时层面的比较，也可以是历时层面的比较。所谓共时比较，即在某一时段同时存在的几个事物之间的比较。如《总目·旅舍备要方》云："小儿一门，大概与同时钱乙《药证真诀》相出入。"这里《旅舍备要方》与"同时钱乙《药证真诀》"的比较，就是共时比较。即使相关的事物产生的时间有差异，但若强调的是某个阶段同时存在的状况，也属于共时比较。如《总目·三因极一病证方论》云："苏轼传圣散子方，叶梦得《避暑录话》极论其谬，而不能明其所以然。言亦指其通治伤寒诸证之非，而独谓其方为寒疫所不废，可谓持平。"叶梦得与陈言的生活年代相差近五十年，但这里没有突出这种差异，而是强调在共时状态下陈言和叶梦得对圣散子方的不同认识。又如《总目·济生方》云："诸方备列，参而用之，盖其用药主于小心畏慎。虽不善学之，亦可以模棱贻误，然用意谨严，固可与张从正、刘完素诸家互相调剂云。"这里也是不突出严用和、张从正、刘完素的时代差异。

与共时比较相对的是历时比较，即不同发展阶段上几个事物的比较。《总目·伤寒舌鉴》云："古经于诊候之外，兼及辨色聆音，而未尝以舌观病。舌白胎滑之说，始见张机《伤寒论》，其传亦古，然其法不详，亦未尝言及种种之别，后《金镜录》推至三十六图，未为赅备，《观舌心法》衍至三十有七图，又颇病繁芜。登以己所阅历，参证于二书之间，削烦正舛，以成是编。"这里论述了"以舌观病"的不同历时阶段，并比较了各个阶段的不同：《伤寒论》"未尝言及种种之别"，《金镜录》"未为赅备"，《观舌心法》"颇病繁芜"，《伤寒舌鉴》"削烦正舛"。因为这是纵向的比较，故有一种历时的纵深感。《总目·奇经八脉考》："考明初滑寿尝撰《十四经发挥》一卷，于十二经外，益以督、任二脉，旧附刊薛己《医案》之首（案，薛己《医案》凡二本，其一本不载此书），医家据为绳墨。时珍此书更加精核，然皆根据《灵枢》《素问》以究其委曲，而得其端绪。此以知征实之学，由于考证，递推递密，虽一技亦然矣。"馆臣从明代中后期的《奇经八脉考》与明初滑寿《十四经发挥》的比较中，得出了"征实之学，由于考证，递推递密，虽一技亦然矣"的深厚结论。同时，历时比较也可使所述事物得以在历史中定位，可确定所述事物的价值和影响，如上文所言《伤寒舌鉴》等。

　　馆臣对上述的比较方法运用得炉火纯青，并根据论述需要自由匹配。《总目·小儿卫生总微论方》云："北宋钱乙始以治小儿得名，其《药证真诀》一书，仅有传本，亦不免缺略。其他如晁、陈二氏所著录者，有《婴童宝镜》《小儿灵秘方》《小儿至诀》《小儿医方妙选》《小儿斑疹论》诸书，皆不可得见。是书详载各证，如梗舌、鳞疮之类，悉近时医书所未备。其议论亦笃实明晰，无明以来诸医家党同伐异、自立门户之习，诚保婴之要书也。"这里有具体比较，如《药证直诀》等与《小儿卫生总微论方》比较；有泛泛比较，如《小儿卫生总微论方》与"明以来诸医家"比较；有共时比较，如"晁、陈二氏所著录者"与《小儿卫生总微论方》比较；有历时比较，如"北宋钱乙"、《小儿卫生总微论方》与"明以来诸医家"比较。在多重比较中，《小儿卫生总微论方》的特点和价值得以呈现。

二、推源溯流

　　馆臣重视授受，故重视推源溯流的批评方法。推源溯流批评的方式可分为两类，以下具体论述。

　　推源溯流批评的第一种方式是追溯相关的历史，从而界定所论事物的地位。如《总目·外科精义》云："考《周礼·天官》：疡医掌肿疡、溃疡、金疡、折疡之祝药劀杀之齐。注曰：劀谓刮去脓血，杀谓以药食其恶肉。又曰：凡疗疡以五毒攻之。注曰：今医方有五毒之药，合黄堥置石胆、丹砂、雄黄、礜石、慈石其中烧之，三日三夜，其烟上著，以鸡羽扫取之以注创，恶肉破骨则尽出。又曰：以五气养之，以五药疗之，以五味节之。注曰：既劀杀而须尽其宿肉，乃养之也。'五气'当作'五谷'，字之误也。节，节成其药之力云云。是则古者疡医攻补兼施之明证。后之疡医，惟持攻毒之方，治其外而不治内，治其末而不治本，故所失恒多。德之此书，务审病之所以然，而量其阴阳强弱以施疗，故于疡科之中，最为善本。"这篇提要通过对上古疡医的追述为《外科精义》找出了历史依据，也就确定了《外科精义》的学术价值。又《总目·产育宝庆方》云："胎教之法，古人所重，贾谊《新书》所引青史氏之记，刘向《列女传》所记太妊育文王之事，尚可见其崖略。惟产育方药则罕专书，《唐书·艺文志》有昝殷《产宝》一卷，始别立一门，今其书不传，则讲妊育者当以是书为最古矣。"馆臣在追根溯源中，突出了昝殷《产宝》和《产育宝庆方》的地位。

在追述过程中，有时会加以比较，这就形成了上述的历时比较。如《总目·仁端录》云："案，痘疮之症，古所不详，惟《书录解题》载董汲《小儿癍疹论》二卷，作于宋元祐中，然其书不传，未知所谓癍者即痘否？钱乙《药证真诀》于小儿诸病皆条列至详，亦不及于是事。惟周密《齐东野语》曰：小儿痘疮，固是危事，然要不可扰之。赵宾旸曰：或多以酒面等物发之，非也。或以消毒饮升麻汤等解之，亦非也。大要在固脏气之外，任其自然耳。然或有变证，则不得不资于药云云。所列《本事方》捻金散、四君子汤加黄芪及狗蝇七枚擂细酒服，治倒黡；天花粉、蛇蜕同煮羊肝，治月罢，证药乃皆与今同。盖人情之嗜欲日深，故其毒根于先天，而其发感于时气，自元、明以来遂为人生之通病，而著方立论者亦自元、明以来始详。其间以固元气为主者，谓元气既盛，自能驱毒气使出。以攻毒气为主者，谓毒气既解，始可保元气无恙。于是攻补异途，寒温殊用，痘家遂分为两歧，断断执门户之见。是编独审证施疗，无所偏主，推原本始，备载治验，颇能持两家之平。较之先立成法，至于胶柱而鼓瑟者，殆不可以道里计矣。"馆臣通过追述古人治疗痘疮的历程，梳理出正确的治疗痘疮的方法，进而确立了《仁端录》的地位。同时，馆臣在梳理过程中也比较了各个时期不同的治疗方法。

因为重视溯源，馆臣将开创性的典籍都特别标出。《总目·瘟疫论》："然古人以瘟疫为杂证，医书往往附见，不立专门。又或误解《素问》'冬伤于寒，春必病温'之文，妄施治疗。有性因崇祯辛巳南北直隶、山东、浙江大疫，以伤寒法治之不效，乃推究病源，参稽医案，著为此书。瘟疫一证，始有绳墨之可守，亦可谓有功于世矣。"这就表明，《瘟疫论》是瘟疫类典籍之始，是瘟疫类典籍之源头。又《总目·推求师意》云"震亨以补阴为主，世言直补真水者，实由此开其端。书中议论，大率皆本此意"，确立了《推求师意》的地位。

推源溯流批评的第二种方式是具体阐述所论事物受谁影响（溯源），又影响了谁（探流），即主要阐述点与点的影响，而不是一条线地叙述。如《总目·三因极一病证方论》云："是书分别三因，归于一治，其说出《金匮要略》。……《吴澄集》有《易简归一序》，称：近代医方惟陈无择议论最有根柢，而其药多不验，严子礼剽取其论，而附以平日所用经验之药，则兼美矣。是严氏《济生方》其源出于此书也。"这里既谈到了《三因极一病证方论》的源头——"是书分别三因，归于一治，其说出《金匮要略》"，也谈到了它的流——"严氏《济生方》其源出于此书也"。

在推源溯流过程中，因为较为重视著录医籍，馆臣更重视其流，并以其流突出其影响力。如《总目·产宝诸方》云："其中所引各方多为后人所承用。如人参饮子一方，与朱震亨所制达生散，虽品味多寡不同，而以大腹皮为君，人参为辅，命意无异，知震亨实本此而增损之。又如张元素以枳壳、白术为束胎丸，后人以为不宜于藜藿之躯，易以白术、黄芩，相沿至今，为便产良药，而不知亦本是书所载之枳壳汤。又今时治产后血风，有所谓'举卿古拜'者，核其所用，惟荆芥一味，即此书之青金散。盖荆芥主治风，《素问》东方主风，而肝属于木，平肝木即所以助肺金，故以青金为名。后人窃用其方，而又翻切荆芥字音，诡名以炫俗耳。凡此之类，皆可以证古今传授之由。"《总目·颅囟经》云："《宋史·方技传》载：钱乙始以《颅囟经》著名，至京师，视长公主女病，授翰林医学。钱乙幼科，冠绝一代，而其源实出于此书。亦可知其术之精矣。"《总目·金匮钩玄》："震亨以补阴为宗，实开直补真水之先。其以郁治病，亦妙阐《内经》之旨，开诸家无穷之悟。虽所用黄柏、知母，不如后人之用六味丸直达本原，所制越鞠丸亦不及后人之用逍遥散和平无弊，然筚路蓝缕，究以震亨为首庸。"《总目·普济方》云："李时珍《本草纲目》所附方，采于是书者至多。"

相较于著录医籍，馆臣对存目医籍没有那么重视，多溯其源，并通过论述其发明较少，来显示其学术价值较低。《总目·袖珍小儿方》云："惟论断多袭旧文，无所发明耳。是书作于永乐中，嘉靖十一年赣抚钱宏重刊，以是书原本宋钱乙也。"《总目·卫生集》云："其论外感法仲景，内伤法东垣，湿热法河间，杂病法丹溪，尚属持平之论。然亦大略如是，未可执为定法也。"《总目·张氏医通》云："门类先后，悉依王肯堂《证治准绳》。方药主治多本薛己《医案》、张介宾《景岳全书》，而以己意参定之。"

最后要说明的是，如果著作的源流谱系完整，作者之间就形成了流派。如《总目·石山医案》："自宋、金以来，《太平惠民和剂局方》行于南，河间《原病式》《宣明论方》行于北。《局方》多温燥之药，河间主泻火之说，其流弊亦适相等。元朱震亨始矫《局方》之偏，通河间之变，而补阴之说出焉。机所校《推求师意》一书，实由戴原礼以溯震亨，故其持论多主丹溪之法。然王氏《明医杂著》株守丹溪，至于过用寒苦，机复为论以辨之，其文今附《医案》之末。则机亦因证处方，非拘泥一格者矣。"这里谈到了《石山医案》的学术渊源，但也建构了从刘完素到朱丹溪，从朱丹溪到戴原礼、汪机的学术谱系，实际上就是流派批评。

第六章　政治与医术

医学属于科技，本来与政治关系不大，但《总目》作为官修书目处处闪现出政治的影子，有些明显，有些隐晦。分析下来，《总目》中的政治影子主要表现为因人废书；对本朝的美化及对前朝的丑化；以政治标准代替学术标准等。

第一节　吕留良的影子

出于政治原因，《四库全书》及《总目》应该没有吕留良的痕迹，但实际上，《四库全书·医家类》和《总目·医家类》多处隐现吕留良的身影。文渊阁《四库全书》本《续名医类案》中有吕留良的医案；邵晋涵撰写的《续名医类案》提要和《总目·医贯砭》也有吕留良的影子，其原因何在呢？

一、吕留良的医学成就

吕留良（1629—1683）是明末清初杰出的学者、思想家和民族志士，同时也是一位伟大的医学家。吕留良所撰医籍，其子吕公忠说只有《吕晚村先生评医贯》一种，《行略》言："于医有《赵氏医贯评》。"[①] 实际上，吕留良还著有《东庄医案》一书。吕留良的好友吴之振在《己任编牟语》中言："鼓峰奇验，传闻于人口者，不可殚述。因衷集其所著，与来语溪与东庄所治一案，汇为一编。"只不过此书因当时没有刊刻而被漏掉了。

---

① 除特别注明外，本节引文均出自杨东方、刘平、周明鉴辑校的《吕留良医论医案集》（学苑出版社，2012 年）。

（一）医道与临床

吕留良"以医天下为己任"（吴之振《己任编牟语》），重视医理医道，认为不能把医学只当作糊口之技。他在给外甥朱望子的信中就说："医理难精，以糊口之心为医更必不精。其说甚长，俟归时面言可耳。"① 医道要以深厚的儒家修养做基础，其《答祝兼山书》云："医虽小道，非于理学明，于世机浅，不能精也。"② 吕留良自身的医道修养很高，他的好友、著名哲学家张履祥就称赞他道："医道至用兄，可谓耳目所及无能过之矣。"③

但这并不意味着吕留良不重视医技，不重视临床。恰巧相反，他认为医生必须以临床作为基础。他在给高鼓峰的儿子高君鸿的信中明确地表达了这种观点，云："即行医之道亦然。如尊公当日之行于三吴，亦其本领自取，非关人之荐扬而行也。若谓赖人荐扬，则戊戌己亥之间，悬壶湖上者两年，其时，同游之友不惜极口，何以寂然不行。及庚子至敝邑，弟亦未尝为尊公标榜也，偶遇死症数人，投药立起，于是一时翕然归之。"④

临床为本的观念在他评注《医贯》时表现无遗。他常常记载自己的临床经验。如《医贯》卷二《伤寒论》"生地黄连汤"下评云："此方与地黄丸有未合者，予用阳明阴药治之甚效。予友高鼓峰造滋水清肝饮，取地黄丸之探原而不膈于中，取生地黄汤之降火而不犯于下，真从来之所未及，与予法参用无不应者。"《医贯》卷六《疟论》评云："久疟用补中益气不效者，八味丸有神应，予每得其力。"有时他会用自己的临床经验补充《医贯》的论述，如《医贯》卷二《消渴论》云："有一等渴欲引饮，但饮水不过一二口，即厌。少顷复渴，饮亦不过若此。但不若消渴者饮水无厌也，此是中气虚寒，寒水泛上，逼其浮游之火于咽喉口舌之间。故上焦一段，欲得水救。若得至中焦，以水见水，正其所恶也。治法如面红烦躁者，理中汤送八味丸。"吕留良评曰："予用附子理中加麦冬、五味亦效。"有时他也会

---

① 《吕晚村先生文集》卷四《与朱望子书》[顾廷龙主编，《续修四库全书·集部》（第1411册），上海，上海古籍出版社，2002年，第127页]。

② 《吕晚村先生文集》卷四《答祝兼山书》[顾廷龙主编，《续修四库全书·集部》（第1411册），上海，上海古籍出版社，2002年，第140页]。

③ 《杨园先生诗文》卷六《答陆孝垂》[顾廷龙主编，《续修四库全书·集部》（第1399册），上海，上海古籍出版社，2002年，第89页]。

④ 《吕晚村先生文集》卷二《复高君鸿书》[顾廷龙主编，《续修四库全书·集部》（第1411册），上海，上海古籍出版社，2002年，第96页]。

用自己的临床经验修正《医贯》的论述，如《医贯》卷五《气虚中满论》云："又有一等纯是阴虚者，其症腹大脐肿腰痛，两足先肿，小水短涩，喘嗽有痰，不得卧，甚至头面皆肿，或面赤口渴，但其人饮食知味，大便反燥。医见形肿气喘水症标本之疾，杂用利水之药而益甚。殊不知阴虚，三焦之火旺，与冲脉之属火者，同逆而上。由是水从火溢，上积于肺而嗽，甚则为喘呼不能卧，散聚于阴络而为䟰肿。随五脏之虚者，入而聚之，为五脏之胀。皆相火泛滥其水而生病也。以六味地黄，加门冬、五味大剂服之。"吕留良评云："予曾用之未效，加牛膝、车前即愈。"

吕留良的这些临床经验、临床体会并不是自吹自擂。当时很多人以亲身经历证明了吕留良临床技术之高。吕留良的好友张履祥就言："弟自壮岁以后，自一身以及举家，疾病之作，初则听之程长年先生，继则委薛楚老，今则全凭□□兄矣。常医之药，概不敢服，然往往因以得生。"① 这里的"□□兄"指的就是吕留良，其名字因为文字狱被挖掉了。吕留良的治疗具有那么好的临床效果的原因，除了其深厚的儒学修养外，还在于他的好学深思。陈祖法《祭吕晚村先生文》言："予妇濒危，予冢妇亦濒危，君疗治之。午夜往邀君，犹见君秉烛简方书。按脉后，凝坐沉思。起行，自室以及堂，以及庭，自庭以返堂及室。心力殚矣，而病卒底于安。"②

关于吕留良的治疗特色，学界一般认为吕留良好温补，属于温补学派。实际上，《东庄医案》中就有其用寒凉药治病的医案，如治吴尹明子。对于这个医案，杨乘六评云："如遇此等脉症，即东庄亦未始不用寒凉，看黄叶村庄与东庄最契，其所用方，尚难预料，可知寒热攻补，须凭所遇脉症，随宜而用，原未始先存成见也，乃有谓东庄派只一味好用温补者，此不知东庄之言耳，知东庄者，其敢为此言乎？"这才是公允之言。那为什么《东庄医案》中几乎无案不用人参、地黄呢？这是因为，吕留良所治的几乎都是其他医生治坏的败症，如《东庄医案》所载的治疗姚江钱峣都子案。这符合他所认为的赵献可的理论——"以之治败证则神效"。清代名医魏之琇曾对此有评注，云："此由苦寒过剂，故处方如是，非一切小儿皆可桂、附也。"此可谓知音之评。

① 《杨园先生诗文》卷五《与何商隐（壬子冬）》[顾廷龙主编，《续修四库全书·集部》（第1399 册），上海，上海古籍出版社，2002 年，第 78 页]。

② 转引自《吕留良年谱长编》（中华书局，2003 年，第 300 页）。

（二）医籍成就

　　吕留良不但临床水平高，而且擅于著述，其医学著作具有极高的学术价值。《吕晚村先生评医贯》由吕氏天盖楼刻版。吕留良在评注《医贯》时，往往介绍不同版本《医贯》之文字的差异，告诉读者阅读《医贯》的方法，而且他特别注重订正赵献可的某些说法。此外，他对伤寒与方剂也多有阐释。[①]值得注意的是，吕留良的某些观点与馆臣有相通之处。如《吕晚村先生评医贯》卷四《八味丸说》评云："当论方不当论药，当就方以论药，不当执药以论方。"《总目·长沙药解四卷》云："然药有药之性味，此不易者也。用药有用药之经纬，此无定者也。此当论方，不容论药。但云某方有此药，为某证而用，某方有此药，又为某证而用，是犹求之于筌蹄也。"又如《吕晚村先生评医贯》卷三《论血症》认为，专以大补阴丸、补阴丸二丸补阴乃不善学丹溪者："专用二方以补阴乃丹溪弟子之过，不可以此概丹溪也。"《总目·格致余论》云："其说谓阳易动，阴易亏，独重滋阴降火，创为阳常有余、阴常不足之论。张介宾等攻之不遗余力。然震亨意主补益，故谆谆以饮食色欲为箴，所立补阴诸丸，亦多奇效。孙一奎《医旨绪余》云：丹溪生当承平，见人多酗酒纵欲，精竭火炽，复用刚剂，以至于毙，因为此救时之说。后人不察，遂以寒凉杀人，此不善学丹溪者也。其说可谓平允矣。"

　　《吕晚村先生评医贯》学术价值如此，《东庄医案》亦然。清人杨鹿鸣评价云："是编……则尤择其名言创论，阐发轩岐理奥，奇功异绩，开拓后学心胸，无一不足以为天下后世法者也。识者逐案研究，则其间诊法之神，验症之精，处方之当，应自得之。"

　　总之，吕留良具有很高的医学成就，但随着文字狱的爆发，其医学成就慢慢被人遗忘。范行准感叹道："晚村之医学，在清代影响虽大，而不幸从无一人措意。盖因研究此问题之材料，极难搜集。"[②]故笔者曾与人合作辑校《吕留良医论医案集》，以求为学界提供基本资料。

----

① 杨东方，《吕留良评注〈医贯〉学术价值刍议》，《南京中医药大学学报（社会科学版）》，2013年，第1期，第19—23页。
② 范行准，《吕晚村在清代医学之影响》，王咪咪编纂，《范行准医学论文集》，北京，学苑出版社，2011年，第499页。

二、清修《四库全书》对吕留良医籍的查禁

吕留良死后 49 年，即清雍正十年（1732），受曾静案牵连，而被雍正皇帝钦定为"大逆"罪名，惨遭开棺戮尸之刑；其子孙、门人广受株连，无一幸免。虽然这次禁毁了吕留良的部分书籍，但清廷出于其他的原因而允许吕留良的书籍传世。《康雍乾间文字之狱》载清世宗谕旨云："至其所著书集，臣工等奏请焚毁，复思吕留良不过盗袭古人之绪余，以肆其狂诞空浮之论。有识见者，固不待言。即当日被其愚惑者，今亦自然窥其底里而嗤笑之也。况其人品心术若此，其言更何可取。今若焚灭其迹，假使毁弃不尽，则事属空文。倘毁弃尽绝，则将来未见其书者，转疑伊之著述，实能阐发圣贤精蕴，而惜其不可复得也。"①

到了乾隆时期，随着《四库全书》的编纂，清廷开始全力禁毁吕留良的著作，包括其医学典籍。清宫档案里收录了大量与《医贯》被禁相关的资料，现梳理如下。

乾隆四十三年三月初三日《贵州巡抚图思德奏查获应禁奉禁各书情形折》云："天盖楼批评《医贯》《诗经汇纂详解》《四书文》俱系逆犯吕留良所著，该犯为罪大恶极之人，岂容片纸只字留行于世，应一并解京销毁，务使乖谬之书尽绝靡遗，以期仰副圣主整饬人心风俗至意。（宫中朱批奏折）"②

乾隆四十三年五月二十二日《贵州巡抚图思德奏续经查获奉禁各种书籍解京销毁折》（附清单一）云："附应禁书目清单……逆犯吕留良《医贯》五部。（宫中朱批奏折）"③

乾隆四十三年九月二十四日《云贵总督李侍尧等奏第五次收缴应禁书籍并再定限查办折》云："吕留良《礼记题说》《医贯》《质亡集》等书，及黄淳耀时文为钱谦益序、吕留良评者，皆系逆犯字迹，片纸不容存留。（宫中朱批奏折）"④

乾隆四十三年十月初四日《湖广总督三宝等奏六次查获应毁各书折》（附清单一）云："《吕氏医贯》二部，刊本。是书吕留良著。前已缴过。今续查获一

---

① 孟森等著，《清代野史》，北京，中国人民大学出版社，2006 年，第 270 页。

② 中国第一历史档案馆编，张书才主编，《纂修四库全书档案》，上海，上海古籍出版社，1997 年，第 793 页。

③ 中国第一历史档案馆编，张书才主编，《纂修四库全书档案》，上海，上海古籍出版社，1997 年，第 833 页。

④ 中国第一历史档案馆编，张书才主编，《纂修四库全书档案》，上海，上海古籍出版社，1997 年，第 888 页。

部计二本，全。又一部计一本，止存一卷、二卷。（宫中朱批奏折）"①

乾隆四十四年七月初九日《两江总督萨载奏续解《九龠集》等违碍书籍板片折》（附清单一）云："《吕氏医贯》六十四部，共二百六本。十八部未钉。……俱系各省解过重复查出之书，应请销毁。（军机处录副奏折）"②

乾隆四十四年十一月初一日《湖广总督图思德等奏第八次查获应毁各书解缴缘由折》（附清单一）云："《吕氏医贯》八部。……以上现经查获禁书七种，计一十四部。续获奉禁各书八十二种。（宫中朱批奏折）"③

乾隆四十六年六月初十日《直隶总督袁守侗奏汇缴应禁书籍情形折》（附清单一）云："《医贯》二部，共七本，不全。吕留良评。……谨钦遵节次谕旨及《四库全书》处奏明饬禁暨各省咨查应禁书籍名目，核对相符。（宫中朱批奏折）"④

乾隆四十六年九月二十八日《署云南巡抚刘秉恬奏遵旨查缴应禁书籍并请展限一年折》（附清单一）云："《医贯》，一部，三本。（军机处录副奏折）"⑤

乾隆四十七年正月初四日《贵州巡抚李本奏查缴禁书解京销毁折》（附清单一）云："贵州巡抚臣李本跪奏，谨将贵州省查出应禁书籍缮具清单，恭呈御览。计开：……吕留良《医贯》四本。（军机处录副奏折）"⑥

乾隆四十七年二月三十日《闽浙总督陈辉祖奏缴应禁书籍折》（附清单一）云："查缴应禁书籍清单……《医贯》四十三部，刊本。是书吕留良著。三十部全，十三部不全。（军机处录副奏折）"⑦

乾隆五十四年十月《浙江巡抚琅玕奏呈查缴禁书清单》云："《吕氏医贯》

① 中国第一历史档案馆编，张书才主编，《纂修四库全书档案》，上海，上海古籍出版社，1997年，第912页。

② 中国第一历史档案馆编，张书才主编，《纂修四库全书档案》，上海，上海古籍出版社，1997年，第1081、1082页。

③ 中国第一历史档案馆编，张书才主编，《纂修四库全书档案》，上海，上海古籍出版社，1997年，第1124、1125页。

④ 中国第一历史档案馆编，张书才主编，《纂修四库全书档案》，上海，上海古籍出版社，1997年，第1372、1381页。

⑤ 中国第一历史档案馆编，张书才主编，《纂修四库全书档案》，上海，上海古籍出版社，1997年，第1405页。

⑥ 中国第一历史档案馆编，张书才主编，《纂修四库全书档案》，上海，上海古籍出版社，1997年，第1454、1455页。

⑦ 中国第一历史档案馆编，张书才主编，《纂修四库全书档案》，上海，上海古籍出版社，1997年，第1522、1540页。

六本。吕留良撰……系军机处暨《四库》馆行知全毁、抽毁并外省、浙省缴过各书。（军机处录副奏折）"①

乾隆五十五年五月初七日《浙江巡抚琅玕奏查缴违碍书籍情形折》（附清单一）云："《吕氏医贯》七本。吕留良撰……系军机处暨《四库》馆行知全毁、抽毁并外省、浙省缴过各书。（宫中朱批奏折）"②

乾隆五十七年二月三十日《军机大臣奏遵旨将阅看应毁各种违碍书籍黏签进呈片》（附清单一）云："全毁书籍清单……《吕氏医贯》七本……系吕留良撰，应全毁。（军机处上谕档）"③

除此之外，雷梦辰《清代各省禁书汇考》还收入了乾隆四十五年五月十二日奏准，陕甘总督勒尔谨奏缴 39 种，其中有《医贯》；乾隆四十三年四月初十日奏准，湖广总督三宝奏缴 13 种，其中有《吕氏医贯》。④

从这些档案可以看出，清廷对《医贯》的查禁非常严厉。一是查禁时间久，从乾隆四十三年初始，一直延续到乾隆五十七年；二是查禁区域广，不管是较为偏僻的云南、贵州、陕甘、福建，还是较为繁华的直隶、湖广、两江都在查禁；三是查禁力度大，片纸不容存留；四是查禁数量多，仅乾隆四十七年闽浙总督陈辉祖就缴禁《医贯》43 部。在吕留良逝世近百年后仍有那么多地方收藏着这部书，由此可见其此书的影响力之大、生命力之强。

三、邵晋涵所撰《续名医类案》提要的弦外之音

现在查不到清廷查禁《东庄医案》的记录。《东庄医案》虽未被单独刻版，但随后被杨乘六辑入医学丛书《医宗己任编》，并多次再版。魏之琇编撰《续名医类案》时大量采撷其内容。分纂官邵晋涵推荐《续名医类案》入选《四库全书》，并为此书撰写了提要。提要的前半部分主要介绍《续名医类案》的著者及优点，

① 中国第一历史档案馆编，张书才主编，《纂修四库全书档案》，上海，上海古籍出版社，1997 年，第 2168 页。

② 中国第一历史档案馆编，张书才主编，《纂修四库全书档案》，上海，上海古籍出版社，1997 年，第 2183、2188、2189 页。

③ 中国第一历史档案馆编，张书才主编，《纂修四库全书档案》，上海，上海古籍出版社，1997 年，第 2296、2297 页。

④ 雷梦辰编著，《清代各省禁书汇考》，北京，北京图书馆出版社，1989 年，第 14、23 页。

也指出"所采诸书""不暇持择"之毛病，且特别指出它引用了《医贯》《己任编》："然就其所采诸书而论之，如赵献可《医贯》，多割裂《素问》，不顾上下文义以自伸其偏见，而此书仍存其医案。又如高斗魁《己任编》所载诸医案，当时已讥其以医贸贩，无异于世俗庸医而点缀医案以欺人，今此书仍次第分载。"①

虽然邵晋涵是从学术上探讨赵献可《医贯》和《己任编》的不足，但实际上他提及此两部书另有原因。那就是这两部著作都和吕留良有关。《医贯》，吕留良有评本，即《吕晚村先生评医贯》。《己任编》也就是《医宗己任编》，共收书4种，除了吕留良的《东庄医案》外，还有高斗魁的《四明心法》《四明医案》和董废翁的《西塘感症》。高斗魁是吕留良挚友，也是吕留良的医学老师。董废翁应是吕留良的弟子董采。卞僧慧先生就言："董废翁即董采。"②也就是说，整个《医宗己任编》均和吕留良有联系，《四明心法》《四明医案》《西塘感症》也常常出现吕留良的言论与身影。

不过值得玩味的是，邵晋涵的指责并没有引起反应。文渊阁、文津阁《四库全书》本《续名医类案》不但继续保留了赵献可、高斗魁的医案，而且其中一个医案还是高斗魁治疗吕留良的医案。《续名医类案》卷十四载："高鼓峰治吕用晦病热症。造榻与语，察其神气，内伤症也。询其致病之由。曰：偶夜半从卧室出庭外与人语，移时就枕，次日便不爽快，渐次发热，饮食俱废，不更衣者数日矣。服药无效。曰：粗工皆以为风露所伤，故重用辛散。不进饮食便曰停食，妄用消导。孰知邪之所凑，其气必虚。若投以补中益气汤，则汗至便通，热自退矣。用晦欣然，辄命取药，立煎饮之。旁观者皆以热甚又兼饱闷，遽投补药，必致祸。慰之曰：无庸惊扰，即便矣。顷之，下燥矢数十块，觉胸膈通泰。旁观者始贺。是晚熟寐至五鼓。热退进粥，连服前方而愈。"不仅如此，《续名医类案》还保留了吕留良二十多则医案，分别见于卷四、卷六、卷八、卷十四、卷十六、卷二十、卷二十二、卷二十三、卷二十四、卷三十一、卷三十四、卷四十二、卷四十五等。

在邵晋涵提要的基础上，纪昀等人修订完成的《总目·续名医类案》却不再谈论《续名医类案》采书"不暇持择"的问题，而是把重点转到《续名医类案》的编次问题上，云："如疫门载'神人教用香苏散'二条，犹曰存其方也。至脚门载'张文定患脚疾，道人与绿豆两粒而愈'一条，是断非常食之绿豆，岂可录

①　（清）翁方纲等著，《四库提要分纂稿》，上海，上海书店出版社，2006年，第485页。
②　卞僧慧撰，《吕留良年谱长编》，北京，中华书局，2003年，第180页。

以为案。又如金疮门载'薛衣道人按已断之首，使人回生'一条，无药无方，徒以语怪，更与医学无关。如斯之类，往往而是，殊不免芜杂。又虫兽伤门于'薛立斋虫入耳中'一条注曰：此案耳门亦收之，非重出也，恐患此者不知是虫，便检阅耳云云。而腹疾门中载'金台男子误服干姜理中丸发狂入井'一条，隔五六页而重出，又是何义例乎？"

四、《总目·医贯砭》背后的故事

（一）《医贯砭》针对的是吕留良

《总目·医贯砭》云："国朝徐大椿撰。大椿有《神农本草百种录》，已著录。初，明赵献可作《医贯》，发明《薛氏医案》之说，以命门真水真火为主，以八味丸、六味丸二方通治各病。大椿以其偏驳，作此书辟之。考八味丸即《金匮要略》之肾气丸，本后汉张机之方。后北宋钱乙以小儿纯阳，乃去其肉桂、附子，以为幼科补剂，名六味丸。至明太医院使薛己，始专用二方，为补阳补阴要药，每加减以治诸病。其于调补虚损，未尝无效。献可传其绪论，而过于主持，遂尽废古人之经方。殆如执诚意正心以折冲御侮，理虽相贯，事有不行。大椿攻击其书，不为无理。惟词气过激，肆言辱詈，一字一句，索垢求瘢，亦未免有伤雅道。且献可说不能多验，今其书已不甚行，亦不必如是之讦争也。"

《总目·医贯砭》全文无一字及吕留良，但这只是表面现象，里面更有隐情。因为徐大椿《医贯砭》实际上针对的就是吕留良。徐大椿在《医贯砭·痢疾论》中云："细阅此书，何必哓哓著成数卷，只两言括之曰：阴虚用六味，阳虚用八味足矣。读者亦不必终帙，只记二方，而千圣之妙诀已传……嗟乎！无源乱道，何地无之，原不足与辨，因晚村辈力为崇奉，而流毒遂无尽。故作书者之罪小，而表章者之罪大也。"[1]他认为吕留良的表章之罪大于赵献可的作书之罪。又《医贯砭·六味丸说》言："吕氏之学，实得之高鼓峰，高鼓峰则首宗赵氏之人也。吕氏因信高之故而信赵，天下之人又因信吕氏选时文，讲性理之故，而并信其医。且只记两方可治尽天下之病，愚夫又甚乐从，贻害遂至于此极。所以罪首

---

① 刘洋主编，《徐灵胎医学全书》，北京，中国中医药出版社，1999年，第111页。

祸魁，高不能辞，而承流扬波，吕之造孽更无穷。"①《医贯砭序》言："若赵养葵《医贯》之盛行于世，则非赵氏之力所能为此也。晚村吕氏，负一时之盛名，当世信其学术，而并信其医。彼以为是，谁敢曰非。"②其均把吕留良作为批判的首要对象。

（二）徐大椿对吕留良的批评并不公允

徐大椿对吕留良的批评并不客观，其原因有二。一，吕留良修正了赵献可的很多偏激的观点；二，徐大椿对吕留良的批判虽有学术分析，但以谩骂为主。

1. 吕留良对赵献可的修正

吕留良在评《医贯》时，并不持门户之见，力为尊崇，而是有所修正。赵献可受禅学影响，喜欢附会。吕留良为纯儒，具有"不语怪力乱神"的理性。对赵献可的禅学与附会，吕留良非常不赞成。如在《医贯》卷一《内经十二官论》中，吕留良有多处评论是批评赵献可的附会的，如"赵氏欲主张命门为一身之要，未尝无说，而必穿凿经文附会之，却不可为训。至杂援儒异以强合自文，更失之矣。凡论学论医，皆不可如此"；"此在禅门，亦是弄精魄，适为其所笑耳"；"附会不经，莫如此论。本欲以夸大自文，而适见其谬陋"等。鉴于赵献可的附会太多，吕留良甚至在《医贯》卷六《疟论》有"动辄讲五行，则不免于穿凿附会"的评论。当然，这并不是说吕留良不讲五行，而是他不愿意穿凿而已。

因为附会，赵献可往往断章取义，以意为解，持论每曲说武断，辗转以申己见。对于这种倾向，吕留良非常反感。如在《医贯》卷六《补中益气汤》中，赵献可篡改李杲本义而吕留良对此多次批评，如"东垣心火相火交说有义，此删改以就其说耳。大抵此篇赵氏直取东垣诸论纂凑成文，杂以己说，颇多删改失本意者，须参对原文辨之"；"东垣有'甘寒以泻其火'六字煞有意在，赵氏以其害己也而去之，其实失东垣立方之微旨"；"东垣原文有'加辛甘微温，阳生则阴长。或曰：甘温何能生血？曰：仲景之法，血虚以人参补之，阳旺则能生阴血，更以当归和之。少加黄柏以救肾水，能泻阴中之伏火也。烦犹不止，少加生地黄以补肾水，水旺而心火自降'。东垣专论血减心烦，故即本方加生地、黄柏以生阴。赵氏专主肾以制火，故改用地黄丸。用各不同，然东垣就方论感症，而赵氏则通

---

① 刘洋主编，《徐灵胎医学全书》，北京，中国中医药出版社，1999年，第97页。
② 刘洋主编，《徐灵胎医学全书》，北京，中国中医药出版社，1999年，第75页。

论补虚症治，不可以此强合东垣也"。

赵献可提倡温补，而朱丹溪偏于寒凉，故赵献可对朱丹溪颇多批评。如《医贯》卷三《论血症》言："自丹溪先生出，而论阴虚火动之理，亦发前人所未发。可惜大补阴丸、补阴丸二丸中俱以黄柏、知母为君，而寒凉之弊又盛行矣。嗟乎！丹溪之书不息，岐黄之道不著。"《医贯》卷四《喘论》云："夫谓阴虚发喘，丹溪实发前人之所未发，但如此治法，实流弊于后人。"由赵献可"丹溪之书不息，岐黄之道不著"的论断可见其门户成见之深。吕留良无门户之见，强调随宜而用，故在评论中对赵献可的偏执多有批评。如《医贯》卷二《中风论》评云："丹溪甚发明此说，而安道疑之，故赵氏亦删而不录，实未可抑也。"《医贯》卷二《郁病论》评云："郁理经此公发泄几无剩义矣。书中每抑丹溪，然终于丹溪'人身诸病多生于郁'一语悟入，何可抑也？"此外，他对赵献可暗师朱丹溪进行调侃。赵献可在《医贯》卷二《郁病论》云："推而至于伤风、伤寒、伤湿，除直中外，凡外感者，俱作郁看。"吕留良反问道："此非于丹溪得宗乎？"

吕留良虽然为朱丹溪辩护，但也承认其有偏处。如《医贯》卷六《补中益气汤》载："丹溪云：东南之人，阳气易以升，不可服补中益气汤。"吕留良评云："丹溪此说原有偏处，不必回护。"由此认知，评论颇多公允，也无怪乎他对赵献可"丹溪之书不息，岐黄之道不著"的论断给出了"此不知丹溪之言，知丹溪则不敢为此语矣"的评价。

吕留良在《形景图说》末评论道："以之治败证则神效，而以治初病则多疏，盖缘主张太过，立言不能无偏，遂欲执其一说而尽废诸法，亦不可行也。学者识其指归，以明生化斡旋之机，又当详考古今立法相因异用之故，斯为十全。若徒喜其直截简易以为高，则卤莽灭裂，夭枉无穷。"就是对徐大椿所说的拘泥于"六味""八味"而言，吕留良也非常反对，如他在《医贯·先天要论（下）·齿论》后评论道："眼、齿、口、耳诸杂症必须详看《准绳》，赵氏只补用六味、八味耳，他无发明。"又如吕留良针对赵献可的"真可一方代三方也"评论道："总无一方统贯之理。"（《医贯》卷二《温病论》）故《续修四库全书总目提要·医贯》云："《医贯》六卷，吕留良评本。……而石门吕留良与鼓峰论医最契，亦重是书，为之评注，谓其要一归之命门，其治一归之八味益火，乃全书宗旨，推为立斋之功臣。又谓所言皆穷原反本之论，补偏救弊，功用甚大。然以之治败证则神效，治初病则多疏，主张太过，立言不能无偏，遂预执一说而尽废诸法，亦不可行。是留良虽取其书，未尝不虑其流弊也。"①

实际上，徐大椿在批判《医贯》时，也意识到了吕留良与赵献可在学术上并不完全一致，如其批判赵献可所说"《内经》曰：七节之旁有小心是也"时，就云："即晚村亦辨之云曰：父母曰小心，尊卑自见。赵氏单摘此句是欲以小心为父母之主也，恐与经旨不合。"②不过，他认为这只是"晚村一隙之明也"。

2. 谩骂式的批评方式

徐大椿看不到吕留良与赵献可的不同还在其次，更为重要的是，徐大椿在评论时言语极为激烈，近乎谩骂。如针对吕留良所说的"正气得力二句，灼然妙理，与景岳论参看，更明'自然'二字妙甚，从东垣补中益气论来"，徐大椿评价道："此等绝灭天理之谈，独有会心赞叹如此，其肺肠亦不可问矣。"③这样的评论还有很多，如"前后背谬，真乃应口乱道。非其人有失心之疾者，断不至如此猖狂也。晚村批云：此段语甚活。大抵吕氏之心先死也"；"苏氏所谓其父杀人报仇，其子必且行劫，正此之谓也"；"此段议论，不但明末庸医之技量尽见，而吕氏之分毫不晓，亦和盘托出矣。古人治病，一病有一病之方，一方有一方之药，一药有一药之性。一药增损，方名即别。七情六淫，各有专治。譬如父子、夫妇，有天生者，有配合者，分毫不可假借。肉桂不容易以附子，黄连何得以易石膏，此医道之所以难也。今云：此药即可当某药。倘有人曰某人即我之父也、某人即我之夫也，人尽以为乱乱矣。为此说者，于古人治病之法，立方之义，用药之妙，何尝梦见哉"。④甚至更言："故吾谓《医贯》者，亡明之妖书也。"⑤

这样的评论连《四库全书》馆臣也觉得有点偏激，《总目》云："大椿攻击其书，不为无理。惟词气过激，肆言辱詈，一字一句，索垢求瘢，亦未免有伤雅道。"

（三）徐大椿苛责吕留良之原因

1. 学术原因

徐大椿宗汉学，推崇汉代及汉以前的学问，而对汉以后的学术持否定态度，如《医学源流论》卷上《方剂古今论》云："后世之方已不知几亿万矣，此皆不

---

①　刘时觉编注，《四库及续修四库医书总目》，北京，中国中医药出版社，2005年，第525、526页。
②　刘洋主编，《徐灵胎医学全书》，北京，中国中医药出版社，1999年，第83页。
③　刘洋主编，《徐灵胎医学全书》，北京，中国中医药出版社，1999年，第92页。
④　刘洋主编，《徐灵胎医学全书》，北京，中国中医药出版社，1999年，第83、94页。
⑤　刘洋主编，《徐灵胎医学全书》，北京，中国中医药出版社，1999年，第101页。

足以名方者。昔者，圣人之制方也，推药理之本原，识药性之专能，察气味之从逆，审脏腑之好恶，合君臣之配偶，而又探索病源，推求经络，其思远，其义精，味不过三四，而其用变化不穷。圣人之智，真与天地同体，非人之心思所能及也。上古至今，千圣相传，无敢失坠。至张仲景先生，复申明用法，设为问难，注明主治之症，其《伤寒论》《金匮要略》集千圣之大成，以承先而启后，万世不能出其范围。此谓之古方，与《内经》并垂不朽者。其前后名家，如仓公、扁鹊、华佗、孙思邈诸人，各有师承，而渊源又与仲景微别，然犹自成一家。但不能与《灵》《素》《本草》一线相传，为宗枝正脉耳。既而积习相仍，每著一书，必自撰方千百。唐时诸公，用药虽博，已乏化机。至于宋人，并不知药，其方亦板实肤浅。元时号称极盛，各立门庭，徒骋私见。迨乎有明，蹈袭元人绪余而已。今之医者，动云古方，不知古方之称，其指不一。若谓上古之方，则自仲景先生流传以外无几也。如谓宋元所制之方，则其可法可传者绝少，不合法而荒谬者甚多，岂可奉为典章？若谓自明人以前，皆称古方，则其方不下数百万。夫常用之药，不过数百品，而为方数百万，随拈几味，皆已成方，何必定云某方也？嗟！嗟！古之方何其严，今之方何其易，其间亦有奇巧之法、用药之妙，未必不能补古人之所未及，可备参考者。然其大经大法，则万不能及。其中更有违经背法之方，反足贻害。"[1]这样的议论比比皆是，如《医学源流论》《貌似古方欺人论》《〈千金方〉〈外台〉论》等，限于篇幅，不再举例。总之，徐大椿认为，汉代及汉以前的学术是经典的，没有任何问题，这种保守心态也造成了他自己的僵化与偏激。如《神农本草经》对很多药品的认识并不完全准确，而徐大椿完全信守，为之辩护。《总目·神农本草经百种录》云："然《本草》虽称神农，而所云出产之地，乃时有后汉之郡县，则后人附益者多。如所称久服轻身延年之类，率方士之说，不足尽信。大椿尊崇太过，亦一一究其所以然，殊为附会。"这种保守、僵化的态度也造成了其对汉以后学术的轻视与挑剔。《总目·兰台轨范》就云："其（即徐大椿）持论以张机所传为主，谓为古之经方，唐人所传，已有合有不合，宋、元以后，则弥失古法。故是编所录病论，惟取《灵枢》《素问》《难经》《金匮要略》《伤寒论》、隋《巢氏病源》、唐孙思邈《千金方》、王焘《外台秘要》而止。"

　　鉴于徐大椿的学术态度，馆臣甚至把他与汉学家毛奇龄相比。《总目·医学源流论》云："至于有欲救俗医之弊而矫枉过直者，有求胜古人之心而大言失实

---

[1]　刘洋主编，《徐灵胎医学全书》，北京，中国中医药出版社，1999年，第130页。

者，故其论病则自岐黄以外，秦越人亦不免诋排。其论方则自张机《金匮要略》《伤寒论》以外，孙思邈、刘守真、李杲、朱震亨皆遭驳诘，于医学中殆同毛奇龄之《说经》。"之所以拿他们两个人相比，是因为毛奇龄治经学也是如此，如他的《孝经问》就是专门为驳诘朱熹《孝经刊误》及吴澄《孝经定本》二书而作的。对于毛奇龄的学术特点，《总目》评价为："奇龄此书负气叫嚣，诚不免失之过当，而意主谨守旧文，不欲启变乱古经之习，其持论则不能谓之不正也。"

　　与徐大椿不同，吕留良推崇宋学的主要代表人物朱熹，曾表示："某平生无他识，自初读书即笃信朱子之说，至于今老而病，且将死矣，终不敢有毫发之疑，真所谓宾宾然守一先生之言者也。"①朱熹治经学则不囿于成说，大胆地怀疑、创新，如其《答吕子约》言："如《诗》《易》之类，则为先儒穿凿所坏，使人不见当来立言本意。"②同样，吕留良也并没有崇古观念，而是强调随宜而变。如《绛雪丹书·论血症》就评价道："所谓药不执方，随宜而用。"这样，不论是《灵枢》《素问》《伤寒论》等古代经典，还是李杲、朱丹溪、张介宾、王肯堂等宋元时期及当时名家的学问都可为我所用。应当说，吕留良的态度是比较可取的。

2. 政治原因

　　徐大椿写《医贯砭》应该有政治的考量。与吕留良不同，徐大椿尊崇清廷。徐大椿的祖父为康熙十八年鸿词科翰林，曾纂修《明史》。其本人也积极向朝廷表示忠心。袁枚《徐灵胎先生传》载："乾隆二十五年，文华殿大学士蒋文恪公患病，天子访海内名医，大司寇秦公首荐吴江徐灵胎。天子召入都，命视蒋公疾。先生奏疾不可治。上嘉其朴诚，欲留在京师效力。先生乞归田里，上许之。后二十年，上以中贵人有疾，再召入都。先生已七十九岁，自知衰矣，未必生还，乃率其子爔载木扁木付以行。果至都三日而卒。天子惋惜之，赐帑金，命爔扶榇以归。"③既"自知衰矣，未必生还"，仍积极响应皇命，可见徐大椿对清廷之心。这也难怪《四库全书》个人医籍数量以他为冠，共有4种，即《兰台轨范》《神农本草经百种录》《伤寒类方》《医学源流论》。这一点也和毛奇龄相类。毛奇龄

---

①《吕晚村先生文集》卷一《答吴晴岩书》[顾廷龙主编，《续修四库全书·集部》（第1411册），上海，上海古籍出版社，2002年，第77页]。

②（宋）朱熹撰，朱杰人、严佐之、刘永翔主编，《朱子全书》（第22册），合肥，安徽教育出版社，2002年，第2213页。

③（清）袁枚著，王英志主编，《袁枚全集》（第二集），南京，江苏古籍出版社，1993年，第629、630页。

为明末秀才。清兵入浙江时，他起而反抗，参加了抗清军；失败后，他改换姓名，逃亡藏匿。30 年后，他却去参加了清廷的博学鸿儒科，得翰林院检讨，后屡次向清帝献书，以邀取新统治者的顾盼为荣。他这种向政治靠拢的态度有时是赤裸裸的。如他曾批判朱熹的《四书集注》；可是，康熙帝尊崇朱熹，把朱熹升为孔门十哲之次；毛奇龄听到这个消息，害怕触怒朝廷，赶紧把《四书改错》一书劈板销毁。① 这种向政治靠拢的态度也为他带来了利益，毛奇龄也成了被《四库全书》收录个人著述最多的人。他的著述被《四库全书》收录了 27 部。② 馆臣之所以把徐大椿比为毛奇龄，恐怕也有这方面的原因。

我们之所以认为徐大椿批评吕留良有政治上的因素，还在于当时学术界只要论及吕留良均持批评态度，如著名史学家全祖望就因为政治原因在《小生堂祁氏遗书记》一文中对吕留良多有污蔑。③ 与徐大椿关系密切的袁枚，在其小说《子不语》中也嘲讽了吕留良："淮安程风衣，好道术。四方术士，咸集其门。有萧道士琬，号韶阳，年九十余，能游神地府。雍正三年，风衣宴客于晚甘园，萧在席间醉睡去，少顷醒，嗋曰：吕晚村死久矣，乃有祸，大奇！人惊问，曰：吾适游地府间，见夜叉牵一老书生过，铁锁银铛，标曰：时文鬼吕留良，圣学不明，谤佛太过。异哉！时坐间诸客皆诵时文，习《四书》讲义，素服吕者，闻之不信，且有不平之色。未几曾静事发，吕果破棺戮尸。"④

也正因为《医贯砭》的政治色彩，为了不引起负面效应，馆臣采取了低调处理的态度。《续修四库全书总目提要》云："《医贯》六卷，吕留良评本。……后来徐大椿撰《医贯砭》一书，于其附会武断之处，抉发无遗，排献可并诋留良，《四库》著之存目，而是书原本，未经列入，但云'献可说不能多验，其书已不甚行，不必如是诟争'。盖留良被罪后，其评本亦有禁书之嫌，故置之不论不议之列。"⑤

总之，吕留良在《四库全书·医家类》和《总目·医家类》中的若隐若现显示出政治的强大力量，也显示出馆臣在处理政治与医术关系时的复杂心态。医学

---

① 参见戴逸《汉学探析》（戴逸著，《履霜集》，北京，中国人民大学出版社，1987 年，第 72—123 页）。

② 林久贵，《〈四库全书〉收录个人著述最多的人——毛奇龄》，《文史知识》，1997 年，第 7 期，第 83—88 页。

③ 王俊义，《全祖望〈小生堂祁氏遗书记〉有涉吕、黄关系史实辨正》，《社会科学战线》，2006 年，第 3 期，第 164—170 页。

④ （清）袁枚著，朱纯点校，《子不语》，长沙，岳麓书社，1985 年，第 560 页。

⑤ 刘时觉编注，《四库及续修四库医书总目》，北京，中国中医药出版社，2005 年，第 525、526 页。

是科学，无关于政治；但医学家是人，有自己的政治信仰。也许馆臣的"不论不议"是处理医学与政治关系的最佳选择。

第二节 褒清贬明和政治标准为上

《四库全书》的编撰充满了政治意味。《四库全书》在编纂时除了禁毁大量的有碍统治的典籍之外，还突出了清朝的"文治武功"。为了突出清朝，馆臣寻找一切机会抨击明朝。《四库全书·医家类》和《总目·医家类》亦是如此。

一、褒清贬明

《总目》褒清贬明的态度有时隐晦，有时明显。各朝代医籍被著录数量的不同契合了这种隐晦，而提要的论述又使隐晦变得清晰。

（一）褒清

浙本《总目》著录医籍97种，高光震曾经统计了各代医籍的分布情况，云："计唐以前书十二部……明书二十三部，清书十一部……存目书以明清两朝为主：计明书四十四部，清书三十二部。"[①] 也就是说，在67部明代医籍中，23种被著录，著录比例为34.3%；而在43部清代医籍中，只有11部被著录，著录比例低至25.6%。

这样不管是从著录数量还是从著录比例上，均看不到馆臣对清代医籍的重视。那为何如此轻视清代医籍呢？季羡林、任继愈、刘俊文在《四库存目与〈四库全书存目丛书〉》中指出《四库全书》著录典籍有"贵远贱近"的原则："兹以《集部·别集类》为例：汉魏至宋元别集收入《四库全书》的有629部，列入存目的只有133部，存目书约占总数的17.4%。也就是说，汉魏至宋元时期的别集绝大部分都收入了《四库全书》。而明、清两代的别集却大大不同。明人别集收入《四库全书》的只有238部，列入存目的多达852部，存目书占总数的78%。

---

① 高光震，《〈四库全书总目·医家类〉识》，《吉林中医药》，1991年，第11卷第1期，第42页。

清人别集收入《四库全书》的仅有 41 部，列入存目的多达 583 部，存目书占总数的 98.4%。"① 对于这个问题，馆臣也比较承认，《总目·别集类序》云："今于元代以前，凡论定诸编，多加甄录，有明以后，篇章弥富，则删薙弥严。非曰沿袭恒情，贵远贱近，盖阅时未久，珠砾并存，去取之间，尤不敢不慎云尔。" 这虽然仅就别集而言，实际上对其他类典籍也适用。可见，"贵远贱近"是《总目》著录清代医学典籍较少的原因之一。

但另一方面，我们要注意，《总目》所著录的其他朝代的医籍很多都和清人有关。如《总目》著录宋代医籍 24 种。② 其中，有《博济方》《苏沈良方》等 12 部《永乐大典》本医籍，又有清人删定的《圣济总录纂要》1 部。③ 这些典籍虽不是清人所撰，但清人对它们的整理之功不亚于撰述。《清史稿·艺文志》著录典籍，取则《明史》，"前朝群书，例既弗录"，但认为"清代辑佚，异乎斯旨，

---

① 季羡林、任继愈、刘俊文，《四库存目与〈四库全书存目丛书〉》，《北京大学学报（哲学社会科学版）》，1997 年，第 5 期，第 16 页。

② 高光震认为，《总目》中的宋代医籍是 31 部（高光震，《〈四库全书总目·医家类〉识》，《吉林中医药》，1991 年，第 11 卷第 1 期，第 42 页）。高光震是依据《总目·医家类》"今通以时代为次"的体例计算的。这个算法稍有问题，因为有 10 种书籍时代不明，这 10 种书籍分别为：《褚氏遗书》《银海精微》《颅囟经》《明堂灸经》《小儿卫生总微论方》《卫济宝书》《产育宝庆方》《产宝诸方》《急救仙方》《伤寒直格方》（附《伤寒标本心法类萃》）。如虽然《银海精微》著录在《外台秘要》之前，但馆臣并不认为此书为唐以前书，《总目·银海精微》："旧本题唐孙思邈撰……其为宋以后书明矣。"那馆臣为什么又把《银海精微》放在《外台秘要》之前呢？因为《总目》的著录体例。《总目·子夏易传》云："托名之书，有知其赝作之人者，有不知其赝作之人者，不能一一归其时代，故《汉书·艺文志》仍从其所托之时代为次。今亦悉从其例。"这样，统计下来，宋代医籍有 24 种：《铜人针灸经》《博济方》《苏沈良方》《寿亲养老新书》《脚气治法总要》《旅舍备要方》《素问入式运气论奥》（附《黄帝内经素问遗篇》）《伤寒微旨》《伤寒总病论》（附《音训》《修治药法》）《圣济总录纂要》《证类本草》《全生指迷方》《类证普济本事方》《太平惠民和剂局方》（附《指南总论》）《卫生十全方》（《奇疾方》）《传信适用方》《医说》《针灸资生经》《妇人大全良方》《太医局程文》《三因极一病证方论》《集验背疽方》《济生方》《仁斋直指》（附《伤寒类书活人总括》）。需要说明的是，《铜人针灸经》并不是宋代医籍，但馆臣认为它是宋代医籍。为了尊重馆臣的意见，我们这里把《铜人针灸经》定为宋代医籍。

③ 《总目》著录了很多宋代典籍，但著录的很多都是《永乐大典》本医籍等清人整理的成果。这种现象在其他类中也有体现，张传峰言："《四库全书总目·集部·别集类》正式著录汉魏至清中叶的别集共计 961 部，而其中宋代别集数量最多，达 396 部（北宋 122 部，南宋 276 部），占别集总数的三分之一以上，涉及 385 位两宋作家（其中北宋 116 人，南宋 269 人），两宋重要作家几乎全部入选，其'《永乐大典》本'文献价值更大。……而在所有的'《永乐大典》本'中，宋诗文别集的数量是最多的，据统计，共有 127 种（北宋 34 种，南宋 93 种），占全部'《永乐大典》本'的 32.4%，占正式著录宋人别集的 31.7%。"（张传峰著，《〈四库全书总目〉学术思想研究》，上海，学林出版社，2007 年，第 161、162 页）

衰纂功深，无殊撰述"，于是把《永乐大典》本视为清人成就，和清人撰述典籍一样著录。① 至于《圣济总录纂要》，《清史稿·艺文志》直接著录为"《圣济总录纂要》二十六卷，程林撰。"② 应当说，这契合馆臣的观点。《总目·圣济总录纂要》言："宋政和中奉敕编，国朝程林删定。林，字云来，休宁人。……其书久而佚脱。林购求残帙，凡得三本，互相补苴，尚阙一百七十三卷至一百七十七卷，不可复见。以其繁重难行，乃撮其旨要，重为纂辑，门类悉依其旧。所阙《小儿方》五卷，则倩其友项睿补之。……原本之末有《神仙服饵》三卷，或言烹砂炼石，或言嚼柏咀松，或言吐纳清和，或言斩除三尸，盖是时道教方兴，故有是妄语。林病其荒诞，一概汰除，惟约取其寻常颐养之药三十余方。其别择具有条理，故所录诸方多可行用，与胶执古法者异焉。"除了宋代典籍中的 12 部《永乐大典》本医籍和清人删定本《圣济总录纂要》外，其他朝代的医籍中还有 4 部《永乐大典》本医籍和一部清人注释本《金匮要略论注》。③ 这样，《总目》实际上著录了与清人有关的医籍 29 种。《总目》著录的与清人有关的医籍雄踞各代之首，其著录比例也大幅度提高到 56.9%。

提要的评价也证明了馆臣对清代医学的态度。总体看来，《总目》对宋代医学的评价较高。《总目·圣济总录纂要》云："宋代崇尚医学，搜罗至富。"《总目·太医局程文》云："盖有宋一代，于医学最为留意。"尽管如此，出于政治目的，馆臣仍然认为宋代医学存在诸多缺点；直到清代，医学才达到高峰。《总目·御定医宗金鉴》在"自古以来，惟宋代最重医学"的评述之后，接着云："然林亿、高保衡等校刊古书而已，不能有所发明。其官撰医书如《圣济总录》《太平惠民和剂局方》等或博而寡要，或偏而失中，均不能实裨于治疗，故《圣济总录》惟行节本，而《局方》尤为朱震亨所攻。此编仰体圣主仁育之心，根据古义，而能得其变通，参酌时宜，而必求其征验。寒热不执成见，攻补无所偏施，于以拯济生民，同登寿域。涵濡培养之泽，真无微之不至矣。"

① （清）赵尔巽等撰，《清史稿》（第 15 册），北京，中华书局，1977 年，第 4266 页。
② （清）赵尔巽等撰，《清史稿》（第 15 册），北京，中华书局，1977 年，第 4337 页。
③ 对于《金匮要略论注》，《清史稿·艺文志》著录为："《金匮要略论注》二十四卷，徐彬撰。"［（清）赵尔巽等撰，《清史稿》（第 15 册），北京，中华书局，1977 年，第 4337 页］

（二）贬明

　　《总目》著录明代医籍 23 种，著录数量次于宋代。^①但其他朝代的医籍与明人无关。这样下来，明代医籍的著录比例还是很低的 34.3%。其原因除了"贵远贱近"的原则之外，还有馆臣出于政治意图的有意打压。钱茂伟在《明代史学的历程》云："乾隆时期编《四库全书》，其指导思想之一，便是清算和极力贬低明代学术文化，'寓禁于征'，这使明人大量重要著作得不到广泛流传，乃至失传。《四库提要》把著作分成正目和存目两档，将绝大部分明人著作贬入存目，使人们无形之中产生一种不重要印象。影响最深远者，莫过于通过《四库提要》对明人著作分别进行肆意攻击。"^②

　　事实的确如此。《总目》往往戴着有色眼镜看待明代医籍，这主要表现在三个方面。

　　首先，馆臣把由元入明的医家划入元代。《医经溯洄集》作者王履，由元入明，《明史》有传。《总目》则曰："履，字安道，昆山人。学医于金华朱震亨，尽得其术，至明初始卒，故《明史》载入《方技传》中，其实乃元人也。"按，王履生于 1332 年，大明开国时（1368）还不到 40 岁。洪武十六年秋七月他游华山，绘图作文赋诗以记事，其《华山图册》现分藏于北京故宫博物院与上海博物馆。其卒年应该在此之后。其入明这么多年，被称为明人实不为过。方春阳《中国历代名医碑传集》就认为王履为明人。^③

　　其次，馆臣往往突出由元入明医家的遗民身份。《难经本义》著者滑寿，也是由元入明的，《明史》有传。《总目》云："寿卒于明洪武中，故《明史》列之《方技传》。然戴良《九灵山房集》有怀滑撄宁诗曰：海日苍凉两鬓丝，异乡飘泊已多时。欲为散木居官道，故托长桑说上池。蜀客著书人岂识，韩公卖药世偏知。道涂同是伤心者，只合相从赋黍离。则寿亦抱节之遗老，托于医以自逃耳。"即《总目》通过证明滑寿遗老身份而剥离其与明代的关系。实际上，由明入清的遗民医家更多，如喻嘉言等。道光四年《新建县志》卷四十《人纪·高士》载："喻昌，

　　① 与《总目》著录宋代医籍多于明代医籍形成对比的是《钦定古今图书集成》。冈西为人统计，《钦定古今图书集成·医部》中"引用书目，次数最多者为明代书籍，金元书次之。宋代书籍较少"。[（日）冈西为人著，郭秀梅整理，《宋以前医籍考》，北京，学苑出版社，2010 年，第 1335 页]
　　② 钱茂伟著，《明代史学的历程》，北京，社会科学文献出版社，2003 年，第 3、4 页。
　　③ 方春阳编著，《中国历代名医碑传集》，北京，人民卫生出版社，2009 年，第 381—384 页。

字嘉言。选贡生,与临川陈际泰友善。中崇祯庚午副榜,入京以书生上书,愤欲有为,卒无所就。顺治初寻诏征,力辞不就,佯狂披髡,复蓄发游三吴,侨居常熟。钱谦益赠诗以汉高获为比。"① 清朱栾《江城旧事》载:"新建喻嘉言殁于钱牧斋家,牧斋以坐化龛奉之。康熙间,甥某迎归靖安。雍正中,南昌医士金曰:先生明处士,隐于医,奈何辱遗骸而佛法祀之!因迎至南昌徐孺子墓侧葬。"① 为了不仕清而不惜佯狂为僧,可见喻嘉言的民族气节。有记载认为,喻嘉言本为明宗室。清佚名《牧斋遗事》载:"嘉言本姓朱,江西人,明之宗室也。鼎革后,讳其姓,加朱以捺为余。后又易朱以刖为俞。"① 但馆臣选择性失明,对此根本不提。

最后,馆臣处处抨击明代学风和医学习气。《总目·寿亲养老新书》云:"又叙述闲适之趣,往往词意纤仄,采掇琐碎。明季清言小品,实亦滥觞于此。"《总目·小儿卫生总微论方》云:"其议论亦笃实明晰,无明以来诸医家党同伐异、自立门户之习,诚保婴之要书也。"《总目·三因极一病证方论》云:"第二卷中'太医习业'一条,有'五经二十一史'之语,非南宋人所应见。然证以诸家所引,实为原书,其词气亦非近人所及。疑明代传录此书者不学无术,但闻有廿一史之说,遂妄改古书,不及核其时代也。"《总目·局方发挥》云:"明以来沿其波者,往往以黄柏、知母戕伤元气。"《总目·景岳全书》云:"是书首为《传忠录》三卷……次《脉神章》三卷,录诊家要语。次为《伤寒典》《杂证谟》《妇人规》《小儿则》《痘疹诠》《外科钤》,凡四十一卷,又《本草正》二卷……次《新方》二卷,《古方》九卷……其命名皆沿明末纤佻之习……尤为乖谬。"可见,不管是论述明代医籍,还是论述其他朝代医籍,只要一有机会,馆臣就会贬低明代。

总之,《总目》著录的各个朝代的医籍数量并不是个简单的数字问题,它隐藏着馆臣的深层思考,与提要一起显示了馆臣的政治考量及政治态度。

二、政治标准至上

在评判医籍时,馆臣往往从著者的政治行为出发,认为两者之间存在一定的联系。《总目·普门医品》云:"明王化贞撰。化贞,字肖乾,诸城人。万历癸丑进士,官至佥都御史,巡抚辽东,以偾事伏诛。事迹附见《明史·熊廷弼传》。是编摘录《本草纲目》诸方,参以诸家论述,详列病证,分类汇编。每门冠以总

---

① 方春阳编著,《中国历代名医碑传集》,北京,人民卫生出版社,2009年,第684页。

论，但有证候而不载诊法。其凡例谓'是书为不知医者设'，然望、闻、问、切犹或审证未真，用药多舛，况舍脉而论方，则虚、实、寒、热之相似者，其误必多。执影响之见而苟冀一效，其贻误封疆，亦此学问矣。"

馆臣指出，从这本医书能够看出王化贞"贻误封疆"的"学问"。这是毫无道理的。因为王化贞此书"为不知医者设"，所以没有涉及望、闻、问、切等诊法。这是古代方书的类型之一。《郑堂读书记补遗·普门医品》云："其书采集《本草纲目》中方，稍益以诸家之方，分类编次，并辑前人之说，为每类之论，盖以便穷乡僻地贫窭者而作，故方药多取简易，又为不知医者而设，故仅载证候，而不及诊法，未免误谬，然单方书有止载方而并无证论者，是编仅可作如是观也。"①"然单方书有止载方而并无证论者"是公允之谈。实际上，馆臣在论及其他方书时也往往采取此态度。《总目·急救良方》云："明张时彻编。分三十九门，专为荒村僻壤之中不谙医术者而设。故药取易求，方皆简易，不甚推究脉证也。"张时彻也是士大夫，《总目·摄生众妙方》云："时彻，字维静，鄞县人。嘉靖癸未进士，官至南京兵部尚书。事迹附见《明史·张邦奇传》。"只不过张时彻没有政治问题，故馆臣没有对其医籍大肆抨击。

馆臣也承认，他们在选择、评判典籍时存在政治标准。《总目·凡例》言："今于所列诸书，各撰为提要，分之则散弁诸编，合之则共为《总目》……而人品学术之醇疵，国纪朝章之法戒，亦未尝不各昭彰瘅，用著劝惩。"又言："文章德行，自孔门既已分科……至于姚广孝之《逃虚子集》，严嵩之《钤山堂诗》，虽词华之美足以方轨文坛，而广孝则助逆兴兵，嵩则怙权蠹国，绳以名义，非止微瑕。凡兹之流，并著其见斥之由，附存其目，用见圣朝彰善瘅恶，悉准千秋之公论焉。"

因为馆臣时刻有政治观念，所以他们常常把前人的学术问题误认为政治问题。《总目·伤寒总病论》云："宋庞安时撰。……安时本士人，习与苏轼、黄庭坚游。……又耒作《明道杂志》，记安时治验，极其推挹。而叶梦得《避暑录话》乃颇不满于安时。盖耒，苏轼客；梦得，蔡京客；其门户异也。然曾敏行《独醒杂志》亦记其治泗州守王公弼中丹石毒甚奇，又记其治公弼之女尤神异。敏行于元祐、绍圣两局均无恩怨，则所记当为公论矣。"

馆臣认为，张耒、叶梦得出于各自的政治立场对庞安时有不同评价。是不是

---

① 中华书局编辑部编辑，《宋元明清书目题跋丛刊》（第十五册），北京，中华书局，2006年，第495页。

这样呢？李裕民指出，张耒的判断"来源于其亲身经历，而不是因为他是苏轼之客。""叶氏肯定安时的医术，称其'善医伤寒'，所不满的乃是巢谷，以及苏轼对巢谷的过信。此方，苏轼以其在黄州大疫中活人无数，而请庞附入其书，其用意是好的。叶梦得以后来事实证明此方有问题，加以批评，也是好意。这中间并无其他用意在内。馆臣未认真看清内容，妄加评语，既云'叶梦得《避暑录话》乃颇不满于安时'，又进而论其为'蔡京客'（卷前提要更称其为蔡京余党），并张耒之语亦加以否定，实在太荒唐了。"①

对于圣散子方风波，南宋医家陈言的批评更严厉，《三因极一病证方论》卷六云："此药似治寒疫，因东坡作序，天下通行。辛未年永嘉瘟疫，被害者不可胜数，往往顷时，寒疫流行，其药偶中，抑未知方土有所偏宜，未可考也。东坡便谓与三建散同类，一切不问，似太不近人情。"②难道说，陈言也是因政治立场发此议论吗？更为重要的是，叶梦得的人格并无问题，他虽然被蔡京赏识，但并不曲意逢迎蔡京，也没有参与陷害元祐党人，而是始终以国家利益为重。同时，他也非常景仰苏轼。学术界对此多有阐述。③

由此可见，在《总目》中医学与政治并不可分。《总目》对医籍的选取受到政治的制衡，对医籍的评价也渗透着政治的影响。

---

① 李裕民著，《四库提要订误》（增订本），北京，中华书局，2005 年，第 197、198 页。

② 王象礼主编，《陈无择医学全书》，北京，中国中医药出版社，2005 年，第 78、79 页。

③ 参见方建新《叶梦得事迹考辨》（《文献》，1991 年，第 1 期，第 102—117 页）、潘殊闲《叶梦得与苏轼——兼与王安石比较》[《宁夏大学学报（人文社会科学版）》，2007 年，第 3 期，第 104—111 页]。

第七章　衣被后世

　　《总目》一经产生，其考据成果、批评方法、学术思想及编纂方法很快影响到中医界，对中医目录、中医医史文献、温病学及医籍整理的发展起到极大的促进作用。

第一节　中医目录

　　学术界一般认为，中医专科目录产生于宋代。南宋绍兴年间的《秘书省续编到四库阙书目》卷一《目录》著录有"《大宋本草目》三卷""《医经目录》二卷"。[①]惜均已亡佚，无法查考其内容。现存最早的中医专科目录是明末殷仲春的《医藏书目》。该书目按医书内容分为 20 函，每函仿照佛经《如来法藏》取名，并冠以小序。每函书目仅著录书名和作者，无提要，较为简单。对于其价值，丹波元坚《医籍考序》言："医家自有目录，惟为明殷仲春《医藏目录》一书。然妄仿缁流，名义先悖，况品题失当，亏漏亦多，纤仄小品，何足以充学者之视听乎？"[②]此评价虽稍显过低，但《医藏书目》影响不大的确是事实。其中无提要应为其影响不大的原因之一。

　　《总目》出现后，中医目录特别是中医目录提要才得以蓬勃发展。王重民先生在《中国目录学史论丛》中提出提要的编写方式有三类：叙录体、传录体、辑录体。[③]《总目》对这三类提要均有影响。

---

① 中华书局编辑部编辑，《宋元明清书目题跋丛刊》（第一册），北京，中华书局，2006 年，第 278、279 页。

② （日）丹波元胤著，郭秀梅、（日）冈西研吉校译，《医籍考》，北京，学苑出版社，2007 年，序。

③ 参见王重民所著《中国目录学史论丛》（中华书局，1984 年，第 80 页）。

一、辑录体

中医目录提要编写方式的主流是辑录体。所谓辑录体，是指不自己编写，而去抄辑序跋、史传、笔记和有关的目录资料，以起提要的作用。中医目录的辑录体是由日本学者丹波元胤《医籍考》发端，建立范式的。以此为范式产生了冈西为人《宋以前医籍考》、严世芸《中国医籍通考》等一系列著作。我们以《医籍考》为例探讨《总目》对中医目录的辑录体的影响。郭秀梅曾有《〈医籍考〉辨正〈四库全书总目〉医家类提要考》一文，提出："多纪氏《医籍考》中援引《四库全书提要》（以下简称《四库提要》）者凡一百九十五则，其中辨正《四库提要》著录之误者十八则。再考此十八则，有《四库提要》误而辨正者，亦有不误而辨之者，阅者当详审而取舍之。"此文还具体从成书及刊刻年代参差、卷数多寡、书名及著者混淆、所据版本异同、词意训释失误5个角度探讨了《医籍考》辨正《总目·医家类》的情况。① 郭秀梅的研究表明了《总目》对《医籍考》之影响，也表明了《医籍考》如何在汲取《总目》研究成果的基础上加以发展。对于郭秀梅所述较详的内容，本节不再着力论述，只就所述不详的地方加以阐发。

（1）《医籍考》大量援引《总目》内容，但具体援引情况比较复杂。其虽大都援引《总目》内容，但也有1次援引《四库全书简明目录》内容，那就是《医籍考》卷一《医经一》"《黄帝素问》"条，云："《四库全书简明目录》曰：《黄帝素问》原本残阙，王冰采《阴阳大论》以补之。其书云出于上古，固未必然，然亦必周秦间人传述旧闻，著之竹帛，故通贯三才，包括万变，虽张、李、刘、朱诸人，终身钻仰，竟无能罄其蕴奥焉。"②

《医籍考》在援引《总目》时，虽大都援引《总目·医家类》（多称为"《四库全书提要》"），但有时也援引非医家类提要（多称为"《四库全书总目》"）。其援引非医家类提要分为两种情况。第一种情况：丹波元胤态度较为圆融，著录了与医学关系不大的《太素脉法》和《玄珠密语》。馆臣认为《太素脉法》"不关治疗"，《玄珠密语》"多涉禨祥"，故将两者均放入术数类。《医籍考》卷二十《诊法四》言："太素脉之术，虽无裨于治法，以其托言于医流，别编为一卷，附于

---

① 郭向东、易雪梅主编，《四库全书研究文集——2005年四库全书研讨会文选》，兰州，敦煌文艺出版社，2006年，第113—120页。
② （日）丹波元胤著，郭秀梅、（日）冈西研吉校译，《医籍考》，北京，学苑出版社，2007年，第6页。

诊法之后。"① 因此,《医籍考》著录了《太素脉法》,援引了相关提要。《医籍考》卷八十《运气》言:"运气之说,出于王冰补《素问》七篇……及宋杨子建、沈存中、刘温舒笃信之,以为表章。然其泛滥不经,与《灵》《素》之旨相乖。《五变篇》虽有'先立其年,以知其时'之语,是则《岁露篇》所谓'三虚三实'之义与'加临胜复'等说不同,乃不唯无裨治术,后世医家,为之眩惑,为害不鲜。先子尝于所著《医賸》极辨其妄,而古人亦有议及之者。今采录其说,以备镜考。"② 因此,《医籍考》也著录了《玄珠密语》,并援引了相关提要。由此可见,丹波元胤虽与馆臣具有相近的学术观点,认为太素脉、运气和医学关系不大,但态度更为圆融,著录了相关典籍。第二种情况:丹波元胤援引非医家类提要以介绍相关作者的仕履情况。如《医籍考》卷六《医经六》著录了薛雪《医经原旨》,载:"《四库全书总目》曰:薛雪,字生白,号一瓢,苏州人。自署曰河东,称郡望也。(《周易粹义》注)"③ 与此相似的还有"《素问逸篇》""《素问悬解》""《释骨》""《家藏方》""《嵩崖尊生书》""《医碥》"6 条。

《医籍考》在援引《总目·医家类》时,虽大都整条引用,但有时也分段引用。因为《总目》单条提要往往涉及多部医籍,而《医籍考》则分别著录。如《医籍考》卷七《医经七》分别著录《黄帝八十一难经》《难经本义》,《医籍考》卷二十六《方论四》中分别著录《注解伤寒论》《伤寒明理论》(《医籍考》著录作"《明理论》"),把原来的单条提要分为 2 条。

《医籍考》共引用多少条《总目·医家类》内容呢?浙本《总目》著录医籍97 种,《医籍考》未著录《急救仙方》《寿亲养老新书》《太医局程文》3 书,更别说援引其提要了。《总目》存目 100 种(含附录的兽医典籍),《医籍考》未著录《扁鹊指归图》《安老怀幼书》《养生类要》《东垣十书》《河间六书》《水牛经》《安骥集》《类方马经》《司牧马经痊骥通玄论》《疗马集》《痊骥集》,也无法援引其提要。《医籍考》虽著录了《万氏家抄济世良方》《鲁府秘方》《证治大还》,但没有援引其提要。也就是说,《总目·医家类》中有 17 种医籍提要未被援引。究

---

① (日)丹波元胤著,郭秀梅、(日)冈西研吉校译,《医籍考》,北京,学苑出版社,2007 年,第 139 页。

② (日)丹波元胤著,郭秀梅、(日)冈西研吉校译,《医籍考》,北京,学苑出版社,2007 年,第 631 页。

③ (日)丹波元胤著,郭秀梅、(日)冈西研吉校译,《医籍考》,北京,学苑出版社,2007 年,第 33 页。

其原因，除了收集材料不全之外，还有可能是对医学的认识不同，如丹波元胤可能认为《寿亲养老新书》《安老怀幼书》《养生类要》等养生类典籍，不属于医学典籍。

如此而言，《医籍考》援引了《总目》医家类提要 183 则，非医家类提要 9 则，共计 192 则；援引了《四库全书简明目录》提要 1 则。郭秀梅《〈医籍考〉辨正〈四库全书总目〉医家类提要考》认为："多纪氏《医籍考》中援引《四库全书提要》（以下简称《四库提要》）者凡一百九十五则。"① 其原因可能在于，郭秀梅除了算上 1 则《四库全书简明目录》提要外，还把分开援引的提要分别计数。不管如何计数，都表明了《医籍考》援引《总目·医家类》内容之多，也表明了《总目》对《医籍考》之影响。

（2）《医籍考》依据《总目》著录了很多医籍。《医籍考》卷二十二《明堂经脉二》载："何氏若愚……《流注指微论》，《四库全书提要》，三卷，未见。"② 这明确表明，《流注指微论》是依据《总目》著录的。除此之外，还有很多医籍也是依据《总目》著录的，如《医籍考》卷四《医经四》载："黄氏元御《素问悬解》，十三卷，未见。"③《医籍考》说未见此书，而辑录的资料又只有《总目·素问悬解》，故只能是依据它著录的。与相类的还有《灵枢悬解》《难经悬解》《长沙药解》《玉楸药解》《大本琼瑶发明神书》《扁鹊神应针灸玉龙经》《伤寒悬解》《伤寒论条辨续注》《伤寒说意》《金匮悬解》《如宜方》《医开》《志斋医论》《上池杂说》《马师津梁》《医鉴》（总目作"《李氏医鉴》"）《医学汇纂指南》《医学求真录总论》《成方切用》《得心录》《四圣心源》《四圣悬枢》《素灵微蕴》《脉因证治》《金鎞秘论》《仁端录》《运气定论》等。另外，一些被标为"未见"的医籍，除了辑录《总目》的相关内容外，还辑录了其他资料，但这些材料有些与著录信息矛盾，如《医籍考》卷十四《本草六》中的"卢氏之颐《本草乘雅半偈》"条辑录了杭世骏《名医卢之颐传》的内容，此传载："历十八年，而《本草乘雅》始出……遭乱后，书籍零散，参、核二种，稍补其残缺。衍、断倍多，不能追忆。遂名《乘雅半偈》，

---

① 郭向东、易雪梅主编，《四库全书研究文集——2005 年四库全书研讨会文选》，兰州，敦煌文艺出版社，2006 年，第 113 页。

② （日）丹波元胤著，郭秀梅、（日）冈西研吉校译，《医籍考》，北京，学苑出版社，2007 年，第 155 页。

③ （日）丹波元胤著，郭秀梅、（日）冈西研吉校译，《医籍考》，北京，学苑出版社，2007 年，第 22 页。

凡十二卷。"实际上《医籍考》著录《本草乘雅半偈》为"卢氏之颐《本草乘雅半偈》，十卷"，与《总目》较为一致。① 还有一些辑录的材料不能提供其著录信息，如《医籍考》卷三十三《方论十一》中的"皇甫氏中《伤寒指掌》"条辑录了徐春甫撰写的皇甫中小传，但此传只言"所著《明医指掌》十卷，有谓审八脉以明八要，可为后学之指南"②，根本没有提他著有《伤寒指掌》的事，故《医籍考》也只能依据《总目》著录该书。与此相类的还有《续名医类案》。总体而言，《医籍考》依据《总目》著录了很多医籍。

（3）丹波元简父子还依据《总目》补充了很多《医籍考》著录的医籍的信息。《医籍考》卷二十一《明堂经脉一》载："亡名氏《针经》，《读书敏求记》《四库全书提要》作'《铜人针灸经》'，一卷（《读书敏求记》《四库全书提要》作'七卷'），存。"③ 这里指出，《医籍考》所著录的"亡名氏《针经》"就是《总目》著录的七卷《铜人针灸经》，且《医籍考》随后还援引了《总目》中的相关提要。另外，郭秀梅整理本《医籍考》把所引《总目》提要分为三段，理解有误。又如《医籍考》卷六十三《方论四十一》载："喻氏昌《寓意草》，六卷（《四库全书提要》作'一卷'），存。"④ 这里补充了《寓意草》的不同版本。除了补充信息外，《医籍考》有时也修正错误。《医籍考》卷五十四《方论三十二》载："周定王橚《普济方》，《明志》，一百六十八卷（旧脱'一百'二字，今据《四库全书提要》补订），未见。"⑤ 这里依据《总目》修正了《普济方》的卷数。

以后的冈西为人《宋以前医籍考》、严世芸《中国医籍通考》均和《医籍考》一样，大量迻录《总目》，并适当进行辨正，不再赘述。

---

① （日）丹波元胤著，郭秀梅、（日）冈西研吉校译，《医籍考》，北京，学苑出版社，2007年，第92、93页。

② （日）丹波元胤著，郭秀梅、（日）冈西研吉校译，《医籍考》，北京，学苑出版社，2007年，第254页。

③ （日）丹波元胤著，郭秀梅、（日）冈西研吉校译，《医籍考》，北京，学苑出版社，2007年，第146页。

④ （日）丹波元胤著，郭秀梅、（日）冈西研吉校译，《医籍考》，北京，学苑出版社，2007年，第493页。

⑤ （日）丹波元胤著，郭秀梅、（日）冈西研吉校译，《医籍考》，北京，学苑出版社，2007年，第416页。

二、传录体

传录体强调著录典籍的作者，对作者立一传记以充当提要。这种提要类型主要出现于魏晋南北朝时期，以南北朝刘宋时王俭编撰的《七志》为代表。清代道光、咸丰年间曹禾的《医学读书志》较多地体现出辑录体的特征。

《医学读书志》采取以书类人的著录方法[①]，以时代为纲，先列医家姓名，再列史志目录、《四库全书》的著录及版本情况，最后列提要。如晋代葛洪为著名医家，著有《肘后方》，《医学读书志》著录为："晋葛氏洪。梁《七录》：《肘后方》二卷。《隋书·经籍志》：《玉函煎方》五卷，《肘后方》六卷。《唐书·艺文志》：《肘后救卒方》六卷。《宋史·艺文志》：《肘后备急百一方》六卷。国朝《四库》：《肘后备急方》八卷。右书六种，去复四种，凡二种。晋句容葛洪撰。洪，字稚川，受业于从祖元之弟子郑隐。元帝为丞相，辟为掾，以平贼功，爵关内侯，迁散骑常侍，领大著作，因年老辞，乞为句漏令，入罗浮山炼丹，年八十一卒。《肘后方》梁仅二卷，隋、唐、宋六卷，类皆后人增入。《金匮药方》十五卷亡。"[②]该提要虽然也描述了葛洪医籍的流传经过，但以葛洪仕履经历为主，表现出鲜明的辑录体特征。

曹禾对《总目》表示了敬意，云："简籍者，所以稽古哲之谋猷，验时髦之学术，历代秘府，皆搜储至富。……我高宗纯皇帝敕缮《四库全书》，颁贮七阁。许士民注册借抄，复命撰《全书提要》，举书之大凡，人之行履，更节为《简明目录》，宣示臣民，俾得周知学术，乐育人材，亘古未有。"[③]《总目》也对《医学读书志》产生了很大的影响，主要表现在两个方面。

第一，《医学读书志》依据《总目》（《医学读书志》称"《四库》"或"《四库》存目"等）著录了49人的94种医籍，列表如下。

黄帝轩辕	《素问王冰注》二十四卷、《灵枢经》十二卷、《甲乙经》八卷
晋葛洪	《肘后备急方》八卷
晋皇甫谧	《甲乙经》八卷（重出）
隋巢元方	《诸病源候论》五十卷

---

①　中国古代书目著录方法有"以人类书"和"以书类人"。郑樵《通志·校雠略·不类书而类人论》提倡"以人类书"。但"以书类人"也有其意义。可参看张晓丽《明清医学专科目录研究》（黄山书社，2011年，第140—143页）。

②　（清）曹禾撰，《医学读书志》，北京，中医古籍出版社，1981年，第34、35页。

③　（清）曹禾撰，《医学读书志》，北京，中医古籍出版社，1981年，第1页。

唐孙思邈	《千金要方》九十三卷
唐王焘	《外台秘要》四十卷
唐王冰	《素问王冰注》二十四卷（重出）
宋王惟德	《铜人针灸经》七卷
宋唐慎微	《证类本草》三十卷
宋韩祗和	《伤寒微旨》二卷
宋庞安时	《伤寒总病论》六卷，附《音训》一卷、《修治药法》一卷
宋成无己	《伤寒论注》十卷，附《明理论》三卷、《论方》一卷
宋陈师文、 裴宗元	《惠民和剂局方》十卷，附《用药指南总论》三卷
宋许叔微	《普济本事方》十卷
宋陈言	《三因极一病证方论》十八卷
宋陈自明	《妇人大全良方》二十四卷
宋张杲	《医说》十卷
宋杨士瀛	《仁斋直指》二十六卷，附《伤寒类书活人总括》七卷
金刘完素	《素问玄机原病式》二卷（《总目》"一卷"）；《宣明论方》十五卷；《伤寒直格方》三卷，附《伤寒标本心法类萃》二卷
金张元素	《病机气宜保命集》三卷
金张从正	《儒门事亲》十五卷
金李杲	《脾胃论》三卷、《兰室秘藏》六卷（《总目》"三卷"）、《内外伤辨惑论》三卷
元王好古	《医垒元戎》十二卷、《此事难知》二卷、《汤液本草》四卷（《总目》"三卷"）
元朱震亨	《金匮钩玄》三卷、《格致余论》一卷、《局方发挥》一卷
元王履	《医经溯洄集》一卷（《总目》"二卷"）
元滑寿	《难经本义》二卷
元齐德之	《外科精义》二卷（《总目》"一卷"）
元危亦林	《世医得效方》二十卷
明徐用诚	《玉机微义》五十卷
明戴原礼	《校正金匮钩玄》三卷、《推求师意》二卷
明虞抟	《医学正宗》八卷
明薛己	《薛氏医案》十六种七十八卷
明李汤卿	《心印绀珠经》二卷
明王肯堂	《证治准绳》一百二十卷
明李时珍	《本草纲目》五十二卷、《脉学》一卷（《总目》"《濒湖脉学》"）、《奇经考》一卷（《总目》"《奇经八脉考》"）
明孙一奎	《赤水玄珠》三十卷、《医旨绪余》二卷、《三吴治验》二卷、《新都治验》二卷、《宜兴治验》二卷（总目将《三吴治验》《新都治验》《宜兴治验》合著录为"《孙氏医案》"）
明张介宾	《类经》三十二卷、《景岳全书》六十四卷
明缪希雍	《先醒斋广笔记》四卷、《本草经疏》（《总目》"《神农本草经疏》"）三十卷

明卢之颐	《本草乘雅半偈》十卷、《痎疟论疏》一卷
明方有执	《伤寒论条辨》八卷，附《本草钞》一卷、《或问》一卷、《痓书》一卷
明李中梓	《删补颐生微论》四卷
国朝喻昌	《尚论篇》八卷；《医门法律》十二卷，附《寓意草》四卷
国朝程林	《圣济总录纂要》二十六卷
国朝张璐	《张氏医通》十六卷；《伤寒缵论》二卷，附《绪论》二卷；《本经逢原》四卷；《诊宗三昧》一卷
国朝陈士铎	《石室秘箓》六卷
国朝叶桂	《临证指南医案》十卷、续一卷（《总目》无"续一卷"）
国朝徐大椿	《兰台轨范》八卷、《神农本草经百种录》一卷、《伤寒类方》二卷、《医学源流论》二卷、《难经经释》二卷、《医贯砭》二卷
国朝黄元御	《素问悬解》十三卷、《灵枢悬解》九卷、《难经悬解》二卷、《伤寒悬解》十五卷、《金匮悬解》二十二卷、《伤寒说意》十一卷、《长沙药解》四卷、《四圣悬枢》四卷、《四圣心源》十卷、《玉楸药解》四卷、《素灵微蕴》四卷

从上表可知，《医学读书志》的著录表现出以下几个特点。①著录有重出现象，如《素问王冰注》和《甲乙经》出现 2 次。这与以书类人的著录体例有关。《黄帝内经》传说为黄帝轩辕氏所著，而《素问王冰注》和《甲乙经》又分别是王冰和皇甫谧所整理，故 2 次出现。②与《总目》相比，两者著录卷数和书名有时并不一致。这是由于迻录错误还是根据自己的藏书修改，限于资料还无法给出确凿的答案。③《医学读书志》并没有著录所有《四库全书》医籍。除了 84 种标明依据《总目》的医籍和 2 种未标明依据《总目》的《医宗金鉴》《伤寒医鉴》及具体提要提到的《四库全书》医籍，如"国朝张氏璐"条提要涉及的张登《伤寒舌鉴》、张倬《伤寒兼证析义》外，仍有一大部分《四库全书》医籍未被著录。这种现象既跟曹禾所储医书有关，也与其学术主张、著录体例有关。曹禾弟子刘汝航跋云："畸庵业师……又悉取所储医书史传，研求大旨，考核行履，为《读书志》九十九篇，一秉虚衷，不淆群议。绝去固执穿凿之弊，非敏捷者不能，愿与真求解者共读而共解之。"[①]"所储医书史传"表明《医学读书志》著录书籍依据的是藏书；"研求大旨"表明《医学读书志》所著录的医籍是经过筛选的；"考核行履"表明无名氏作品无法被著录。④在《医学读书志》著录的《四库全书》医籍中，《总目》存目医籍较少。如 84 种标明依据《总目》的医籍中只有 23 种是《总目》存目医籍。这既证明了曹禾的著录经过了筛选，也证明了《总目》学术观点

---

① （清）曹禾撰，《医学读书志》，北京，中医古籍出版社，1981 年，第 133 页。

对曹禾的影响。

第二，《医学读书志》的提要更深受《总目》影响。有些直接标明，如"宋太祖"等宋代皇帝、"宋韩氏祗和""宋陈氏言""宋杨氏士瀛""明李氏汤卿""国朝喻氏昌""国朝张氏璐""国朝叶氏桂"8条。表述方式不一，想要达到的目的不同。"宋太祖"等宋代皇帝条云："《永乐大典》集绍熙《程文》，凡墨义九道，脉义六道，大义三十七道，论方八道，假令十八道，运气九道。国朝《四库》编为九卷，称其学术通贯，辨析精微。可见，宋代留意医学之盛。"①这既说明了绍熙《程文》的流传情况，又把《四库全书》作为论据。"宋韩氏祗和"条云："国朝《四库》，从《大典》中录出一十五篇，厘为二卷。称其能变通仲圣之旨，以汗、下、温三法，分案时候辰刻，参之脉理病情。'可汗篇'，分阴盛阳虚、阴虚阳盛、阴阳俱盛三门。又以阳黄归之汗温太过，阴黄归之过下亡津，皆研析精微，切中窍要。惟以早下为大戒，并不声明脉症，未免矫率。"②这里既表彰馆臣的辑佚贡献，又引用《总目》论述的《伤寒微旨》的价值。"宋陈氏言"云："《济生方》收存《四库》，外无行本。"③这里阐述了《济生方》的版本情况，从一个方面证明了《四库全书·济生方》的价值。"宋杨氏士瀛"条云："《提要》辨述原委甚悉。"④这是把《总目》作为参考资料。"明李氏汤卿"条云："汤卿，《提要》亦不知何许人。"⑤这是把《总目》作为证据。"国朝喻氏昌"条云："所引宋人刘温舒撰《运气论奥》三卷，见《四库全书总目提要》。"⑥这也是把《总目》作为参考资料。"国朝张氏璐"条云："《千金方衍义》……是书未经进呈，故《四库存目》不载。"⑦这阐述了《千金方衍义》未被《总目》存目的原因。"国朝叶氏桂"条云："《提要》称桂生平无所著作，信矣。"⑧其支持《总目》的观点。这些条提要均提到《总目》《四库全书》等，《医学读书志》受《总目》影响不言而喻。

除了这 7 条，《医学读书志》中还有更多的化用提要、改写《总目》，但没有说明的条目。这类条目中著录《四库全书》医籍的条目有"清高宗""晋皇甫氏

① （清）曹禾撰，《医学读书志》，北京，中医古籍出版社，1981 年，第 18、19 页。
② （清）曹禾撰，《医学读书志》，北京，中医古籍出版社，1981 年，第 60、61 页。
③ （清）曹禾撰，《医学读书志》，北京，中医古籍出版社，1981 年，第 69 页。
④ （清）曹禾撰，《医学读书志》，北京，中医古籍出版社，1981 年，第 71 页。
⑤ （清）曹禾撰，《医学读书志》，北京，中医古籍出版社，1981 年，第 100 页。
⑥ （清）曹禾撰，《医学读书志》，北京，中医古籍出版社，1981 年，第 114 页。
⑦ （清）曹禾撰，《医学读书志》，北京，中医古籍出版社，1981 年，第 117 页。
⑧ （清）曹禾撰，《医学读书志》，北京，中医古籍出版社，1981 年，第 121 页。

谧""隋巢氏元方""唐王氏焘""唐王氏冰""宋王氏惟德""宋唐氏慎微""宋庞氏安时""宋成氏无己""宋陈氏师文、裴氏宗元""宋许氏叔微""宋陈氏自明""宋张氏杲""金刘氏完素""金张氏元素""金张氏从正""金李氏杲""元王氏好古""元朱氏震亨""元王氏履""元滑氏寿""元齐氏德之""元危氏亦林""元马氏宗素""明徐氏用诚""明戴氏原礼""明虞氏抟""明薛氏己""明王氏肯堂""明李氏时珍""明孙氏一奎""明张氏介宾""明缪氏希雍""明卢氏之颐""明吴氏有性""明方氏有执""明李氏中梓""国朝程氏林""国朝陈氏士铎""国朝徐氏大椿""国朝黄氏元御"等条；没有著录《四库全书》医籍的条目有"周秦氏越人""汉先师张子""晋王氏叔和""晋葛氏洪""国朝沈氏金鳌"等条。

有些条目化用提要比较明显，如"宋许氏叔微"条云："右书一种，宋真州许叔微撰。叔微，字知可，或曰扬州人，或曰毗陵人，惟曾敏行与叔微同时，其《独醒杂志》谓为真州人，当不误。绍兴二年进士，官爵未详。曰学士者，乃宋词臣之通称。书旨简雅，多载医案验方，故曰《本事》。明朱国桢《涌幢小品》记叔微所著《翼伤寒论》二卷，《辨论》五卷，《伤寒歌》三卷凡百篇，《治法》八十一篇，《仲景脉法》三十六图。未有传本。"①查《总目·类证普济本事方》云："宋许叔微撰。叔微，字知可，或曰扬州人，或曰毗陵人。惟曾敏行《独醒杂志》作真州人，二人同时，当不误也。绍兴二年进士，医家谓之许学士。宋代词臣率以学士为通称，不知所历何官也。是书载经验诸方，兼记医案，故以'本事'为名。朱国桢《涌幢小品》载'叔微尝获乡荐，春闱不利而归。舟次平望，梦白衣人劝学医，遂得卢、扁之妙。凡有病者，诊候与药，不取其直。晚岁取平生己试之方，并记其事实，以为《本事方》，取《本事诗》之例以名之'云云，即指此书。然考《独醒杂志》，叔微虽有梦见神人事，而学医则在其前，不知国桢何本也。叔微于诊治之术最为精诣，故姚宽《西溪丛语》称'许叔微精于医'，载其'论肺虫上行'一条，以为微论。其书属词简雅，不谐于俗，故明以来不甚传播。此本从宋椠抄出，其中凡'丸'字皆作'圆'，犹是汉张机《伤寒论》《金匮要略》旧例也。国桢又记叔微所著尚有《拟伤寒歌》三卷，凡百篇。又有《治法》八十一篇及《仲景脉法》三十六图、《翼伤寒论》二卷、《辨类》五卷，今皆未见传本，疑其散佚矣。"《医学读书志》完全摘抄《总目·类证普济本事方》。

有些条目在引用《总目》时对其进行了大量改写，几乎将其改得面目全非了。

---

① （清）曹禾撰，《医学读书志》，北京，中医古籍出版社，1981年，第67页。

"明吴氏有性"条云："国朝《四库》：《瘟疫论》二卷、《补遗》一卷。右书一种，明震泽吴有性撰。有性，字又可。是书以四时沴气蕴为瘟疫，病类伤寒而迥异，古未分别，乃著此论。谓邪自口鼻入伏膜原，与伤寒邪从毫窍入者相反。数百瘟疫中，偶或有一伤寒，言殊卤莽灭裂。盖崇祯之世，兵燹频仍，凶荒迭荐，民生流离，死亡载道，其乖戾污秽之气，蒸为瘟疫，病源即属凶残，治法不妨峻厉。有性智不及此，遂因当时治效，辄著《正名》《正误》诸篇，诽议先贤，流毒后世。圣裔孔以立为之注释，亦读书偏信之过耳。"① 查《总目·瘟疫论》云："《瘟疫论》二卷、《补遗》一卷（通行本），明吴有性撰。有性，字又可，震泽人。是书成于崇祯壬午。以四时不正之气发为瘟疫，其病与伤寒相似而迥殊，古书未能分别，乃著论以发明之。大抵谓伤寒自毫窍而入，中于脉络，从表入里，故其传经有六，自阳至阴，以次而深。瘟疫自口鼻而入，伏于膜原，其邪在不表不里之间，其传变有九，或表或里，各自为病。有但表而不里者、有表而再表者、有但里而不表者、有里而再里者、有表里分传者、有表里分传而再分传者、有表胜于里者、有先表而后里者、有先里而后表者，其间有与伤寒相反十一事。又有变证兼证，种种不同。并著论制方，一一辨别。其显然易见者，则脉在不伏不沉之间，中取之乃见。舌必有胎，初则白，甚则黄，太甚则墨而芒刺也。其谓数百瘟疫之中，乃偶有一伤寒，数百伤寒之中，乃偶有一阴证，未免矫枉过甚。然古人以瘟疫为杂证，医书往往附见，不立专门。又或误解《素问》'冬伤于寒，春必病温'之文，妄施治疗。有性因崇祯辛巳南北直隶、山东、浙江大疫，以伤寒法治之不效，乃推究病源，参稽医案，著为此书。瘟疫一证，始有绳墨之可守，亦可谓有功于世矣。其书不甚诠次，似随笔札录而成，今姑存其旧。其下卷'劳复食复'条中载安神养血汤，'小儿时疫'条中载太极丸，并有方而无药。又'疫痢兼证'一条亦有录而无书，故别为《补遗》于末。又《正名》一篇、《伤寒例正误》一篇、《诸家瘟疫正误》一篇，原目不载，盖成书以后所续入。今亦并录为一卷，成完书焉。" 两者观点几乎相反，且在语言上也有很大差异。但两者的提要结构，即论述的顺序，仍然一致。

《医学读书志》以书类人，往往一条提要由《总目》好几条提要改写而成。如"金刘氏完素"条云："金河间刘完素撰。完素，字守真，自号通元处士，大扬医道于大定明昌间。所著《原病式》，举《至真要大论》二百七十七字为纲，

---

① （清）曹禾撰，《医学读书志》，北京，中医古籍出版社，1981 年，第 107、108 页。

反复辨论至二万余言，谓已深探奥妙。《宣明论方》，采《内经》六十一证，分一十七门，撰为主治之方。其性矜伐，工自誉，尊仲圣为亚圣，又以为未备圣人之道，推朱肱为博辨，又以为未知阴阳之理，意欲度越古人。盖当时典籍散亡，医皆市侩，完素一出，士大夫咸翕然从风，因开七百余年偏执寒凉之弊。余书文义浅率，疑多伪托。《病机气宜保命集》，系张元素撰，谬误始末，详元素下。今通行《河间六书》，末附都梁镏洪《伤寒心要》一卷、镇阳常德《伤寒心镜》一卷，《心镜》一名《张子和别集》。考李濂《医史》，张从正草创《儒门事亲》，常仲明又摭其遗法为《治法心要》。德疑即仲明之名。书凡七篇，首论河间双解散及子和增减之法，余亦皆二家之绪论。《心要》凡十八方，并病后四方，敷演河间之说，多掇拾残绪，罕所发明。"①这条提要是参考《总目》中的《素问玄机原病式》《宣明论方》《伤寒直格方》《病机气宜保命集》《伤寒心镜》《伤寒心要》六书的提要，并对其进行改写而成的。

曹禾《医学读书志》的学术主张常常与《总目》的学术主张不同。如曹禾较为尊古，对于金元四大家评价甚低，其弟子刘汝航跋就云："畸庵业师，初习金元刘、张、李、朱，立斋、损庵、东璧之学，久悟其非，乃转求医经、经方、伤寒、本草。"②《总目》较为圆通，对后代医学的评价较为客观。但《医学读书志》仍然处处显示出《总目》的痕迹，这表明了《总目》极大的学术影响力。

三、叙录体

叙录体由刘向创立。他在校订一部书后，总是"条其篇目，撮其旨意"，上奏给皇帝。这些叙录内容丰富，既有校书时发现讹谬的辨析，也有该书内容要旨的概括，还有著者生平行事的叙述。故叙录体后来成为中国目录提要的正统。其代表就是《总目》。中医专科目录中，《珍本医书提要》等均为叙录体。

裘庆元在编《三三医书》《珍本医书集成》《珍本医书集成续编》《皇汉医学丛书续编》等医学丛书时，往往在每种医书的卷首，先列提要一篇。其子裘诗庭将这些提要辑编成《珍本医书提要》一书。需要指出的是，《珍本医书提要》中的提要并不均是裘庆元所撰。如《三三医书》中的部分提要就为沈仲圭所撰。沈

① （清）曹禾撰，《医学读书志》，北京，中医古籍出版社，1981年，第74、75页。
② （清）曹禾撰，《医学读书志》，北京，中医古籍出版社，1981年，第133页。

仲圭《非非室杂录》载："乙丑夏仲，暑假旋杭，访裘君吉生，藉悉大病初愈，不胜操劳，而《三三医书》二集，会将毁板，提要之撰，刻不容缓。因嘱不佞承乏，圭以事属振兴中医，不克以才疏辞，只得勉力从事，晨往夕返，兼旬而完其事。"[①] 但《三三医书》总体由裘庆元负责，故其他人所撰写的提要也代表了裘庆元的思想。

裘庆元（1873—1947），字吉生，近代著名的藏书家，医药学家，刊刻了大量的医学典籍。他曾想刊刻《四库全书·医家类》，并撰写了《〈四库全书·医家类〉例言》，认为："《四库全书》为我国学府宝藏，闻名天下……《四库全书》中医家类，四部旧目与儒家同列，十进新法入于应用技术类，并重在工艺之上。（笔者按，原来断句有问题）所收之书都九十七部一千五百三十七卷皆属切合实用之名贵巨著，且多罕见者，设法流传尤亟于全部他类，姑不待言。无锡丁氏独刊其提要良有以也。"为此，他"对于《四库·医家类》搜集几逾三十年，迄今荷多方相助始得完备"。鉴于"明季《永乐大典》为少副本竟至亡佚，《四库全书》之亟宜流传人尽知之"，他决定刊刻《四库全书·医家类》，并制定了体例，如"本书各部板悉采精善，部部重加校正句读。即由《四库》原本抄录者亦以他书对证，互加雠勘，无鲁鱼亥豕之误；本书各提要均用《四库》原文，惟间有应行补正者附按于原文之后，非敢掠美，聊以详证事实已也，识者谅之"等。[②] 惜因战火未果。但幸运的是，裘吉生刊刻《三三医书》《珍本医书集成》时包含了部分《总目》著录及存目的医籍。《三三医书》包含 4 种，分别是《集验背疽方》《脚气治法总要》《医津筏》《上池杂说》。《珍本医书集成》包含 1 种《总目》存目医籍，即《鲁府禁方》。

裘吉生还曾汇集八十余人，襄助他校勘《四库全书·普济方》，并为此付出了很多心血。他在民国二十六年（1937）撰写的《校勘〈普济方〉跋》中说："（《普济方》）现藏浙江省立图书馆，卷一上下即为文津阁本，以后抄者为文津阁本。是以卷次重复，疑案难明，尤因未曾精校，间多脱行讹字，经八十余人襄助，以二百余日工作，需费三千余金，兼考引用原书百十余种，一一对勘，始得卷次厘正，缺简补录。其间字句之误讹尚不能自信无误，诚如纪氏所谓'转相传写，舛误滋多'。"值得注意的是，裘吉生还在跋语中探讨了《普济方》的卷数问

---

① 王咪咪编纂，《沈仲圭医学论文集》，北京，学苑出版社，2011 年，第 459 页。
② 裘诗庭编，《珍本医书提要》，北京，中医古籍出版社，2010 年，第 239—241 页。

题:"《四库》著录,时采浙江范氏天一阁藏本为一百六十八卷。《文澜阁所存书目》著四百二十六卷。存四册,计旧抄者卷三百十五六一册、卷三百五十一二一册、补抄者卷一上下各一册,卷端失录提要。又云《简明目》作'四百二十六卷',《总目》作'一百六十八卷'。阁抄虽不完全而卷三百十五六、卷三百五十一二具在。疑据《简明目录》作'四百二十六卷'。查市刻巾箱本《四库简明目录》亦作'一百六十八卷'。惟由文澜阁续向文津阁补抄完全移藏浙江省立图书馆实为四百二十六卷。然《总目》仍作'一百六十八卷',提要仍未录补,方论门类亦多出入,并发见重复者多卷。经详加董理,知范氏本原为一百六十八卷。《四库》七阁中文渊阁著录最早,即为范氏本。无锡丁氏刊行《四库提要》,医家类系据文渊阁目亦为一百六十八卷可征。其余文津阁等皆为四百二十六卷,大抵系抄胥所分析。"①裘庆元所述有误。查文渊阁《四库全书》中的《普济方》亦为四百二十六卷,武英殿本《总目》著录《普济方》卷数亦是。只不过后来版本据"《明史·艺文志》作'六十八卷',与此不合"及天一阁藏本原貌加以修改而已。

可以说,裘吉生一直关注《四库全书》,他人生的一半时间都在搜集、整理《四库全书·医家类》,故其编书深受《四库全书》影响。书前先列提要就是证明之一。

其所列的这些提要均能体现出《总目》的痕迹。其中最明显的是,提要均标明医籍提供者。为了鼓励藏书家献书,乾隆皇帝特发布圣谕:"今进到之书,于纂辑后仍须发还本家。而所撰《总目》,若不载明系何人所藏,则阅者不能知其书所自来,亦无以彰家珍弆资益之善。著通查各省进到之书,其一人而收藏百种以上者,可称为藏书之家,即应将其姓名附载于各书提要末。"(《总目·圣谕·乾隆三十九年七月二十五日奉谕旨》)按照乾隆的指示,《总目》明确记载了何书是何人所献、所藏,如"《灵枢经》十二卷,大理寺卿陆锡熊家藏本"等。裘吉生在编纂《三三医书》等医学丛书时,也学习了这种方法,在提要中注明医籍来源,以激励献书者。《三三医书·千里医案·提要》云:"前年社友凌君永言,曾亦录惠一本,并附跋语,因循不刊,深负热忱。今因本集编辑之初,社友姚光祖君又以同书见惠,且加以校评者,遂用姚本付刊,并将凌跋附之,以志二君共抱阐扬先贤幽光之志也。"②《三三医书·琉球问答奇病论·提要》云:"本社在绍时刊行《国医百家丛书》中有《琉球百问》,即先生答琉球国弟子之所问。稿为常熟社友

①　裘诗庭编著,《近代名医裘吉生医文集》,北京,人民卫生出版社,2006年,第31、32页。
②　裘诗庭编,《珍本医书提要》,北京,中医古籍出版社,2010年,第49页。

张汝伟君录寄。书既流行，福建黄良安社友将尚有先生遗著《答琉球弟子奇病论》稿一卷，亦即邮社付刊。善与人同，当为二社友颂焉。"①这个行为极大地激励了献书人。章洪均《重楼玉钥续编序》言："前经手抄，副本寄呈先生，肯与审定印入《三三医书》，旋蒙来札惠允，且不弃荒陋，赠阅报以订交并弁言之。是嘱爱乐遵命，叙其缘起与所关系者若此，芜芜笔秃，冗复无当，虽忝有附骥之荣，其难免著粪之诮也夫？"②这也极大地提高了献书人的积极性。《三三医书》《珍本医书集成》提要处处皆有献书人的记载。如《三三医书·喉科秘诀·提要》云："为大浦社友何约明寄自槟榔屿者。"《三三医书·痧科全书·提要》云："同社上虞俞鉴泉君邮寄。"《三三医书·重订时行伏阴刍言·提要》云："为当阳社友李君贡三之寄稿。"《三三医书·咳论经旨·提要》云："清湖州凌嘉六先生遗稿也，为其哲嗣永言社友惠寄。"《珍本医书集成·孙真人海上方·提要》云："此本为沈仲圭先生录寄三三医社。"《珍本医书集成·履霜集·提要》云："无锡周小农名医得之，录寄三三医社。"③

　　《三三医书》提要中还有受《总目》影响的具体痕迹。《三三医书·集验背疽方·提要》云："凡国医学专科之书，恒多实地经验之法，此不特业中医之人士同欲搜求，即近时治西医之学者亟想收觅也。本书为宋李嗣立先生撰，虽《四库》收之而未得见其书也。至成书之原委及内容之价值，已详《四库提要》中。读过《四库提要》者，无不急谋先睹之为快。本社裘吉生君抄藏多年，视为珍本，今亦公诸同好，想不特吾医家之欢迎，凡好古金石家亦欲备以为考据焉。"④在这篇提要中，"《四库提要》"（即《总目》）是最重要的关键词，也是最重要的参考资料。"《脚气治法总要》"条更是直接引用《总目》，云："纪晓岚先生叙本书提要：臣等谨按，《脚气治法总要》，宋董汲撰。汲所著《旅舍备要》已从《永乐大典》裒辑成书，别著于录。此书则专治脚气方法，取所试用已效者辑而传之。《宋史·艺文志》、陈振孙《书录解题》载有一卷。其本久佚，今亦惟散见《永乐大典》各部中。分条排比，尚多完善，谨以类相次，厘为二卷云。据此，则本书之宝贵已无疑义。裘君吉生特将抄藏本刊行于世，以公考古家。"⑤只不过这个引用是师

---

①　裘诗庭编，《珍本医书提要》，北京，中医古籍出版社，2010年，第63页。
②　裘庆元辑，《三三医书》（第三集），北京，中国中医药出版社，2012年，第762页。
③　裘诗庭编，《珍本医书提要》，北京，中医古籍出版社，2010年，第34、35、37、108、120页。
④　裘诗庭编，《珍本医书提要》，北京，中医古籍出版社，2010年，第58页。
⑤　裘诗庭编，《珍本医书提要》，北京，中医古籍出版社，2010年，第57页。

其意而不是师其辞。《集验背疽方》和《脚气治法总要》均为《四库全书》医籍，与《总目》存在着天然联系。即使对于那些非《四库全书》医籍，《总目》也往往是裘庆元论述相关问题的重要凭据之一。《伤寒论读》提要云："《中国医学大辞典》曰：沈文彭，字尧封，清嘉善人。著《医经读》《伤寒论读》《女科切要》。先生医理幽邃，立说精凿，凡读过《女科切要》者，莫不钦折而欲得其全集。无如沈氏之书，除女科外，其他二种不但坊间未见，即《四库提要》《医学大辞典》亦未载及，可知二书之向未雕板矣。"①由此可见一斑。

第二节　中医医史文献

　　除了中医专科目录，其他的中医医史文献研究也深受《总目》影响。光绪年间，郑文焯曾撰有《医故》一书。该书"穷方术之源流，别古籍之真伪"被铁樵函授中医学校作为《医学史讲义》的上编。郑文焯的《医故》共有"原医""本草""《素问》《灵枢》"等27个条目，其中"本草""《素问》《灵枢》"等10个条目不同程度上参考了《总目》。②随后，中医医史文献研究大量参考《总目》。这里仅以《中国医学大辞典》《中国医学源流论》两部著作为例阐述之。

一、《中国医学大辞典》

　　该书由谢观主持编纂，是我国第一部辞典类大型医学工具书。谢观弟子陈存仁在《谢利恒师情回忆》中评价此书道："凡三百二十万言，国医应用之典实，罔不罗载。考讹纠谬，详予博究。而编辑之法，纯得科学条理。千帙盈缩，简约易览。是以医药同人，金视为枕中之秘。出版迄今，凡三十二版，行销册数，约数十万部。"③《谢利恒师情回忆》写于1951年。半个世纪过去了，《中国医学大辞典》多次再版，现在仍为大学教科书中大力推荐的工具书。严季澜、张如青《中

---

①　裘诗庭编，《珍本医书提要》，北京，中医古籍出版社，2010年，第78页。
②　具体见张如青、黄瑛主编，《近代国医名家珍藏传薪讲稿：医史类》（上海科学技术出版社，2013年）。
③　陈存仁著，《银元时代生活史》，桂林，广西师范大学出版社，2007年，第322页。

医文献学》言："谢观先生在'举要删繁，莫如辞典'的思想指导下，动员上海中医专门学校师生，历六七年之久，编纂完成《中国医学大辞典》。此为近现代中医辞典类工具书的奠基之作，其后又有陈存仁等编纂的《中国药学大辞典》等，这些工具书的编纂为中医药学术水平的提高及后人学习中医药学提供了极大的帮助。"①

谢观编纂《中国医学大辞典》的缘由之一就在于当时所存古代医籍的复杂性：既非常丰富，又参差不齐。他在《序言》中说："特是古今医籍，汗牛充栋，或奥质而难明，或讹夺而莫正。又论或囿于一地，识遂陷于一偏，或意求浩博，失之驳杂而不纯；或思惊虚玄，遂至茫昧而难解。又或持同异之论，非两造具备，则是非不明，或以羽翼为心，非后海先河，则源流或昧。兼览若涉大海，茫无津涯，偏主则墨守一家，诒讥姝暖。此承学虽多，通才卒少，而医不昌之大原也。"②对历代医籍特别是中药医籍进行梳理的《总目》很自然地就进入了谢观的视野中。谢观在《凡例》中言："《四库》著录之医籍，不过百余种，本书搜罗旧籍，旁及朝鲜人、日本人之著作，为提要二千余种，藉为考订古今医籍之阶梯。"③这表明了《中国医学大辞典》是对"《四库》"（实际上是《总目》）的承袭。

具体而言，《总目》对《中国医学大辞典》的影响主要表现在以下几个方面。

（一）有二百多部书籍条目的内容抄自《总目》

谢观言："《四库》著录之医籍，不过百余种。"这种说法不错。但《总目》除了有著录医籍，还有存目医籍，且很多书后还附录书，如《医门法律》后附《寓意草》等，故《总目》涉及的医籍远多于百余种。馆臣共为二百多部医籍撰写了提要，并将其保存在《总目》内。除了《医贯砭》等极个别的书的提要外，其他几乎都被《中国医学大辞典》抄录。在抄录时，《中国医学大辞典》采取了以下几种处理措施。

1. 只是删除了《总目》对作者生平的论述，其他完全相同

《总目》强调知人论世，故"每书先列作者之爵里"（《中国医学大辞典·凡例》），简单介绍作者的籍贯、履历、性情、气节、交友、师承、学术渊源、著述

---

①　严季澜、张如青主编，《中医文献学》，北京，中国中医药出版社，2011 年，第 16 页。
②　谢观著，赖鸿铭主校，《中国医学大辞典》，天津，天津科学技术出版社，2007 年，序第 1 页。
③　谢观著，赖鸿铭主校，《中国医学大辞典》，天津，天津科学技术出版社，2007 年，凡例第 3 页。

等。《中国医学大辞典》除了有书籍条目外，还有专门的作者条目，故在书籍条目中删除了这部分内容。现以《三因极一病证方论》举例说明。《总目》曰："宋陈言撰。言，字无择，莆田人。是书分别三因……一曰外因，为六淫，起自经络，舍于脏腑；……不及核其时代也。"《中国医学大辞典》曰："宋陈言撰。分别三因……一曰外因，为六淫，起于经络，舍于脏腑；……不及核其时代也。"①两相比较，除了《中国医学大辞典》没有著者陈言的介绍外，两者几乎完全相同。"起自经络"和"起于经络"的一字之差，应该视为抄录过程中出现的笔误。

著录医籍如此，存目医籍亦然。现以《万氏家抄济世良方》为例来说明。《总目》言："明万表编，其孙邦孚增辑。表有《海寇议》，已著录。邦孚，字汝永，官都督佥事。是编原本抄集古方，分门别类，凡五卷。邦孚又益以经验诸方及脉诀药性……则语怪而不可训矣。"《中国医学大辞典》言："明万表编，其孙邦孚增辑。原本抄集古方，分门别类，凡五卷。邦孚又益以经验诸方及脉诀药性……则语怪而不可训矣。"②两相比较，也是除了《中国医学大辞典》删除作者的简介之外，两者其他部分相同。

2. 除删除了作者简介外，还做了字句的调整

有些条目调整得比较成功，如"《大本琼瑶发明神书》"条。《总目》言："旧本题'赐太师刘真人撰'，不著其名。前有崇宁元年序，则当为宋徽宗时人，然序称：许昌滑君伯仁尝看经络专专（案，'专专'二字疑误，姑仍原本录之），手足三阴、三阳及任督也，观其图彰训释（案，'图彰'二字未详，今亦姑仍旧本），纲举目张云云。伯仁，滑寿字也，元人入明，《明史》载之《方技传》。崇宁中人何自见之？其伪可知矣。书中所言皆针灸之法及方药，盖庸妄者所托名也。"《中国医学大辞典》言："旧本题'赐太师刘真人撰'，不著其名。书中所言皆针灸之法及方药，而序中又称'许昌滑君伯仁'云云。伯仁，滑寿字，乃元人入明者也，则其伪可知矣。"此条不是逐句逐字抄录《总目》，而是在不影响内容主旨的情况下对《总目》的部分字句做了调整。应该说，相对于《总目》的冗赘，《中国医学大辞典》的调整相当成功。

但有些条目的调整则不是特别成功，如"《上池杂说》"条。《总目》言："明冯时可撰。时可有《左氏释》，已著录。此乃其杂论医学之书。大意主于温补，

---

① 谢观著，赖鸿铭主校，《中国医学大辞典》，天津，天津科学技术出版社，2007年，第45、46页。

② 谢观著，赖鸿铭主校，《中国医学大辞典》，天津，天津科学技术出版社，2007年，第83、84页。

伸东垣而抑丹溪，亦偏于一隅之见者也。"《中国医学大辞典》言："明冯时可撰。杂论医学，大意主于温补，伸东垣而抑丹溪。"两相比较，《中国医学大辞典》删除了"亦偏于一隅之见者也"。这句话对客观认识《上池杂说》这篇医籍具有重要意义，《中国医学大辞典》将其完全删除不是特别妥当。

3. 在抄录《永乐大典》本医籍条目时阐述了馆臣的贡献

《中国医学大辞典》在抄录《总目》大部分条目时没有注明出处，但在抄录《永乐大典》本医籍条目时阐述了馆臣的贡献，如"《卫济宝书》"条。《总目》言："旧本题'东轩居士撰'，不著名氏。陈振孙《书录解题》、《宋史·艺文志》皆列其目为一卷，久无传本。惟《永乐大典》内尚有其文并原序一篇……谨因其旧文，掇拾排比，析为上下二卷，著之于录，以备医家之一种。其乳痈、软疖二门，则别系之卷末，俾各从其类焉。"《中国医学大辞典》言："旧本题'东轩居士撰'，不著名氏。陈振孙《书录解题》、《宋史·艺文志》皆列其目为一卷。世间久无传本，惟《永乐大典》内尚有其文并原序一篇……清修四库书时，因其旧文，掇拾排比，析为二卷。其乳痈、软疖二门，则别系之卷末焉。"[①] "清修四库书时，因其旧文，掇拾排比，析为二卷"表明了馆臣的贡献。

4. 分列《总目》一个条目中的多部医籍，并抄录相关内容

《总目》一个条目往往涉及几部医籍，《中国医学大辞典》则往往设置多个条目，抄录各自相关的部分。《总目》一个条目涉及几部医籍的情况分为以下几种。

第一种情况是，当一个医籍涉及另一部医籍时，馆臣将其放在一起阐述，如"《千金要方》"条提要融合了《千金翼方》："《千金要方》九十三卷，两淮马裕家藏本，唐孙思邈撰。……思邈尝谓：人命至重，贵于千金。一方济之，德逾于此。故所著方书以'千金'名。凡诊治之诀、针灸之法，以至导引养生之术，无不周悉。犹虑有缺遗，更撰《翼方》辅之。考晁、陈诸家著录，载《千金方》《千金翼方》各三十卷。钱曾《读书敏求记》所载，卷数亦同。又谓宋仁宗命高保衡、林亿等校正刊行，后列《禁经》二卷。合二书计之，止六十二卷。此本增多三十一卷，疑后人并为一书，而离析其卷帙。叶梦得《避暑录话》称：思邈作《千金前方》时已百余岁，妙尽古今方书之要。独伤寒未之尽，似未尽通仲景之言，故不敢深论。后三十年（案，百余岁及后三十年之说，皆因仍旧误，今姑仍原本录之），作《千金翼》，论伤寒者居半，盖始得之。其用志精审不苟如此云云。则二书本相因而作，亦相

---

① 谢观著，赖鸿铭主校，《中国医学大辞典》，天津，天津科学技术出版社，2007年，第108页。

济为用，合之亦未害宏旨也。《太平广记》载，思邈曾救昆明池龙，得龙宫仙方三十首，散入《千金方》各卷之中。盖小说家附会之谈，固无足深辨焉。"《中国医学大辞典》分"《千金要方》"和"《千金翼方》"两个条目阐述，将《总目》对两者的阐述分别抄录。"《千金要方》"条抄录："《千金要方》九十三卷，唐孙思邈撰。思邈尝谓：人命至重，贵于千金。一方济之，德逾于此。故所著方书以'千金'名。凡诊治之诀、针灸之法，以至导引养生之术，无不周悉。犹虑有缺遗，更撰《翼方》辅之。考晁、陈诸家著录，载《千金方》《千金翼方》各三十卷。钱曾《读书敏求记》所载，卷数亦同。又谓宋仁宗命高保衡、林亿等校正刊行，后列《禁经》二卷。合二书计之，止六十二卷。此本增多三十一卷，疑后人并为一书，而离析其卷帙。叶梦得《避暑录话》称：思邈作《千金前方》时已百余岁，妙尽古今方书之要。独伤寒未之及，似未通仲景之言，故不敢深论。后三十年，作《千金翼》，论伤寒者居半，盖始得之。其用志精审不苟如此云云。则二书本相因而作，合之亦未害宏旨也。""《千金翼方》"条抄录："《千金翼方》三十卷，唐孙思邈撰。思邈作《千金要方》后三十年，又仿《易经十翼》之例，作《千金翼方》三十卷以辅之，其中论伤寒者居半，已见'《千金要方》'条。《太平广记》载，思邈曾救昆明池龙，得龙宫仙方三十首，散入此书各卷之中。盖小说附会之谈，未足置辨。"

第二种情况是，一部医籍后附录了另一部医籍，馆臣就把两书的提要融合在一起。如《医门法律》后附了《寓意草》，两者的提要就被融合在一起了。《总目》言："《医门法律》十二卷附《寓意草》四卷，江西巡抚采进本，国朝喻昌撰。昌既著《尚论篇》……深得利人之术者矣。后附《寓意草》四卷，皆其所治医案。首冠论二篇，一曰《先议病后用药》，一曰《与门人定议病证》……亦极有发明，足资开悟焉。"《中国医学大辞典》分为"《医门法律》"和"《寓意草》"两个条目，并分别抄录《总目·医门法律》中的相关内容。"《医门法律》"条抄录："《医门法律》十二卷（一作'六卷'），清喻昌撰。昌既著《尚论篇》……深得利人之术者矣。""《寓意草》"条抄录："《寓意草》四卷，清喻昌撰。首冠二篇，一曰《先议病后用药》，一曰《与门人定议病证》……发明极多，足资开悟。"[①]

第三种情况是，一部医籍本身包括几部分，每部分又能独立成书。如《孙氏

---

① 谢观著，赖鸿铭主校，《中国医学大辞典》，天津，天津科学技术出版社，2007年，第685、1341页。

医案》由《三吴治验》《新都治验》《宜兴治验》三部分组成。《总目》统一论述,《中国医学大辞典》分几个条目阐述。《总目》言:"《孙氏医案》五卷,浙江巡抚采进本,明孙泰来、孙明来同编。二人皆休宁孙一奎之子。是编即所辑一奎《医案》也。凡《三吴治验》二卷、《新都治验》二卷、《宜兴治验》一卷。不分证而分地,盖以治之先后为次……盖大意主于标榜医名,而不主于发挥医理也。"《中国医学大辞典》分4个条目抄录《总目·孙氏医案》。"《孙氏医案》"条抄录:"《孙氏医案》五卷,明孙泰来、孙明来同编。二人皆孙一奎之子。是编即所辑一奎《医案》也。凡《三吴治验》二卷、《新都治验》二卷、《宜兴治验》一卷。不分证而分地,盖以治之先后为次…………盖主于标榜医名,而不主于发挥医理也。""《三吴治验》"条载:"《三吴治验》,《孙氏医案》之一。""《新都治验》"条载:"《新都治验》,《孙氏医案》之一。""《宜兴治验》"条载:"《宜兴治验》,《孙氏医案》之一。"[①]"《孙氏医案》"条抄录《总目·孙氏医案》原文,而"《三吴治验》""《新都治验》""《宜兴治验》"条的内容据《总目·孙氏医案》提炼而成。

有时候,分条抄录略显烦琐,《中国医学大辞典》就采用参见法。如在《总目》中,《奇疾方》附在《卫生十全方》之后。《中国医学大辞典》"《奇疾方》"条云:"详'《卫生十全方》'条。"[②]

5. 部分条目补正了《总目》

《中国医学大辞典》中部分条目补正了《总目》,如"《神农本草经疏》"条。《总目·神农本草经疏》言:"《明史·方技传》载'希雍尝谓《本草》出于神农……第《本草单方》一书行于世',而不及此书,未审即是书否也。"《中国医学大辞典》修正为:"《明史·方技传》'希雍尝谓《本草》出于神农……第《本草单方》一书行于世'云,剖析经纬,当即指此书而言。云《本草单方》者,误也。"[③]又如"《素问》"条。《总目·黄帝素问》云:"《黄帝素问》……其《刺法论》《本病论》则冰本亦阙,不能复补矣。"《中国医学大辞典》补正了其部分内容:"《素问》……其《刺法论》《本病论》则冰本亦阙,不能复补。宋林亿等校正此书,始有《素问》亡篇之说,至宋嘉祐本,遂以朝散郎太医学司业刘温舒原本之《刺法论》《本病论》两篇,附刊于王本《素问》之后,称为《素问遗篇》,流传

---

① 谢观著,赖鸿铭主校,《中国医学大辞典》,天津,天津科学技术出版社,2007年,第578、47、1454、775页。

② 谢观著,赖鸿铭主校,《中国医学大辞典》,天津,天津科学技术出版社,2007年,第816页。

③ 谢观著,赖鸿铭主校,《中国医学大辞典》,天津,天津科学技术出版社,2007年,第938页。

至今，遂为定本。"① 这些都是在抄录时直接补正的。"《铜人针灸经》"条却是没有抄录《总目·铜人针灸经》而直接修正的。《中国医学大辞典》云："《铜人针灸经》七卷，不著撰人名氏。《四库提要》疑为王惟德《铜人腧穴针灸经》，误，详见《当归草堂》刊本冯一梅跋语。"② 但在随后的"《铜人腧穴针灸图经》"条，《中国医学大辞典》则抄录了《总目·铜人针灸经》，并言："《四库提要》谓此书已佚，疑平阳府所刻《铜人针灸经》即天圣旧本，而后人析为七卷，实则此书固未尝佚，其师承与七卷本亦各不同，详见《当归草堂·铜人针灸经》跋语。"②

总之，对于《总目》所论述到的医籍，不管是直接论述，还是捎带论述，《中国医学大辞典》大都进行了抄录，且在抄录过程中，有些改动较大，有些改动较小。值得注意的是，有些改动修正了《总目》的谬误，这值得赞赏。

（二）很多作者条目的内容来自《总目》

《中国医学大辞典》在医籍条目中删除《总目》中的作者简介，而在作者条目中则利用这些内容。如《中国医学大辞典》在"《万氏家抄济世良方》"条删除了万邦孚的简介，而在"万邦孚"条则加以利用，云："万邦孚，字汝永，表之孙，官都督佥事，增辑《万氏家抄济世良方》。"③ 诸如此类的还有很多，如"齐德之"条。《总目·外科精义》云："《外科精义》二卷……元齐德之撰。德之，始末未详。惟其结衔称医学博士，充御药院外科太医"。《中国医学大辞典》"齐德之"条云："齐德之，元人，任医学博士，充御药院外科太医，著有《外科精义》二卷。"④ 有些条目的内容从表面看来不是抄自《总目》，实际上是化自《总目》，如《中国医学大辞典》"孙明来"条和"孙泰来"条。孙明来和孙泰来是上文所述的《孙氏医案》的编者。《中国医学大辞典》"孙明来"条云："孙明来，详'孙泰来'条。"《中国医学大辞典》"孙泰来"条云："孙泰来，一奎子，与弟明来同辑《孙氏医案》五卷。"⑤

不过，《中国医学大辞典》在抄录过程中，有时候会漏掉很重要的信息，如关于《神应经》编著者陈会和刘瑾的信息。《总目·神应经》云："《神应经》一

---

① 谢观著，赖鸿铭主校，《中国医学大辞典》，天津，天津科学技术出版社，2007年，第1111页。
② 谢观著，赖鸿铭主校，《中国医学大辞典》，天津，天津科学技术出版社，2007年，第1291页。
③ 谢观著，赖鸿铭主校，《中国医学大辞典》，天津，天津科学技术出版社，2007年，第84页。
④ 谢观著，赖鸿铭主校，《中国医学大辞典》，天津，天津科学技术出版社，2007年，第459页。
⑤ 谢观著，赖鸿铭主校，《中国医学大辞典》，天津，天津科学技术出版社，2007年，第578页。

卷……明陈会撰，刘瑾补辑。会，字善同，称宏纲先生。瑾，字永怀，号恒庵。均不知何许人。"《中国医学大辞典》"刘瑾"条云："刘瑾，字永怀，号恒庵，不知何许人。与陈会同辑《神应经》。"《中国医学大辞典》"陈会"条云："陈会，字善同，号宏纲，不知何许人。著《神应经》一卷。"①《中国医学大辞典》虽然连"不知何许人"都进行了抄录，却遗漏了他们是明代人的重要信息。

《总目》关注医籍，只是出自知人论世的需要，对作者进行了简单介绍，很多时候并没有其他资料记载得那么详细。这也导致《中国医学大辞典》中作者条目的很多内容不是抄自《总目》而是抄自其他资料。这与医籍条目的内容多抄自《总目》稍有不同。

（三）对很多医籍的评价深受《总目》影响

《总目》所阐述的学术理念有时也会对《中国医学大辞典》产生影响。如《总目》反对导引。谢观本人究心于道家，其弟子陈存仁就言"据谢师自言，专心于黄老之学，晚年拜一道家为师，参究内功，冀跻寿域"。②谢观更著有养生类著作《气功养生要诀》，其弟子张赞臣序曰："本编所采集养生要法三种。首为先钟英太夫子旧藏前贤手抄本《内外功节要》一卷，惜已佚其名氏，曾经澄斋师加以校订。此为先师手纂《服气养生辑要》一篇。又次为澄斋师晚年修持之《导引摄生五大健康法》……以上三篇于气功学说之阐述，修持之功能，说理简明易行而不涉玄奥，实为学习气功之传灯。"③但《中国医学大辞典》对导引类著作评价并不高，如"《三指禅》三卷，清周学霆撰……惟学霆好导引，故书中时杂道家之说。"④这可能是受到《总目》的影响。又如《总目》反对种子法。《中国医学大辞典》亦是如此，如"《万选良方》二卷，清余懋撰。其方选择颇精，附论种子之诞妄，稀痘不如种痘等，尤有见地"。⑤

总之，《中国医学大辞典》的很多条目参考了《总目》，值得学术界进一步讨论。

---

① 谢观著，赖鸿铭主校，《中国医学大辞典》，天津，天津科学技术出版社，2007年，第460、747页。
② 陈存仁著，《银元时代生活史》，桂林，广西师范大学出版社，2007年，第328页。
③ 严世芸主编，《中国医籍通考》（第四卷），上海，上海中医学院出版社，1993年，第5925页。
④ 谢观著，赖鸿铭主校，《中国医学大辞典》，天津，天津科学技术出版社，2007年，第49页。
⑤ 谢观著，赖鸿铭主校，《中国医学大辞典》，天津，天津科学技术出版社，2007年，第88页。

二、《中国医学源流论》

一般认为该书是谢观所著。1936 年，上海澄斋医社出版铅印本。学术界也有人认为，该书是吕思勉所著。① 这部医史名作以博大恢宏的气象、高屋建瓴的眼光，对中国医学史上的主要典籍、学派以及中医发展的规律和特点做了颇为全面的梳理和总结。秦伯未在《中国医学源流论序言》中评说是书为"海内医家，叹为绝作"。② 该书成功的原因则在于积极汲取了《总目》的营养，并修正了其中的错误。

（1）《中国医学源流论》一书虽然不足八万字，却有 18 次提到《总目》。细而析之，共有以下几种情况。

首先，借鉴《总目》的研究结论，把它作为研究论述的主要依据。如《中国医学源流论·隋唐间医籍》言："《病源》六十七门，千七百廿篇，为古代医论之渊薮，其书为隋时诸医奉敕所撰，而巢元方总其成。见《四库提要》。"③ 又如《中国医学源流论·清代学派》言："浩瀚精博者，当推王肯堂。所著《六科准绳》一百二十卷，集历代医说，为后学津梁，采摭繁富，条理分明，《四库提要》称其博而不杂，与时珍《纲目》为吾国医药两大渊薮。"④

其次，肯定《四库全书》馆臣在文献整理上的贡献。如《中国医学源流论·宋明间医方》言："其私家所辑，传于今者，则有王衮之《博济方》五卷（此书传本久佚，清开《四库》馆时，从《永乐大典》中辑出，其中方药多为他书所未载）……王贶《全生指迷方》四卷（《宋·艺文志》作'三卷'，久佚，清《四库》馆从《大典》中辑出，改为四卷）……夏德《卫生十全方》三卷、《奇疾方》一卷（清《四库》馆从《大典》辑出）……严用和《济生方》八卷（清《四库》馆从《大典》辑出）……有萨理弥实《瑞竹堂经验方》五卷（《四库》馆从《大典》辑出）。"⑤《中国医学源流论·脚气病》言："专书存者，惟宋董及之之《脚气治要》（《宋史·艺文志》一卷，《四库》从《大典》辑出，分为二卷）。"值得注意的是，《卫生十全方》《奇疾方》"传于今"的论断有误，这是受到《总目》误导的缘故。

再次，对《总目》的观点进行了解释。《总目》有"儒之门户分于宋，医之

---

① 祖述宪，《〈中国医学源流论〉真正的著者是谁》，《中华读书报》，2013 年 03 月 20 日，13 版。

② 谢观著，余永燕点校，《中国医学源流论》，福州，福建科学技术出版社，2003 年，第 7 页。

③ 谢观著，余永燕点校，《中国医学源流论》，福州，福建科学技术出版社，2003 年，第 31 页。

④ 谢观著，余永燕点校，《中国医学源流论》，福州，福建科学技术出版社，2003 年，第 74 页。

⑤ 谢观著，余永燕点校，《中国医学源流论》，福州，福建科学技术出版社，2003 年，第 34、35 页。

门户分于金元"的著名断语。但为什么"儒之门户分于宋"而"医之门户分于金元"呢？《中国医学源流论·医家考订学》言："予尝谓自宋以后，医之为业，既移于士大夫，故其风气，亦恒视儒学为转移，而其变迁，又必视儒学为少后，儒之门户分于宋，医之门户分于金元（《四库·医家类·总叙》语），职是故也。"①即其原因有三：一是，宋代之后，医学从业人员是儒医；二是，儒医深受儒家思想的影响；三是，产生影响必定有段过程，一开始儒学对医学的影响不太明显，但随着时间的推移其影响也慢慢变得显著。《中国医学源流论·医学变迁》也有阐述："北宋以后，新说渐兴（《四库提要》云：儒家之门户分于宋，医家之门户分于金元。此以其显著者言也，实则其机亦肇自北宋。见后），至金元而大盛，张、刘、朱、李之各创一说，竟排古方，如儒家之有程、朱、陆、王，异于汉而又自相歧也。"②也就是说，北宋时期儒学纷争的情况已经影响到医学，只不过到金元其影响更加显著而已。

最后，补正《总目》的某些不足。《中国医学源流论》有时会指出《总目》著录典籍版本不佳，《中国医学源流论·〈神农本草经〉考证》指出："《证类本草》清代所传，凡有二本：一为明万历丁丑翻刻元大德壬寅宗文书院本，前有大观二年仁和县尉艾晟序，《书录解题》称为《大观本草》盖因此；一为成化戊子翻刻金泰和甲子晦明轩本，前有政和六年提举医学曹孝忠序，故此本亦称《政和本草》。二本相较，大观本朱书墨盖，较为分明，而《四库》转以政和本著录，非知言也。厥后孙星衍及从子冯翼（字凤卿）校辑《神农本草经》，所据者即大观本之墨白文也。"③《中国医学源流论·金匮学》指出："《金匮》一书，治者远较《伤寒》为少，宋元人皆无注释，明初赵以德乃有《衍义》之作，其书传本甚少，故《四库》著录，惟得徐忠可所注。然徐书实敷衍无精义，不及赵书之尚有发明。"④《中国医学源流论》有时会指出《四库全书》漏收某些重要典籍。《中国医学源流论·古代脉经》指出："古代脉学蒐辑之功，首推王叔和《脉经》一书……清《四库》未著录。"⑤《中国医学源流论·隋唐间医籍》指出："《千金宝要》十七卷，附论及《千金须知》，为十八卷，宋宣和中郭学士思删节《千金方》，而作刻石华州公署……清《四库》

① 谢观著，余永燕点校，《中国医学源流论》，福州，福建科学技术出版社，2003年，第107页。
② 谢观著，余永燕点校，《中国医学源流论》，福州，福建科学技术出版社，2003年，第13页。
③ 谢观著，余永燕点校，《中国医学源流论》，福州，福建科学技术出版社，2003年，第22、23页。
④ 谢观著，余永燕点校，《中国医学源流论》，福州，福建科学技术出版社，2003年，第60页。
⑤ 谢观著，余永燕点校，《中国医学源流论》，福州，福建科学技术出版社，2003年，第28、29页。

未著录。"①《中国医学源流论》有时会指出馆臣考证不足。《中国医学源流论·刘河间学派》指出:"案,今本《河间六书》,乃明吴勉学所辑……而《宣明论方·自序》云三卷,今乃得十五卷,《标本直格》亦多窜乱。《四库书目》谓其竟出依托,勉学谬不至此,疑后来坊贾所为也。"②《中国医学源流论·针灸学》在论及明陈会、刘瑾之《神应经》时指出:"《四库书目》不知会、瑾为何许人,以其前载宗派图,并著其始传者席宏达《誓词》,指为道家野谈,然据他书所载,会与瑾皆江西人,会先著《广爱书》十卷,虑其浩瀚,乃独取一百一十九穴以成此书,为学者守约之规,而瑾为之校正,盖皆当时之针灸专家也。"③《中国医学源流论》有时会指出馆臣辑佚有误。《中国医学源流论·幼科学》指出:"其存者,惟钱仲阳《药证直决》……案,此书本甚少,清《四库》虽曾从《永乐大典》辑出,然与宋本不甚合。"④《中国医学源流论》有时会指出馆臣论断偏颇。《中国医学源流论·养生法》指出:"黄闇斋之《折肱漫录》……《四库提要》讥其专主补益,未免一偏。然黄氏自言幼而多病,为药所误,尝私自矢曰:吾病得愈,吾年得老,必揭此以告同患者,使毋蹈予之覆辙。有所苦,随笔记之,久而成帙,至六十余,乃成此书,然其意原以供病者之鉴戒,非为医家自居也。"⑤

（2）没有提及《总目》的部分也处处能看到《总目》的影子,有时引用其中内容,有时补正其中内容。

引用《总目》内容的例子很多,有的是直接引用,师其意亦师其辞。如《中国医学源流论·针灸学》云:"《隋志》有《明堂孔穴》五卷、《明堂孔穴图》三卷,又《明堂孔穴图》三卷。《唐志》有《内经明堂》十三卷、《黄帝十二经脉明堂五脏图》一卷、《黄帝十二经明堂偃侧人图》十二卷、《黄帝明堂》三卷、杨上善《黄帝内经明堂类成》十三卷、杨玄孙《黄帝明堂》三卷,今并佚。"③《总目·甲乙经》云:"考《隋志》有《明堂孔穴》五卷、《明堂孔穴图》三卷,又《明堂孔穴图》三卷。《唐志》有《黄帝内经明堂》十三卷、《黄帝十二经脉明堂五脏图》一卷、《黄帝十二经明堂偃侧人图》十二卷、《黄帝明堂》三卷,又杨上善《黄帝内经明堂类成》十三卷、杨玄孙《黄帝明堂》三卷,今并亡佚。"两者内容雷同。

①　谢观著,余永燕点校,《中国医学源流论》,福州,福建科学技术出版社,2003年,第31页。
②　谢观著,余永燕点校,《中国医学源流论》,福州,福建科学技术出版社,2003年,第38页。
③　谢观著,余永燕点校,《中国医学源流论》,福州,福建科学技术出版社,2003年,第66页。
④　谢观著,余永燕点校,《中国医学源流论》,福州,福建科学技术出版社,2003年,第80页。
⑤　谢观著,余永燕点校,《中国医学源流论》,福州,福建科学技术出版社,2003年,第99页。

但《中国医学源流论》在引用《总目》内容时大部分都是师其意而不师其辞。如《中国医学源流论·李东垣学派》评价王海藏《此事难知》、罗天益《内经类编》云："东垣治伤寒之书已不可见（书名《伤寒会要》，《元遗山集》中有其序），其法实当于此书求之。而其晚年高弟为罗天益，尝承师命作《内经类编》一书（书不传，序见刘因所著《静修集》中），实居张景岳《类经》之先。"①查《总目·此事难知》云："是编专述李杲之绪论，于伤寒证治尤详。……史称杲长于伤寒，而《会要》一书元好问实序之。今其书已失传，则杲之议论犹赖此以存其一二。"《总目·类经》云："考元刘因《静修集》，有《内经类编序》曰：东垣李明之得张氏之学者，镇人罗谦甫尝从之学。一日遇予，言先师尝教予曰：夫古虽有方而方则有所自出也，子为我分经病证而类之，则庶知方之所自出矣。予自承命，凡三脱稿而先师三毁之。研摩订定，三年而后成，名曰《内经类编》云云。则以《内经》分类实自李杲创其例，而罗天益成之。今天益之本不传，介宾此编虽不以病分类，与杲例稍异，然大旨要不甚相远，即以补其佚亡，亦无不可矣。"可见，其评价内容与《总目》内容主旨完全相同。又如《中国医学源流论·伤寒学学派》评价《伤寒类方》云："灵胎有《伤寒类方》一卷，谓《伤寒论》原非依经立方，乃救误之书，当时随证立方，本无定序，削除阴阳六经门目，但使方以类从，证随方证，使人可按证以求方，而不必循经以求证，亦为通达之论。"②查《总目·伤寒类方》云："大椿以为非机依经立方之书，乃救误之书，当时随症立方，本无定序，于是削除阴阳六经门目，但使方以类从，证随方证，使人可按证以求方，而不必循经以求证。虽于古人著书本意未必果符，而于聚讼纷呶之中亦芟除葛藤之一术也。"由此可见两者之关系。

《中国医学源流论》有时也会辨正《总目》的讹误。《总目·明堂灸经》云："其曰明堂者，钱曾《读书敏求记》曰：昔黄帝问岐伯以人之经络，尽书其言，藏于灵兰之室。泊雷公请问，乃坐明堂授之。后世言明堂者以此。今医家记针灸之穴，为偶人，点志其处，名明堂，非也。今考《旧唐书·经籍志》，以明堂经脉别为一类，则曾之说信矣。"《中国医学源流论·针灸学》则言："'明堂'二字，为古人称人体生理之名，其义未闻。钱曾《读书敏求记》曰：昔黄帝问岐伯以人之经络，尽书其言，藏于灵兰之室。泊雷公请问，乃坐明堂授之。后世言明堂者本

---

①　谢观著，余永燕点校，《中国医学源流论》，福州，福建科学技术出版社，2003年，第40页。

②　谢观著，余永燕点校，《中国医学源流论》，福州，福建科学技术出版社，2003年，第52页。

此。其说当有所本，然恐非古义。"①《中国医学源流论》的这种说法比较符合实情。

（3）《中国医学源流论》借鉴了《总目》的论述策略，围绕医籍这个核心，以儒学和流派作为论述的关键。中国医学源远流长，如何论述其源流呢？《中国医学源流论》巧妙地借鉴了《总目》，以医籍透视学术的发展，通过医学与儒学的关系及学术流派探讨透视中国医学的发展源流。

《中国医学源流论》在一开始的《医学变迁》中就谈到，医学的发展与儒学存在很多相似处：

> 吾国医学之兴，邈哉尚矣。《曲礼》：医不三世，不服其药。《孔疏》引旧说云：三世者，一曰黄帝针灸，二曰神农本草，三曰素女脉诀，又云天子脉诀。此盖中国医学最古之派别也。其书之传于后世者，若《灵枢经》则黄帝针灸一派也。若《本经》则神农本草一派也。若《难经》则素女脉诀一派也。其笔之于书，盖亦在周秦之际，皆专门学者所为也。针灸之有黄帝，本草之有神农，脉诀之有素女，犹之仲尼所祖述之尧舜，宪章之文武也；其笔之于书之人，则祖述宪章之仲尼也。其传承派别，可以推见者，华元化为黄帝针灸一派，张仲景为神农本草一派，秦越人为素女脉诀一派。仲景之师，元化之弟子，皆著见于载籍。《史记·扁鹊列传》，载其所治诸人，多非同时，或疑史公好奇，不衷于实，不知"扁鹊"二字乃治此一派医学者之通称，秦越人则其中之一人耳。此其各有师承，犹两汉之经师也。特医学之显，不及儒术，故其传授世次，不可得而考耳。其中绝不知何时，然亦必当汉魏之际，故后此治医学者，若皇甫士安，若陶弘景，皆无复口说可承，而徒求之于简编也。其蒐讨掇拾之功最具者，于隋则有巢元方，于唐则有孙思邈、王焘，此医家义疏之学也（南北朝隋唐诸儒，缀辑汉儒之说。孙、王等盖亦缀辑汉后医家所传也）。北宋以后，新说渐兴（《四库提要》云：儒家之门户分于宋，医家之门户分于金元。此以其显著者言也，实则其机亦肇自北宋。见后），至金元而大盛，张、刘、朱、李之各创一说，竟排古方，如儒家之有程、朱、陆、王，异于汉而又自相歧也。至明末而复古之风渐启，清代医家多承之，则犹儒家之有汉学矣（均见后）。人不能无为时势所限，而时势之变迁，又率由一二人造之，还相为因，莫知其朕，欲明于学术之升降者，知人论世，二者固不容缺一矣。②

---

①　谢观著，余永燕点校，《中国医学源流论》，福州，福建科学技术出版社，2003年，第66页。
②　谢观著，余永燕点校，《中国医学源流论》，福州，福建科学技术出版社，2003年，第12、13页。

"犹之仲尼所祖述之尧舜，宪章之文武也""祖述宪章之仲尼也""犹两汉之经师也""此医家义疏之学也""如儒家之有程、朱、陆、王""犹儒家之有汉学矣"这些话从表面而言，说明了医学和儒学的相似；但深究下去，却表明了医学受到了儒学的影响。正因为医学受到儒学的影响，两者才会出现很多相似点。《中国医学源流论·儒学比例》言："诸学之中，儒学最显。"① 这里又言"人不能无为时势所限"，则医学不能不被最主流的儒学影响，儒学之变迁也就影响到医学的变迁。在《中国医学源流论》作者看来，宋代之后，儒学对医学的影响更甚，因为儒学人士开始从医。《中国医学源流论》很多篇章都表明了这个观点。《中国医学源流论·唐宋学说之异》言："宋以后之医家，乃以术为不可恃，而必推求其理，此自宋以后医家之长。……惟重理，乃以儒家所谓道统者，移而用之于医家，于是神农、黄帝，犹儒家之二帝三王，仲景、元化犹儒家之有周公、孔子矣。于是言医者，必高语黄、农，奢谈《灵》《素》，舍是几不足与于知医之列矣。"《中国医学源流论·宋学之弊》言："我国古代专门授受之医学，魏晋而后，统绪久亡。自宋以后之医学，实由医家以意推阐得之。其人多本治儒学，即非儒家，亦不能无囿于风气，遂移儒者治经谈道之说，以施之于医，而其纷纭不可究诘矣。"②

除了强调儒学，《中国医学源流论》还重视流派。它提出"中国医学最古之派别"有三："一曰黄帝针灸，二曰神农本草，三曰素女脉诀"。金元之后，流派纷呈，有"刘河间学派""李东垣学派"等。虽然"黄帝针灸"等是否属于学派争议很大，但《中国医学源流论》对"刘河间学派"等的论述，的确比《总目》深入具体了很多。如《中国医学源流论·刘河间学派》言：

及刘河间出，而新说大盛。河间撰《素问玄机原病式》一卷，阐明六气皆从火化之理，又撰《宣明论方》三卷，其用药多主寒凉，始与《局方》立异。（案，今本《河间六书》，乃明吴勉学所辑，凡《原病式》一卷、《宣明论方》十五卷、《病气机宜保命集》三卷、《伤寒医鉴》一卷、《伤寒直格方》三卷、《伤寒标本心法类萃》二卷、《伤寒心要》一卷、《伤寒心镜》一卷。考《保命集》为张元素所撰，《医鉴》马宗素撰，《心要》镏洪撰，《心镜》常德撰，实止四种。而《宣明论方·自序》云三卷，今乃得十五卷，《标本直格》亦多窜乱。《四库书目》谓其竟出依托，勉学谬不至此，疑后来坊贾所为也。又《三消论》一卷，相传为河间书，周濂之

---

① 谢观著，余永燕点校，《中国医学源流论》，福州，福建科学技术出版社，2003 年，第 10 页。
② 谢观著，余永燕点校，《中国医学源流论》，福州，福建科学技术出版社，2003 年，第 46、47 页。

有评注本。）自是以后,《宣明论方》行于北,《局方》行于南,俨然成对峙之势焉。河间之学,再传而为罗知悌,由知悌传诸丹溪……其所撰《局方发挥》,力辟温燥之弊,始明目张胆以与《局方》为难,其论治以补阴为主,虽曰自创一家,实则承河间而渐变焉者也。（丹溪之学,凡《格致余论》一卷、《局方发挥》一卷、《金匮钩玄》三卷,皆有通行本。其《治法心要》八卷、《医要》一卷、《脉因证治》四卷,传本较少。周澂之以《金匮钩玄》同刻入《医学丛书》中。又《脉诀指掌病式图说》一卷、《医学发明》一卷、《活法机要》一卷,惟《古今医统》中有之。）与丹溪同宗河间者,有张子和所著《儒门事亲》,多以攻伐为宗。传丹溪之学者,有戴原礼,尝著《推求师意》一书,以阐丹溪之学。原礼之学,传诸祁门汪机,所著《石山医案》,亦皆以丹溪为宗。（此书凡三卷,实机弟子陈桷所编,坊刻《石山》八种,于此书外,又有《素问钞》三卷、《运气易览》三卷、《外科理例》六卷、《痘治理辨》一卷、《针灸问答》二卷,皆机作。其《脉诀刊误》二卷,实戴启宗之书。《推求师意》二卷,则机所辑戴原礼之书也。）而浙中之同时景从者,又有虞抟、王纶,亦丹溪一派之学也。（纶所撰《明医杂著》,主寒凉最甚。）

这部分先是详细论述了刘完素的著作、学术主旨、传人及影响,接着论述了"河间学派"与"丹溪一派"的关系,进而论述了朱丹溪的著作、学术主旨、传人及影响。可以说这比《总目》的分散论述更加具体、深入。这种对中医学术流派的论述赢得了学界的极大赞誉。《争鸣与创新——中医学术流派研究》言:"最先对中医学术流派进行划分者,是近代著名学者谢观先生,其在《中国医学源流论》提出有'刘河间学派''李东垣学派''张介宾学派''薛立斋学派''赵献可学派''李士材学派',作为中医学术流派之最早开拓者,厥功至伟。"[1]

第三节　温病学

《总目·医家类》虽然强调兼容并蓄,但由于助校人员劳树棠崇尚陈尧道的"将伤寒与温热病异治",强调温病与伤寒的不同,故对吴鞠通、王孟英等温病学家影响甚大。

---

[1]　中医学术流派研究课题组编,《争鸣与创新——中医学术流派研究》,北京,华夏出版社,2011年,第9页。

一、吴鞠通

吴鞠通（1758—1836），名瑭，清代著名医学家，温病四大家之一。其所著《温病条辨》为温病学经典名著。其温病学思想的形成具有多方面的原因，其中一个重要的原因就是《总目》的影响。不过，吴鞠通并没有真正接触《总目》，而是在誊录《四库全书》时接触到提要的编纂者及阁书提要。

（一）吴鞠通与《四库全书》

吴鞠通与《四库全书》的结缘出于无奈。朱士彦《吴鞠通传》言："君十九而孤，家贫弃举子业，走京师，时《四库》馆开，佣书以自给。"① 朱士彦为吴鞠通好友，他明确指出吴鞠通检校《四库全书》是"佣书以自给"，是通过誊录《四库全书》获得生活来源。但这段话有一个地方容易造成误解，即吴鞠通"走京师……佣书以自给"时的年龄。吴氏19岁而孤，但到京师检校《四库全书》时已经26岁。对此，吴鞠通在《温病条辨·自序》中表述得比较明确："瑭十九岁时，父病年余，至于不起……因慨然弃举子业，专事方术。越四载，犹子巧官病温……又越三载，来游京师，检校《四库全书》。"②

吴鞠通得以检校《四库全书》有一背景。乾隆年间修纂《四库全书》，但因其包罗宏富、卷帙浩瀚，无法全部刊刻，故只能找人抄录。文渊阁、文溯阁、文源阁、文津阁（"北四阁"）的誊录人员通过保举、考试选拔，誊录完成后议叙授官。乾隆三十八年闰三月十一日《办理四库全书处奏遵旨酌议排纂四库全书应行事宜折》云："誊录一项，前经臣等奏明酌取六十名在馆行走，仅供写录《永乐大典》正副本之用。今恭缮《四库全书》陈设本一样四分，卷帙浩瀚，字数繁多，必须同时分缮成编，庶不致汗青无日，而其字画均须端楷，又未能日计有余，非多派誊录人员不能如期蒇役。臣等公同酌议，令现在提调、纂修各员于在京之举人及贡监各生内择字画工致者，各举数人，臣等覆加阅定，共足四百人之数，令其充为誊录，自备资斧效力……如五年期满，所写字能逾十分之三以上者，列为头等，准咨部议叙。其仅足字数者，次之。若写不足数，必须补写完足，方准

---

① 方春阳编著，《中国历代名医碑传集》，北京，人民卫生出版社，2009年，第849页。

② （清）吴瑭著，南京中医药大学温病学教研室整理，《温病条辨》，北京，人民卫生出版社，2005年，问心堂温病条辨自序。

咨部。如此则人知奋勉，其书可冀速成。至应写书内，如《礼器图式》《西清古鉴》等书内，应绘图样颇多，并拟另行酌选通晓画法之贡监生等十员作为誊录，令其一体效力，以资办公。"① 吴鞠通19岁时已经放弃追求功名，且家庭困窘根本无法"自备资斧效力"，完全不符合前四部《四库全书》誊录生的要求，故没机会参与到《四库全书》工作之中。但在前四部《四库全书》誊录过程中出现了很多问题，如选拔过程容易舞弊、议叙授官影响铨选、官缺不够等。故乾隆三十八年六月初二日《巡视南城监察御史胡翘元奏请停纂修提调等官自行保举誊录等事折》言："士子知幸进无路，一闻开馆恩旨，无不踊跃争先，厕名誊录，冀邀议叙，以为仕进阶梯。在保送诸臣，秉公汲引，固不乏人，其中保无居奇受赀，致能书之士或以无力向隅，而书法平常者，转得挟赀充选。且此项誊录，多系应举之人，而纂校诸臣，亦均有司衡之责。此时既以保举而认作师生，久且固结绸缪，奔竞夤缘，潜滋弊窦，不可不防其渐。伏思此项誊录，俱是自备资斧效力行走，其能书者，不皆有力，其有力者，不尽能书。今保举之途一开，其能书而无力者，固不得与其数，而有力不善书者，既须雇倩书手，又先多一保举之费，未免竭蹶从事。"② 于是，文宗阁、文汇阁、文澜阁（"南三阁"）的誊录有了变革。乾隆皇帝《御制诗五集》卷六《题文澜阁》次联小注云："前办理《四库全书》四分时，准各誊录自备资斧效力，五年期满，给予议叙。其中人数众多，不无幸取，借此为终南捷径者。既虑有碍选法，亦非策励人才之意，是以后次续缮《全书》三分，饬发内帑银百余万两，觅书手予值缮写。"郭伯恭亦云："当前四分《全书》告成之后，复续缮三分，藏之南中，而关于誊录一项，则改保举考取为雇觅给值。"③ 正是这种予值觅书手的改革，才使得无功名、无财富的吴鞠通得以参与《四库全书》的誊录工作，使他可以在阅读大量中医文献同时获得生活必需的报酬。

（二）《总目》对吴鞠通的影响

身为誊录生的吴鞠通虽已学医多年，但仍处在极度困惑之中。其《温病条辨·自序》云："缘瑭十九岁时，父病年余，至于不起，瑭愧恨难名，哀痛欲绝，

①　中国第一历史档案馆编，张书才主编，《纂修四库全书档案》，上海，上海古籍出版社，1997年，第77、78页。

②　中国第一历史档案馆编，张书才主编，《纂修四库全书档案》，上海，上海古籍出版社，1997年，第123、124页。

③　郭伯恭著，《四库全书纂修考》，长沙，岳麓书社，2010年，第73页。

以为父病不知医，尚复何颜立天地间？遂购方书，伏读于苦块之余。至张长沙'外逐荣势，内忘身命'之论，因慨然弃举子业，专事方术。越四载，犹子巧官病温，初起喉痹，外科吹以冰硼散，喉遂闭。又遍延诸时医治之，大抵不越双解散、人参败毒散之外，其于温病治法，茫乎未之闻也，后至发黄而死。瑭以初学，未敢妄赞一词，然于是证，亦未得其要领。盖张长沙悲宗族之死，作《玉函经》，为后世医学之祖。奈《玉函》中之《卒病论》亡于兵火，后世学者无从仿效，遂至各起异说，得不偿失。又越三载，来游京师，检校《四库全书》，得明季吴又可《温疫论》，观其议论宏阔，实有发前人所未发，遂专心学步焉。细察其法，亦不免支离驳杂，大抵功过两不相掩。盖用心良苦而学术未精也。又遍考晋唐以来诸贤议论，非不珠璧琳琅，求一美备者，盖不可得，其何以传信于来兹？"[①] 家庭的苦难与医学界的各种异说，既让其痛苦又让其无从下手。这时，吴鞠通因为誊录《四库全书》，接触到了劳树棠等医家类编纂者寒温分治的学术观点。这对"于温病治法，茫乎未之闻也"的吴鞠通而言不啻为一盏明灯，而"以王、刘二家为宗"的观点也使吴鞠通深入地学习、研究温病。翻检吴鞠通及其友人的论述，我们可以很清楚地看出这一点。

王履对吴鞠通有很大的影响。王履，朱丹溪弟子，著有《医经溯洄集》《百病钩玄》《医韵统》等，现唯有《医经溯洄集》行于世。《总目·医经溯洄集》云："他若温病、热病之分，三阴寒热之辨，以及泻南、补北诸论，尤确有所见。又以《素问》云伤寒为病热，言常不言变，至仲景始分寒热，然义犹未尽，乃备列常与变，作《伤寒立法考》一篇。"馆臣指出王履的学术贡献之一就在于他阐明了伤寒与温暑的不同，而且馆臣还特意指出了其《伤寒立法考》一文。《伤寒立法考》一文明确指出："呜呼！法也，方也，仲景专为即病之伤寒设，不兼为不即病之温暑设也。"[②] 这为温病学派的产生扫清了迷雾。吴鞠通多次对王履的这些贡献表示了敬意。《温病条辨·凡例》云："晋唐以来诸名家，其识见学问工夫，未易窥测，瑭岂敢轻率毁谤乎？奈温病一证，诸贤悉未能透过此关，多所弥缝补救，皆未得其本真，心虽疑虑，未敢直断明确，其故皆由不能脱却《伤寒论》蓝本。其心以为推戴仲景，不知反晦仲景之法。至王安道始能脱却伤寒，辨证温

---

① （清）吴瑭著，南京中医药大学温病学教研室整理，《温病条辨》，北京，人民卫生出版社，2005 年，问心堂温病条辨自序。

② （元）王履编著，左言富点注，《医经溯洄集》，南京，江苏科学技术出版社，1985 年，第 15 页。

病。"①《温病条辨·原病篇》云："细考宋元以来，诸名家皆不知温病伤寒之辨……非以治伤寒之法治温病，即将温暑认作伤寒，而疑麻桂之法不可用，遂别立防风通圣、双解通圣、九味羌活等汤，甚至于辛温药中加苦寒。王安道《溯洄集》中辨之最详，兹不再辨。"②《温病条辨》卷一《上焦篇》"辛凉平剂银翘散方"方论云："王安道《溯洄集》，亦有温暑当用辛凉不当用辛温之论，谓仲景之书，为即病之伤寒而设，并未尝为不即病之温暑而设……皆先得我心者。"③这些表示敬意的话，明确表明了吴鞠通对温病的认识，及其在温病治疗组方用药等方面的思想深受王履的影响。

刘完素也对吴鞠通产生了很大的影响。吴鞠通及其友人对此都有阐述。《温病条辨》卷一《上焦篇》云："温病由口鼻而入，自上而下，鼻通于肺，始手太阴。太阴金也，温者火之气，风者火之母，火未有不克金者，故病始于此，必从河间三焦定论。"④又云："本论详加考核，准古酌今，细立治法，除伤寒宗仲景法外，俾四时杂感，朗若列眉；未始非叔和有以肇其端，东垣、河间、安道、又可、嘉言、天士宏其议，而瑭得以善其后也。"⑤汪廷珍《温病条辨叙》云："盖自叔和而下，大约皆以伤寒之法，疗六气之疴，御风以缔，指鹿为马，迨试而辄困，亦知其术之疏也……惟金源刘河间守真氏者，独知热病，超出诸家，所著《六书》，分三焦论治，而不墨守六经，庶几幽室一灯，中流一柱。"⑥朱士彦《吴鞠通传》云："六气为病，今惟存《伤寒论》，后人遂以伤寒之法遍治外感。不效，又谓辛温不可用，而各立方法，然无能出《伤寒论》之范。元人刘守真、明吴又可，始知其非。"⑦这些论述均明确表明了刘完素在三焦辨证、对温病的认识及用药方面对吴鞠通的影响。

① （清）吴瑭著，南京中医药大学温病学教研室整理，《温病条辨》，北京，人民卫生出版社，2005年，凡例。

② （清）吴瑭著，南京中医药大学温病学教研室整理，《温病条辨》，北京，人民卫生出版社，2005年，第2页。

③ （清）吴瑭著，南京中医药大学温病学教研室整理，《温病条辨》，北京，人民卫生出版社，2005年，第18、19页。

④ （清）吴瑭著，南京中医药大学温病学教研室整理，《温病条辨》，北京，人民卫生出版社，2005年，第14页。

⑤ （清）吴瑭著，南京中医药大学温病学教研室整理，《温病条辨》，北京，人民卫生出版社，2005年，第13页。

⑥ （清）吴瑭著，南京中医药大学温病学教研室整理，《温病条辨》，北京，人民卫生出版社，2005年，叙。

⑦ （清）方春阳编著，《中国历代名医碑传集》，北京，人民卫生出版社，2009年，第849页。

二、王孟英

　　与吴鞠通因誊录《四库全书》接触阁书提要而受其影响不同，王孟英（1808—约 1868）出生较晚，出生时《四库全书》及《总目》已经完全定型。总纂官纪昀对温补及张介宾的看法影响到《总目》，在《续名医类案》的按语中，我们可以看到魏之琇对温补及张介宾的看法与《总目》颇为一致，故《总目》对《续名医类案》中的按语评价甚高，而这些按语又对王孟英产生一定的影响。

（一）《总目》对温补及张介宾的评价

　　《总目》总纂官纪昀反对温补，对张介宾的治法评价不高。如《阅微草堂笔记》卷十云："卢霁渔编修患寒疾，误延读《景岳全书》者投人参，立卒。"[①] 卷十八云："乾隆癸丑春夏间，京中多疫。以张景岳法治之，十死八九。"[②] 与张介宾治法相反的寒凉法往往受到纪昀的肯定，《阅微草堂笔记》言："有桐城一医，以重剂石膏治冯鸿胪星实之姬，人见者骇异。然呼吸将绝，应手辄痊。踵其法者活人无算，有一剂用至八两，一人服至四斤者。虽刘守真之《原病式》、张子和之《儒门事亲》专用寒凉，亦未敢至是。实自古所未闻矣。考喜用石膏，莫过于明缪仲淳（名希雍，天崇间人，与张景岳同时，而所传各别），本非中道，故王懋竑《白田集》有《石膏论》一篇，力辩其非。不知何以取效如此。此亦五运六气，适值是年，未可执为定例也。"[③] 虽然"未可执为定例"，但寒凉法的确取得了良效。用苦下药取效在《阅微草堂笔记》卷十四也有记载，云："乌鲁木齐千总某，患寒疾。有道士踵门求诊，云有夙缘，特相拯也。会一流人高某妇，颇能医，见其方，骇曰：桂枝下咽，阳盛乃亡。药病相反，乌可轻试？力阻之。道士叹息曰：命也夫。振衣竟去。然高妇用承气汤，竟愈。"[④]

　　在纪昀的影响下，《总目》处处体现出反对张介宾温补的特点。这在上文论述劳树棠的贡献时已有探讨，此处只补充一点。学术界往往把张介宾与缪希雍对比，因为两人虽然处于同时期，但治法迥异。《总目》也常常将两人对比以突出缪希雍。《总目·先醒斋广笔记》云："希雍与张介宾同时，介宾守法度而希雍颇

---

①　（清）纪昀著，汪贤度校点，《阅微草堂笔记》，上海，上海古籍出版社，2001 年，第 183 页。

②　（清）纪昀著，汪贤度校点，《阅微草堂笔记》，上海，上海古籍出版社，2001 年，第 399 页。

③　（清）纪昀著，汪贤度校点，《阅微草堂笔记》，上海，上海古籍出版社，2001 年，第 399、340 页。

④　（清）纪昀著，汪贤度校点，《阅微草堂笔记》，上海，上海古籍出版社，2001 年，第 291 页。

能变化，介宾尚温补而希雍颇用寒凉，亦若易水、河间各为门径，然实各有所得力。朱国祯《涌幢小品》记天启辛酉国祯患膈病，上下如分两截，中痛甚不能支，希雍至，用苏子五钱即止，是亦足见其技之工矣。"与《总目》中张介宾书籍的提要主要批评张介宾不同，这里明显突出缪希雍的临床良效。

（二）王孟英与温补

　　王孟英医学思想的形成与其曾祖王学权、舅舅俞世贵（桂庭）有关。王学权《重庆堂随笔》、俞桂庭参补的《愿体医话》都曾多次引用纪昀《阅微草堂笔记》的内容。实际上，王孟英自己也曾引用《阅微草堂笔记》的内容，如其《潜斋医话·续》"《温热经纬》论暑略"条云："纪文达公云：乾隆癸丑京师大疫。以景岳法治者多死；以又可法治者亦不验。冯星实姬人呼吸将绝，桐城医士投大剂石膏药，应手而瘥。踵其法者，活人无算。盖即师愚也。……若王予中太史《白田集》……至《石膏辨》云：目击受石膏之害者甚多，深以缪仲淳、袁体庵为不可法。是亦书生之见也……第读书以明理，明理以致用，苟食而不化，则粗庸偏谬，贻害无穷，非独石膏为然矣。"①《总目·神农本草经疏》也曾引用《白田集·石膏辨》。这使得王孟英对《总目》有天然的亲切感，进而关注到它。

　　王孟英在其著作中曾谈到《总目》。《归砚录》卷二言："《四库全书提要》谓魏氏《续名医类案》网罗繁富，变证咸备，惜编次潦草，不免芜杂。愚按此书十一卷《疟门》陆祖愚治陈雅初案后云：己丑长至后一日录是案。嗣考仁和胡书农学士《先友记》云：魏君没于乾隆壬辰。然则以六十卷之书，仅三年而蒇事，虽极敏捷，殆不过草创初就耳。倘天假以年，重为删定，断无以上诸病矣。"②这里解答了《总目》中所说的《续名医类案》"编次潦草"的问题。《潜斋医话·续》"论《续名医类案》"条云："魏氏《续类案》，《提要》病其芜杂潦草，如脚门载'张文定患脚疾，道人与绿豆两粒而愈'一条，谓'断非常食之绿豆'。余按此特绿豆下脱一'大'字耳。盖言得药如绿豆大两粒，与虫门浦南人一案正相似也。然究不知其为何药。如肿胀门邱汝诚案、目门周汉卿案之类，共有十余条，皆不必选者。至于语怪，不止接首回生也，如邪祟门金剑峰子、蔡石户、章安镇诸案，及元载挑酒魔、蓬头驱劳虫之类，皆可从删。重出之案亦有十多条，且有自注未

① 盛增秀主编，《王孟英医学全书》，北京，中国中医药出版社，1999年，第501页。
② 盛增秀主编，《王孟英医学全书》，北京，中国中医药出版社，1999年，第421页。

选入而仍编入者。其脱简舛讹,尤难仆数。而附载己案,多不注明,直至三十六卷'产后颠狂'条始标姓字。况卷首无序无目,显为草创之初稿,而未经删定之书也。余悉点出,并为补目。杨素园大令意欲付梓,而为时事所阻,爰附其略于此,以俟大雅教我。"① 这里补正了《总目》所指出的问题,并指出已经整理此书。但因时事所阻,其整理的《续名医类案》未能被刊刻。

《续名医类案》中的按语很有特色。《总目》指出:"所附按语尤多所发明辨驳,较诸空谈医理,固有实征虚揣之别焉。"受此影响,王孟英对《续名医类案》中所附的按语进行专门整理。王孟英《柳洲医话序》云:"魏柳洲先生辑《续名医类案》六十卷……《提要》病其编次潦草,盖未经删定之故也。雄不才,僭删芜复,而卷帙犹繁,未能付梓。爰先录其所附按语为《柳洲医话》,以示一斑云。"② 《四库及续修四库医书总目·柳洲医话》亦云:"《四库提要》于魏氏原书数有指摘,特称其按语多所发明辨驳,较诸空谈医理,有实征虚揣之别。故士雄承其意,亦特就按语,再加发明,寻其大旨。"③

《续名医类案》的按语充满了对温补的警惕,如"伤寒初愈,脏腑犹多热毒,时师不察,骤投参、芪、术、附温补,其遗患可胜言哉";"房劳外感,即谓阴证,而与热药,杀人多矣"。④《续名医类案》的按语多次提到张介宾,但对他无一正面评价,如"景岳治王生阴虚伤寒燥渴,用凉水是矣。而又杂与桂、附各数两,治法未能无疵。至舌苔成壳脱落,恐桂、附使之然也";"呕吐证,良由肝火上逆者极多,张景岳偏于温补,以为多属胃寒,其误人谅不少矣";"张景岳平生临证,遗憾多矣";"景岳见燕都女子喉窍紧涩……观此,丹溪之学,何可薄哉?《传忠录》之言,九原有知,宜滋愧矣";"景岳生平于薛氏诸书,似未寓目,至胁痛由于肝脉为病,至死不知,良可哀也。如案中载治其姻家胁肋大痛一证,全属谬论";"景岳治朱翰林太夫人证,乃阴虚阳越之风秘,亦类中之轻者,一跌而病,良有已也。未可归功姜、附。不知'阴证'二字,何以插入?其生平见解,大可知矣";"冯氏治崔姓风秘证……亦与景岳治朱太夫人谓为阴证,同一模糊"。⑤

① 盛增秀主编,《王孟英医学全书》,北京,中国中医药出版社,1999年,第501页。
② 盛增秀主编,《王孟英医学全书》,北京,中国中医药出版社,1999年,第873页。
③ 刘时觉编注,《四库及续修四库医书总目》,北京,中国中医药出版社,2005年,第535、536页。
④ 盛增秀主编,《王孟英医学全书》,北京,中国中医药出版社,1999年,第877、878页。
⑤ 盛增秀主编,《王孟英医学全书》,北京,中国中医药出版社,1999年,第877、879、880、881页。

　　观此，也就明白为什么《总目》那么欣赏魏之琇的按语，并特意加以推荐了。因为它的思想和《总目》反对温补、否定张介宾的思想倾向一致。王孟英对这个倾向比较认同。《归砚录》卷二言："扶阳抑阴，大《易》以喻君子小人，章虚谷谓但可以论治世，不可以论治病，韪矣。愚谓未尝不可以论治病，特扶阳抑阴不可专藉热药耳。何也？人身元气犹阳也，外来邪气犹阴也。故热伤胃液，仲圣谓之无阳。医者欲扶其阳，须充其液；欲抑其阴，须撤其热。虽急下曰存阴，而急下者下邪也，下邪即是抑阴，存阴者存正也，存正即是扶阳。苟知此义，则《易》道医理原一贯也。赵养葵未明此义，仅知温补为扶阳之药，而不知阴阳乃邪正之喻，故其法但可以治寒邪为病，阴盛格阳之证也。而乃书名《医贯》，以致后人惑之，误尽苍生，宜乎泂溪之力加呵斥也。"① 这是王孟英对温补的态度。温补之代表张介宾，更是王孟英抨击的对象。他在《柳洲医话》中所加的按语多次批评张介宾，如"学识浅者，皆为立斋、景岳诸书所囿也"；"今人明知其阴虚，而放胆肆用桂、附者，皆效景岳之尤也"；"叶香岩云：龙雷之起，总因阳亢，宜滋补真阴。今人反用热药，悖矣。详见《景岳发挥》，医者不可不读也"等。② 他在《重庆堂随笔》所加的按语云："渴喜热饮，渴不热饮，温热证多有之，皆属痰饮阻遏气机。景岳书偏尚温补，世多尚之。叶天士先生《景岳发挥》、尤在泾《医学读书记》、章虚谷《医门棒喝》皆力辨其非，学者不可不读也。"③ 鉴于景岳学说的盛行，王孟英甚至用自己朋友的亲身经历说明其弊端。《归砚录》卷二言："山阴俞君仲华，下方桥陈念义之高弟也。人极豪爽，有侠气，饮酒谈兵，轻财好客，兼佞佛。久寓省垣，与余交最深。惟谈医不合，闻余论景岳，辄怒形于色。余谅其信师过笃，不与较也。然遇时感重证，必嘱病家延余主治。而其二子皆误于温补，虽余与故孝子张君养之极口苦谏，奈乔梓皆不悟，和而不同如此也。"④

　　值得注意的是，王孟英整理《续名医类案》、学习魏之琇学术思想时正处中年。王孟英写《柳洲医话序》的时间为"咸丰元年冬十一月"，当时王孟英43岁。因为《续名医类案》"卷帙犹繁"，故王孟英接触整理此书的时间应该更早。即使这时王孟英反对温补的学术思想已经初步形成，魏之琇的按语对于王孟英反对温补的思想的坚定也有一定的作用。如此看来，《总目》对魏之琇《续名医类案》

---

① 盛增秀主编，《王孟英医学全书》，北京，中国中医药出版社，1999年，第429、430页。
② 盛增秀主编，《王孟英医学全书》，北京，中国中医药出版社，1999年，第877、878页。
③ 盛增秀主编，《王孟英医学全书》，北京，中国中医药出版社，1999年，第673页。
④ 盛增秀主编，《王孟英医学全书》，北京，中国中医药出版社，1999年，第429页。

按语的评价应该也会影响到王孟英，进而对王孟英思想起到一定的影响作用。

第四节　医籍整理

《总目》及《四库全书》的编纂方法为后代提供了借鉴，对于中医界的医籍编纂，特别是医籍整理也是如此。以民国时期为例稍加探讨。

整个民国期间，随着西医东渐的深入，中医学受到压制，废除中医的思潮不时涌现。为了应对社会思潮，也为了中医事业的发展，包含中医界在内的各界有识之士提出整理中医古籍的建议。怎么整理中医古籍呢？清代编纂《四库全书》及《总目》为他们提供了借鉴。1922 年，陈匋厂向中医改进研究会（山西）提出建议："夫欲求统系人才，当先定统系正轨。书籍为学者程途，书籍未定，正轨何由。中医学术，本有统系。惜医者只循习其浅近，而不研究其高深，或驰骛于歧途而不折中于正当，人自为说，统系紊矣。《四库全书·医家类》去取谨严，所著录者皆纯粹可师。其不能以一家为法程者，盖儒有定理，医无定法，病情万变，难守一宗。按《四库全书·医家类》断自有清中叶，迄今又百余年矣，著作如林，无人汇集，无人审定，坐令各自纷纭，殊为可惜。国家现无修书之举，势非会长不能成兹伟业。似宜登报征求，宣明宗旨。凡著书之人与其子孙谁不欲作名山之想。当必闻风兴起，赍送而来。无论取录与否，原书仍旧寄还。或有慨赠本会者，以印刷品酌量报酬。此外，再加采访购买，不难获其全数。想百余年著作至多不出千部，裒集后，仿史馆例，会长兼总裁，理事长兼提调，延聘纂修若干人，分任审查。由提调察其所长，按科分派。纂修者详细校阅，用折中眼光，不循门户，不执成见，定为正取、备取、不取三种。正取者纯粹可法，备取者瑕瑜互见。正取、备取，每书著提要一篇。体例悉本《四库》，迨规模粗具，再特聘总纂一人，须学识渊博，能与前贤陆耳山相颉颃者，书成或乃有价值。总纂汇集群言，加以修审，严格而取之，因《四库·医家类》四千年只著录九十六部，存目一百部业。修审后送呈总裁鉴定。假定为著录若干部，存目若干部，先印书目并提要，分致各处，约期开大会公决。路远者用通信，发表其意见，待多数赞成，即可勒为完书。一面寄托海上书局发售，预约函请各省推销。一面抄录副本，咨送中央。归入《四库全书》，姑拟名曰《续医家类》。如此办法，庶几收效宏，驰名远。"① 即建议完全按照编纂《四库全书》的方法整理医籍。

陈㽦厂的呼吁得到了中医改进研究会的回应。1930 年，中医改进研究会向政府提议设立中央国医馆案，并指出："医学组任务。编辑股：将中国医药学历代医籍完完收罗齐全，大加编订。其编订方法，分列于左。①历代医学传流之系统及变迁。自上古以迄现今之历史沿革。②编辑历代医药学提要。③编辑历代医贤事略。④编订医书。自清代《四库全书·医家类》之后至现代为止，完全收罗者，暂拟定名为《续四库全书·医家类》。"② 其中编订方法的①、④实际上就是清代编纂《四库全书》的方法。

鉴于续编《四库全书》有缺乏资金等多种困难，很多人提出，应该就现有医籍进行论断。对医籍进行论断的方法仿照《总目》。1933 年，张山雷《致中央国医馆理事诸公函》言："《内》《难》圣经，伤寒贤传，犹有不可甚解，而唐、宋、金、元以降，更多肤廓，徒乱人意，求其适用，几等于百分之零。今当开明时代，而以整理为职志，是必从实用着手，一洗向来空言敷衍，如涂涂附之陋，此须每一部书，加以精密之论断，细为抉择，辨别是非，如《四库馆提要》之例而加详焉，揭诸正义，树之宗风，乃可以保障狂澜，斡旋气运。"③ 1940 年，沈仲圭《略述近代善本医书》亦言："鼎革以还，活字盛行，因印刷术之发达，医林著作，大有日新月异之象。其中佳作固多，而妄灾梨枣者，正复不鲜。最好将坊间通行本仿《四库·医家类》例分别提要，则诸书优劣，开卷了然，指导初学，整理国医，一举而两得也。"④

很多医籍特别是医学丛书的编纂的确也借鉴了清代编纂《四库全书》及《总目》的方法。前面已经论述了裘吉生借鉴《四库全书》编纂《三三医书》（三集99 种）、《珍本医书集成》（90 种）等丛书的情况。这里再以《中国医学大成》的编纂为例来说明。该丛书由上海大东书局发起编纂，《编印中国医学大成缘起》言："本局以发扬中国文化为职志。鉴于中央国医馆前有整理印行国医书籍之议尚未实行，治医者又莫不切望中国医书，能择其精审而为医家必读者，辑为有系

---

① 陈㽦厂，《陈㽦厂先生致本会第二书》，《医学杂志》，1922 年，第 6 册，第 89、90 页。
② 中医改进研究会，《本会向政府提议请设中央国医馆案》，《医学杂志》，1930 年，第 53 册，第 14、15 页。
③ 王咪咪编纂，《张山雷医学论文集》，北京，学苑出版社，2011 年，第 319 页。
④ 王咪咪编纂，《沈仲圭医学论文集》，北京，学苑出版社，2011 年，第 57 页。

统之著述以刊行。本局重以各方之敦促，乃确定编印《中国医学大成》之计划。"① 具体如何编纂呢？《编印中国医学大成缘起》言："计划既定，复感国内整理医书有才难之叹。会有四明曹炳章先生，从事医药著述垂三十年，新旧医籍，无所不览。尝出其新知，撰文于医学专刊，时人惊为通中国医学之出群才也。中央国医馆钦其才望，推为名誉理事。杭分馆推为董事。本局当以整理之责，非先生莫属，乃优礼以聘，先生慨允弗辞，于是《中国医学大成》得与读者相见矣。本局复以医籍庞杂，整理需时，且医药关系民族生存至钜，未克草率从事，乃先汇集群书，并由曹先生出其所藏珍本，以及海内孤本、抄本，从事整理，约集名医，共同批校、圈注、补阙、正谬，费时甚久。今就群书万种加以厘定，精选为三百六十五种……每书各举提要，以明是书之来历及其内容大概。每类以作者时代为序，以便考证。"② 这里的聘曹炳章、"约集名医"有《四库全书》馆聘总纂官、纂修官的意味；先"汇集群书"再整理，也和编纂《四库全书》的程序一致；"每书各举提要，以明是书之来历及其内容大概"更是编写《总目》的做法。正是由于它与《四库全书》有诸多的相似点，时逸人很自然地把两者相比："（《中国医学大成》）纯系中医历代传统经验之集成，订正讹误，补其阙略，可为科学化之张本，可补中医书之缺憾，足挽中医界之危机。此书之丰富比《四库全书·医家类》增三倍之多，较《古今图书集成·医部全录》，无割裂不全之弊。与二书相抗衡，而精当过之。"③ 可惜的是，由于战火原因，当时只刊印了130余种医籍。

① 大东书局编，《中国医学大成样本》，上海，大东书局，1935年，缘起第2页。
② 大东书局编，《中国医学大成样本》，上海，大东书局，1935年，缘起第2、3页。
③ 曹炳章著，《中国医学大成·总目提要》，上海，大东书局，1935年，时序第4页。

结 语

本书主要观点及贡献如下。

（1）重新界定医家类在《总目·子部》中的地位，明确《总目》著录、存目医籍的特点。不管是位居次序，还是著录、存目种数，医家类都是《总目·子部》中的重要一类。《总目》著录、存目医籍有以下特点。①方书多而经论少。这既与古代医方著作众多有关，也与馆臣对宋代医学的推崇有关，更与馆臣的文人士大夫身份有关。②治疗著作多而养生著作少。这源于馆臣对服饵、导引的排斥态度。著录《寿亲养老新书》这部养生著作的原因在于这本书是"寿亲养老"的书。也就是说，馆臣出于道德观念把《进呈书目》中列为农家类的《寿亲养老新书》放到了医家类。③方药类著作多而针灸类著作少。这是由于徐大椿、程林等很多清代医家都有"针灸之法失传""不易行"的观点。馆臣赞同这一观点。另外，针灸在操作时，往往需要袒胸露背，有伤"大雅"，故难为士大夫所接受。这也是针灸类著作少的原因之一。到了道光二年，皇帝甚至下令废止了针灸。

（2）在《总目》研究史上，《续通志》（即《钦定续通志》）、《清朝通志》（即《钦定皇朝通志》）具有重要意义，值得重视。乾隆四十六年，《总目》初稿完成。随后完成的《续通志》《清朝通志》已经积极吸纳《总目》的内容，并进行了初步研究。以医家类而言，《续通志》《清朝通志》分类著录医籍为分类整理《总目·医家类》打开了窗户；《清朝通志》对馆臣校勘成果的总结实为探讨《总目·医家类》文献价值之先声。

（3）在学术界研究的基础上，本书对《总目·医家类》中的 77 则提要进一步补正。有些是具体的补正，如杨武泉《四库全书总目辨误》指出，《素问钞补正》编者丁瓒应为正德丁丑（1517）进士；本书进一步指出，丁瓒应官至浙江按察司副使而不是温州府知府。有些是宏观的总结，如整个《总目·医家类》没有参考引用《千顷堂书目》，导致《急救仙方》《瑞竹堂经验方》《普济方》《司牧马经痊骥通元论》等多部书的提要出现讹误。

（4）考察《总目》的编纂情况，可以得出以下结论。①太医院在《四库全书》及《总目》的编纂过程中所发挥的作用有限，太医官（张肇基、姜晟等 22 位）主要参与校勘了文渊、文源两阁医籍。本书借鉴其他资料，爬梳出这些太医的生平、特长，并部分解释他们选择某类医籍详校的原因。如姜晟为妇人科御医，故负责校对的文渊阁《四库全书》中，就有妇科杰作《妇人大全良方》。②总纂官及助校人员的贡献。在助校劳树棠的帮助下，纪昀主持编纂了《总目·医家类》。劳树棠"以王（王履）、刘（刘完素）二家为宗"的医学主张在《总目》中有所体现。陆锡熊对伤寒经典医籍的认定和评述与《总目》一致，但限于资料，还无法断定是《总目》影响了陆锡熊，还是《总目》采撷贯彻了陆锡熊的思想。③分纂官的贡献。对王嘉曾撰写的《苏沈良方》提要、《小儿药证直诀》提要，邵晋涵撰写的《续名医类案》提要，《总目》采撷较多，但也微有调整。王嘉曾信神仙、喜方士，撰写的这两篇提要对术者无偏见；《总目》调整后的提要突出了崇儒贬术。邵晋涵发现了《续名医类案》的政治问题，故其提要强调政治；《总目》则调整为强调编次不同。姚鼐虽撰写了《难经本义》和《类证普济本事方》的提要，但因为他崇尚理学，反对汉学的"搜求琐屑，征引猥杂"，而《总目》崇尚汉学，故《总目》对其所写提要汲取很少。④周永年负责编纂《总目·医家类》的可能性不大。清李慈铭《越缦堂读书记》曾云："《总目》虽纪文达、陆耳山总其成……子部属之周书仓。"具体到医家类，则可能性不大。周永年欣赏黄元御，把黄元御的 11 部医籍呈送入馆。但《总目》中，黄元御的所有医籍都被存目，且《总目》对它们的评价亦很低。如果周永年负责编纂《总目·医家类》，应该不会出现这种情况。

（5）《总目·医家类》的选目特点及遗漏原因。①选目较为经典，得到了后世学界特别是中医界的赞同，后世很多中医推荐的目录均化自此。②注意著录最新成果，如《续名医类案》，此书初步编成不久（因作者过世）就被著录。③有遗珠之憾。遗漏了《脉经》《中藏经》等经典。④有遗珠之憾的原因。学术界一般认为是疏漏。但查《四库采进书目》就可发现：采进的医籍几乎都被著录或存目。这说明，馆臣不刻意搜求含医籍在内的方技类典籍，即《总目·凡例》所说的"其所未备，不复搜求"，是造成遗珠之憾最重要的原因。

（6）《总目》著录医籍的版本价值需要具体分析。《伤寒总病论》《类证普济本事方》《传信适用方》《针灸资生经》《妇人大全良方》《医垒元戎》《普济方》《扁鹊神应针灸玉龙经》《明堂灸经》《肘后备急方》《褚氏遗书》《小儿卫生总微论方》

等版本质量较高，《伤寒论》《金匮要略》《诸病源候论》《千金要方》《外台秘要》《证类本草》《伤寒直格方》等版本质量不高。以范氏天一阁为代表的藏书楼及许多藏书家贡献了大量的善本医籍，保证了《总目》著录医籍的版本质量。

（7）《四库全书》编纂与医籍流传。因为《四库全书》的采录，《传信适用方》《普济方》《续名医类案》等医籍得以传世，而《杜天师了证歌》《流注指微赋》《医学管见》《医开》《志斋医论》《经验良方》《避水集验要方》《伤寒指掌》《运气定论》《金秘论》《扁鹊指归图》《医学会纂指南》《医学求真录总论》《得心录》等医籍只被《总目》存目而未被《四库全书》采录，现已亡佚。

（8）《总目》考证精审，体现出无征不信的汉学特征。《总目》考证的范围广、成就大，其目的在于"辨章学术，考镜源流"，使《总目》彰显学术史之价值。此外，《总目》对考证有清楚认识，断定了很多医籍是伪书，但并不轻易否定其价值。但《总目》的考证也有缺失，除了具体讹误之外，部分考证限于资料不全而无法也无须考证。

（9）馆臣辑佚医籍情况比较复杂。①很多辑出的医籍未被《总目》著录或存目，如《雷公药性论》《运气精华要旨》等。②被著录或存目医籍中有些属于未佚而辑，如《苏沈良方》《瑞竹堂经验方》《急救仙方》。另外，《武英殿聚珍版丛书》中的《小儿药证真诀》（实为《小儿药证直诀》）也属于未佚而辑，后馆臣发现这一问题，故《总目》没有著录、存目此书。③被著录的很多辑佚医籍有漏辑现象。利用现有资料，仅《博济方》一书就能补辑 23 首方。④很多医籍在辑佚时有被改动的现象。有些改动是出于馆臣校勘的自觉，而有些改动则属于粗疏态度所致的讹误。⑤《博济方》《全生指迷方》等部分医籍有误辑问题，即把后代医籍的内容辑入本书。虽然如此，但馆臣筚路蓝缕，利用《永乐大典》，并有意识地参考多种典籍，为《颅囟经》《博济方》《脚气治法总要》《旅舍备要方》《伤寒微旨》《全生指迷方》《卫济宝书》《太医局程文》《集验背疽方》《产宝诸方》等珍贵典籍重见天日，做出了极大的贡献。历代藏书界、知识界、医学界也非常重视这些《永乐大典》本医籍，并积极刊刻、传抄。这也推动了相关学术的发展。

（10）《总目·医家类》的论述以儒学为根柢，认为医学的发展深受儒学影响，喜欢以儒学，特别是汉学的标准评断医学，推崇儒者行医，反对神仙、房中。这些观念有利有弊。如以汉学重实证、黜空言的标准评断医籍，一方面强调了医籍的实用性，但另一方面却疏忽了五运六气等中医理论的价值。又如儒者行医虽有理明、术精、心正的优势，但也往往有理论较强、临床实效较差的劣势，而其劣势正是专业医生甚至铃医的优势。反对神仙、房中虽然对医家附会神仙以语怪有针砭作用，但盲目地反对服饵、导引及房中，也使养生著作没有一席之地，甚至使中医"治未病"的特性无从体现。

（11）《总目》在历史上第一次有意识地研究中医流派，开创了中医流派研究的先河。它提出的学术争鸣是中医流派最鲜明的特征之一、中医的学派分于金元等观点影响极为广泛，几乎已经成了学术界的定论。它还具体论述了河间学派、易水学派、丹溪学派、肾命水火学派、伤寒错简派等重要的中医流派；对每一学派，均考证其传承谱系、学术主张、产生缘由及成就与不足，初步奠定了医学流派研究的知识基础和学术方法。《总目》强调每个医学流派的出现具有特定的历史条件，后人不应该株守；也强调流派之间除了争鸣还有互补的一面，应该兼容并蓄。

（12）《总目》在论述时非常重视推源溯流和比较。馆臣重视授受，故采用了推源溯流的批评方式。其批评方式分为两类：一是追溯相关的历史，从而界定所论事物的地位；一是具体阐述所论事物受谁影响（推源），又影响了谁（溯流），即主要阐述点与点的影响，而不是一条线地叙述。比较方法也呈现出两个特点：一是运用范围广，一是方法多样。

（13）《总目·医家类》隐含褒清贬明的政治态度，一方面通过大量著录清人编著、注释、辑佚的医学著作来褒清，另一方面通过把由元入明的医家划入元代，强调由元入明医家的遗民身份及抨击明代学风、医学习气来贬明。另外，馆臣在评判医籍时往往以政治标准代替学术标准。也就是说，在《总目》中医术与政治并不可分，医籍的选取受到政治的制衡，医籍的评价也渗透着政治的影响。

（14）然而，在上述政治态度下，也有特例。吕留良不但是明末清初杰出的学者、思想家和民族志士，也是一位伟大的医学家，撰有《吕晚村先生评医贯》《东庄医案》等。随着《四库全书》的编纂，清廷开始全面禁毁吕留良的著作，包括《吕晚村先生评医贯》。但文渊阁《四库全书》本《续名医类案》仍有吕留良的医案。分纂官邵晋涵发现了这一问题，并在撰写的《续名医类案》提要中加以指出，但纪昀等人修订完成的《总目·续名医类案》不再纠缠这个问题。更加值得注意的是《总目·医贯砭》，虽表面无一字及吕留良，但实际上并非如此。因为出于政治及学术原因，徐大椿《医贯砭》的批评对象实际上是吕留良。为了不引起负面效应，馆臣采取了"不论不议"的低调处理态度，把《医贯砭》列为存目，且在《总目·医贯砭》中不涉及吕留良。

（15）《总目·医家类》对后世的医史文献研究及医籍整理有重要影响。①《总目》出现后，中医目录特别是中医目录提要才得以蓬勃发展。丹波元胤的《医籍考》开创了中医辑录体提要，不但大量援引《总目》内容，而且依据《总目》著录了很多医籍。曹禾《医学读书志》较多地体现出辑录体的特征，除了像《医籍考》一样依据《总目》著录了大量医籍外，更以《总目》为蓝本撰写医籍提要。《珍本医书提要》等叙录体提要更是全面学习《总目》中提要的撰写方法。②除了中医专科目录，其他的医史文献研究也深受《总目》影响。早在光绪年间，郑文焯的《医故》已经大量参考《总目》，《医故》27个条目中有10个条目化自《总目》。到了民国时期，学者受《总目》影响更甚。谢观《中国医学大辞典》（我国第一部辞典类大型医学工具书，仅民国期间就发行数十万部）中的《四库全书》医籍条目几乎全文抄录自《总目》，非《四库全书》医籍及医家条目中也能看到《总目》的影子。医学史名作《中国医学源流论》一书虽然不足8万字，却有18次提到《总目》，没有提及的部分也处处能看到《总目》的影子，有时是引用其内容，有时是补正其内容。更重要的是，《中国医学源流论》借鉴了《总目》的论述策略，通过医学与儒学的关系及学术流派探讨透视中国医学的发展源流。③民国期间，西医东渐，废除中医的思潮不时涌现。为了发展中医，医学团体（如山西中医改进研究会）、个人（如陈匋厂、张山雷、沈仲圭等）都提出借鉴《四库全书》及《总目》整理中医。裘吉生、曹炳章更付诸实际，编纂了《三三医书》《珍本医书集成》《中国医学大成》等大型医学丛书。

（16）《总目·医家类》对中医学术史有重要意义。由于劳树棠崇尚陈尧道的"将伤寒与温热病异治及疑似杂证与古人之未及详辨者一一标出"，《总目·医家类》对吴鞠通、王孟英等温病学家影响甚大。吴鞠通因誊录"南三阁"《四库全书》认识到王履、刘完素的学说的重要性。王履使吴鞠通认识到温病与伤寒的不同及温病治疗组方用药的方法。刘完素在三焦辨证、对温病的认识及用药等方面对吴鞠通产生了极大的影响。《总目》对魏之琇《续名医类案》按语的评价影响到王孟英，对王孟英反对温补的思想学说起到一定的影响作用。

参考文献

一、专著

[1]（汉）班固．汉书．北京：中华书局，1962.

[2]（汉）张仲景．金匮玉函经．北京：中医古籍出版社，2010.

[3]（后晋）刘昫，等．旧唐书．北京：中华书局，1975.

[4]（唐）魏征，（唐）令狐德棻．隋书．北京：中华书局，1973.

[5]（宋）陈振孙．直斋书录解题．徐小蛮，顾美华点校．上海：上海古籍出版社，1987.

[6]（宋）高承．事物纪原．（明）李果订．金圆，许沛藻点校．北京：中华书局，1989.

[7]（宋）李昉．太平御览．石家庄：河北教育出版社，1994.

[8]（宋）李焘．续资治通鉴长编．上海师范大学古籍整理研究所，华东师范大学古籍研究所点校．北京：中华书局，1993.

[9]（宋）陆游．老学庵笔记．李剑雄，刘德权点校．北京：中华书局，1979.

[10]（宋）欧阳修，（宋）宋祁．新唐书．北京：中华书局，1975.

[11]（宋）庞安时．伤寒总病论．邹德琛，刘华生点校．北京：人民卫生出版社，1989.

[12]（宋）钱乙．小儿药证直诀．王萍芬，张克林点注．南京：江苏科学技术出版社，1983.

[13]（宋）沈括，（宋）苏轼．苏沈良方．杨俊杰，王振国点校．上海：上海科学技术出版社，2003.

[14]（宋）苏轼．苏轼文集．孔凡礼点校．北京：中华书局，1986.

[15]（宋）王璆．是斋百一选方．王伊明点校．上海：上海中医学院出版社，1991.

[16]（宋）叶梦得.避暑录话.北京：中华书局，1985.

[17]（宋）佚名.小儿卫生总微论方.上海：上海卫生出版社，1958.

[18]（宋）张杲.医说.王旭光，张宏校注.北京：中国中医药出版社，2009.

[19]（宋）赵令畤.侯鲭录.孔凡礼点校.北京：中华书局，2002.

[20]（宋）郑樵.通志.北京：中华书局，1987.

[21]（宋）朱熹.朱子全书.朱杰人，严佐之，刘永翔主编.上海：上海古籍出版社，2002.

[22]（宋）庄绰.鸡肋编.萧鲁阳点校.北京：中华书局，1983.

[23]（金）成无己.伤寒明理论.钱超尘，黄作阵考注.北京：学苑出版社，2009.

[24]（元）方回，（清）纪晓岚.《瀛奎律髓》刊误.吴晓峰点校.武汉：武汉出版社，2008.

[25]（元）马端临.文献通考.北京：中华书局，1986.

[26]（元）脱脱，等.宋史.北京：中华书局，1977.

[27]（元）王履.医经溯洄集.左言富点注.南京：江苏科学技术出版社，1985.

[28]（元）朱震亨.局方发挥.北京：人民卫生出版社，1956.

[29]（明）陈会.神应经.（明）刘瑾补辑.李宁点校.北京：中医古籍出版社，1990.

[30]（明）戴原礼.推求师意.左言富点注.南京：江苏科学技术出版社，1984.

[31]（明）李梴.医学入门.南昌：江西科学技术出版社，1988.

[32]（明）李时珍.本草纲目.刘衡如，刘山永校注.北京：华夏出版社，2002.

[33]（明）李汤卿.心印绀珠经.北京：中医古籍出版社，1985.

[34]（明）刘纯.刘纯医学全集.史常永，姜典华，等点校.北京：人民卫生出版社，1986.

[35]（明）刘若愚.酌中志.北京：北京古籍出版社，1994.

[36]（明）江瓘.名医类案.北京：人民卫生出版社，1957.

[37]（明）缪希雍.神农本草经疏.郑金生校注.北京：中医古籍出版社，2002.

[38]（明）沈德符.万历野获编.北京：中华书局，1959.

[39]（明）孙一奎.赤水玄珠.北京：中国中医药出版社，1996.

[40]（明）孙一奎.医旨绪余.张玉才，许霞校注.北京：中国中医药出版社，2009.

[41]（明）徐春甫.古今医统大全：上册.崔仲平，王耀廷主校.北京：人民卫生

出版社，1991.

[42]（明）俞弁.续医说.上海：上海科学技术出版社，1984.

[43]（明）张介宾.景岳全书.夏之秋，等校注.北京：中国中医药出版社，1994.

[44]（明）赵以德，（清）周扬俊.金匮玉函经二注.周衡，王旭东点校.北京：人民卫生出版社，1990.

[45]（清）曹禾.医学读书志.北京：中医古籍出版社，1981.

[46]（清）陈康祺.郎潜纪闻初笔二笔三笔.晋石点校.北京：中华书局，1984.

[47]（清）陈梦雷，等.古今图书集成医部全录.北京：人民卫生出版社，1962.

[48]（清）陈尧道.伤寒辨证.北京：人民卫生出版社，1957.

[49]（清）程林.圣济总录纂要.合肥：安徽科学技术出版社，1992.

[50]（清）程杏轩.医述.合肥：安徽科学技术出版社，1983.

[51]（清）顾炎武.日知录校注.陈垣校注.合肥：安徽大学出版社，2007.

[52]（清）黄凯钧.友渔斋医话.乔文彪，张亚密，马建东注释.上海：上海浦江教育出版社（原上海中医药大学出版社），2011.

[53]（清）黄虞稷.千顷堂书目（附索引）.瞿凤起，潘景郑整理.上海：上海古籍出版社，2001.

[54]（清）纪昀.纪晓岚文集.孙致中，吴恩扬，王沛霖，等校点.石家庄：河北教育出版社，1995.

[55]（清）纪昀，等.钦定四库全书总目（整理本）.北京：中华书局，1997.

[56]（清）纪昀.阅微草堂笔记.汪贤度校点.上海：上海古籍出版社，2001.

[57]（清）李慈铭.越缦堂读书记.上海：上海书店出版社，2000.

[58]（清）陆以湉.冷庐医话.宝珊，广辉点校.太原：山西科学技术出版社，1993.

[59]（清）莫友芝，傅增湘.藏园订补郘亭知见传本书目.傅斯年整理.北京：中华书局，2009.

[60]（清）缪荃孙，（清）吴昌绶，（清）董康.嘉业堂藏书志.吴格整理点校.上海：复旦大学出版社，1997.

[61]（清）皮锡瑞.经学历史.周予同注释.北京：中华书局，1959.

[62]（清）邵懿辰，邵章.增订四库简明目录标注.上海：上海古籍出版社，1979.

[63]（清）沈初，等.浙江采集遗书总录.杜泽逊，何灿点校.上海：上海古籍出版社，2010.

[64]（清）翁方纲，等.四库提要分纂稿.吴格，乐怡点校.上海：上海书店出版社，2006.

[65]（清）吴谦，等.医宗金鉴.郑金生整理.北京：人民卫生出版社，2006.

[66]（清）吴瑭.温病条辨.南京中医药大学温病学教研室整理.北京：人民卫生出版社，2005.

[67]（清）许仲元.三异笔谈.范义臣标点.重庆：重庆出版社，2005.

[68]（清）姚鼐.惜抱轩诗文集.刘季高标校.上海：上海古籍出版社，1992.

[69]（清）叶德辉.书林清话　附书林余话.刘发，王申，王之江校点.沈阳：辽宁教育出版社，1998.

[70]（清）永瑢，等.四库全书简明目录.傅卜棠点校.上海：华东师范大学出版社，2012.

[71]（清）喻昌.寓意草.艾军，等校注.北京：中国中医药出版社，2008.

[72]（清）袁枚.袁枚全集.王英志主编.南京：江苏古籍出版社，1993.

[73]（清）袁枚.子不语.朱纯点校.长沙：岳麓书社，1985.

[74]（清）张山雷.张山雷医集.浙江省中医管理局《张山雷医集》编委会编校.北京：人民卫生出版社，1995.

[75]（清）昭梿.啸亭杂录.何英芳点校.北京：中华书局，1980.

[76]（清）赵尔巽，等.清史稿：第43册.北京：中华书局，1977.

[77]（日）丹波元简.皇汉医学丛书：医滕.北京：人民出版社，1955.

[78]（日）丹波元胤.医籍考.郭秀梅，（日）冈田研吉校译.北京：学苑出版社，2007.

[79]（日）冈西为人.宋以前医籍考.郭秀梅整理.北京：学苑出版社，2010.

[80]卞僧慧.吕留良年谱长编.北京：中华书局，2003.

[81]曹炳章.中国医学大成：总目提要.上海：大东书局，1935.

[82]曹炳章.中国医学大成续编.上海：上海科学技术出版社，2000.

[83]陈存仁.银元时代生活史.桂林：广西师范大学出版社，2007.

[84]陈大舜，周德生.中国历代医论选讲.北京：中国医药科技出版社，1997.

[85]陈可翼.清宫医案集成.北京，科学出版社，2009.

[86]陈晓华.“四库总目学”史研究.北京：商务印书馆，2008.

[87]陈晓华.《四库全书》与十八世纪的中国知识分子.北京：社会科学文献出版社，2009.

[88] 陈垣．陈垣四库学论著．陈智超编．北京：商务印书馆，2012．

[89] 程千帆．程千帆全集．石家庄：河北教育出版社，2000．

[90] 大东书局．中国医学大成样本．上海：大东书局，1935．

[91] 戴逸．履霜集．北京：中国人民大学出版社，1987．

[92] 杜泽逊．四库存目标注．上海：上海古籍出版社，2007．

[93] 范行准．中国医学史略．北京：中医古籍出版社，1986．

[94] 范家伟．大医精诚——唐代国家、信仰与医学．台北：东大图书公司，2007．

[95] 方春阳．中国历代名医碑传集．北京：人民卫生出版社，2009．

[96] 复旦大学图书馆古籍部．四库系列丛书目录：索引．上海：上海古籍出版社，
2007．

[97] 傅增湘．藏园群书题记．上海：上海古籍出版社，1989．

[98] 高尔鑫．汪石山医学全书．北京：中国中医药出版社，1999．

[99] 高日阳，刘小彬．岭南医籍考．广州：广东科技出版社，2011．

[100] 龚鹏程．道教新论．北京：北京大学出版社，2009．

[101] 顾廷龙．续修四库全书．上海：上海古籍出版社，2002．

[102] 郭霭春．黄帝内经素问校注．北京：人民卫生出版社，1992．

[103] 郭伯恭．四库全书纂修考．长沙：岳麓书社，2010．

[104] 郭向东，易雪梅．《四库全书》研究文集——2005 年《四库全书》研讨会文
选．兰州：敦煌文艺出版社，2006．

[105] 何任．金匮要略校注．北京：人民卫生出版社，2013．

[106] 何时希．珍本女科医书辑佚八种．上海：学林出版社，1984．

[107] 胡玉缙．四库全书总目提要补正．王欣夫辑．北京：中华书局，1964．

[108] 胡玉缙．续四库提要三种．吴格整理．上海：上海书店出版社，2002．

[109] 黄爱平．《四库全书》纂修研究．北京：中国人民大学出版社，1989．

[110] 黄作阵．中藏经校注．北京：学苑出版社，2008．

[111] 姜典华．刘纯医学全书．北京：中国中医药出版社，1999．

[112] 雷梦辰．清代各省禁书汇考．北京：北京图书馆出版社，1989．

[113] 李常庆．《四库全书》出版研究．郑州：中州古籍出版社，2008．

[114] 李经纬，林昭庚．中国医学通史：古代卷．北京：人民卫生出版社，2000．

[115] 李经纬，孙学威．四库全书总目提要：医家类及续编．上海：上海科学技术
出版社，1992．

[116] 李茂如，胡天福，李若钧.历代史志书目著录医籍汇考.北京：人民卫生出版社，1994.

[117] 李裕民.四库提要订误（增订本）.北京：中华书局，2005.

[118] 李云.中医人名辞典.北京：国际文化出版公司，1988.

[119] 李致忠.三目类序释评.北京：北京图书馆出版社，2002.

[120] 李致忠.中国出版通史：宋辽西夏金元卷.北京：中国书籍出版社，2008.

[121] 梁启超.中国近三百年学术史（新校本）.夏晓红，陆胤校.北京：商务印书馆，2011.

[122] 李修生.全元文：第 2 册、第 13 册.南京：江苏古籍出版社，1999.

[123] 刘茂辰，刘洪，刘杏.王羲之王献之全集笺证.济南：山东文艺出版社，1999.

[124] 刘时觉.四库及续修四库医书总目.北京：中国中医药出版社，2005.

[125] 刘时觉，等.丹溪学研究.北京：中医古籍出版社，2004.

[126] 刘洋.徐灵胎医学全书.北京：中国中医药出版社，1999.

[127] 鲁兆麟.中医各家学说专论.北京：人民卫生出版社，2009.

[128] 马继兴.中医文献学.上海：上海科学技术出版社，1990.

[129] 孟森，等.清代野史.北京：中国人民大学出版社，2006.

[130] 南京中医学院.诸病源候论校释.北京：人民卫生出版社，2009.

[131] 钱茂伟.明代史学的历程.北京：社会科学文献出版社，2003.

[132] 裘沛然.中医历代各家学说.上海：上海科学技术出版社，1984.

[133] 裘沛然.中国医籍大辞典.上海：上海科学技术出版社，2002.

[134] 裘庆元.三三医书.北京：中国中医药出版社，2012.

[135] 裘诗庭.珍本医书提要.北京：中医古籍出版社，2010.

[136] 裘诗庭.近代名医裘吉生医文集.北京：人民卫生出版社，2006.

[137] 任应秋.中医各家学说.上海：上海科学技术出版社，1980.

[138] 任应秋.中医各家学说.上海：上海科学技术出版社，1986.

[139] 任应秋.任应秋论医集.北京：人民军医出版社，2008.

[140] 上海中医学院中医文献研究所.历代中医珍本集成：博济方.上海：上海三联书店，1990.

[141] 沈澍农.中医古籍用字研究.北京：学苑出版社，2007.

[142] 沈炎南.中医古籍整理丛书重刊：脉经校注.北京：人民卫生出版社，2013.

[143] 盛增秀.王孟英医学全书.北京:中国中医药出版社,1999.

[144] 史广超.《永乐大典》辑佚述稿.郑州:中州古籍出版社,2009.

[145] 司马朝军.《四库全书总目》编纂考.武汉:武汉大学出版社,2005.

[146] 司马朝军.《四库全书总目》研究.北京:社会科学文献出版社,2004.

[147] 孙洽熙.黄元御医学全书.北京:中国中医药出版社,1999.

[148] 孙彦,王姿怡,李晓明.民国期刊资料分类汇编:四库全书研究.北京:国家图书馆出版社,2010.

[149] 郭霭春.中国分省医籍考.天津:天津科学技术出版社,1984.

[150] 王咪咪.沈仲圭医学论文集.北京:学苑出版社,2011.

[151] 王咪咪.范行准医学论文集.北京:学苑出版社,2011.

[152] 王咪咪.张山雷医学论文集.北京:学苑出版社,2011.

[153] 王瑞祥.中国古医籍书目提要.北京:中医古籍出版社,2009.

[154] 王瑞祥.永乐大典医书辑本.北京:中医古籍出版社,2010.

[155] 王象礼.陈无择医学全书.北京:中国中医药出版社,2005.

[156] 王育林.四库全书总目子部医家类汇考.北京:学苑出版社,2013.

[157] 王重民.中国目录学史论丛.北京:中华书局,1984.

[158] 魏小虎.四库全书总目汇订.上海:上海古籍出版社,2012.

[159] 吴慰祖.四库采进书目.北京:商务印书馆,1960.

[160] 吴哲夫.四库全书纂修之研究.台北:故宫博物院,1990.

[161] 萧源,张守知,张永安,等.永乐大典医药集.北京:人民卫生出版社,1986.

[162] 谢观.中国医学大辞典.赖鸿铭主校.天津:天津科学技术出版社,2007.

[163] 谢观.中国医学源流论.余永燕点校.福州:福建科学技术出版社,2003.

[164] 薛清录.中国中医古籍总目.上海:上海辞书出版社,2007.

[165] 严季澜,张如青.中医文献学.北京:中国中医药出版社,2011.

[166] 严世芸,李其忠.三国两晋南北朝医学总集.北京:人民卫生出版社,2009.

[167] 严世芸.中医学术发展史.上海:上海中医药大学出版社,2004.

[168] 严世芸.中国医籍通考.上海:上海中医学院出版社,1993.

[169] 杨东方,刘平,周明鉴.吕留良医论医案集.北京:学苑出版社,2012.

[170] 杨武泉.四库全书总目辨误.上海:上海古籍出版社,2001.

[171] 余嘉锡.四库提要辨证.北京:中华书局,2007.

[172] 苑书义，孙华峰，李秉新．张之洞全集．石家庄：河北人民出版社，1998.

[173] 臧励龢，等．中国人名大辞典．上海：上海书店出版社，1980.

[174] 张灿玾．中医古籍文献学．北京：人民卫生出版社，1998.

[175] 张传峰．《四库全书总目》学术思想研究．上海：学林出版社，2007.

[176] 张民庆，王兴华，刘华东．张璐医学全书．北京：中国中医药出版社，1999.

[177] 张如青，黄瑛．近代国医名家珍藏传薪讲稿：医史类．上海：上海科学技术出版社，2013.

[178] 张如青，唐耀，沈澍农．中医药文献学纲要．上海：上海中医药大学出版社，1996.

[179] 张升．《四库全书》提要稿辑存．北京：北京图书馆出版社，2006.

[180] 张升．《永乐大典》流传与辑佚研究．北京：北京师范大学出版社，2010.

[181] 张升．四库全书馆研究．北京：北京师范大学出版社，2012.

[182] 张书才．纂修四库全书档案．上海：上海古籍出版社，1997.

[183] 张晓丽．明清医学专科目录研究．合肥：黄山书社，2011.

[184] 章太炎．章太炎全集：第八册．上海：上海人民出版社，1994.

[185] 赵国华．《褚氏遗书》校释．郑州：河南科学技术出版社，1986.

[186] 赵立勋，等．遵生八笺校注．北京：人民卫生出版社，1994.

[187] 中国人民政治协商会议北京市委员会文史资料研究委员会．文史资料选编：第 29 辑．北京：北京出版社，1986.

[188] 中华书局编辑部．宋元明清书目题跋丛刊．北京：中华书局，2006.

[189] 中华书局上海编辑所．中华文史论丛：第二辑．北京：中华书局，1962.

[190] 中医学术流派研究课题组．争鸣与创新：中医学术流派研究．北京：华夏出版社，2011.

[191] 周凤梧，张奇文，丛林．名老中医之路．济南：山东科学技术出版社，2012.

[192] 周积明．文化视野下的《四库全书总目》．北京：中国青年出版社，2001.

[193] 朱保炯，谢沛霖．明清进士题名碑录索引．上海：上海古籍出版社，1979.

二、论文（含学位论文）

[1] 陈匋厂．陈匋厂先生致本会第二书．医学杂志，1922（6）：96-98.

[2] 萧北丞．萧北丞先生致本会理事长笺．医学杂志，1924（22）：104-106.

[3]《国医砥柱月刊》社.征求针灸书籍.国医砥柱月刊,1938（11、12）:71.

[4] 步瑞兰.简论儒之门户分于宋与医之门户分于金元——简论理学对中医学之影响.医学与哲学,2006,27（2）:59-60.

[5] 曹瑛.从《四库全书总目·子部·医家类》看清代学者的治学态度.江西中医学院学报,2007,19（6）:16-17.

[6] 程磐基.《伤寒微旨论》佚文两篇探讨.中医药文化,2008（3）:45-47.

[7] 樊建开,王有朋.四库全书医家类外科医籍评述.上海中医药大学学报,1997,11（2）:52-55.

[8] 方建新.叶梦得事迹考辨.文献,1991（1）:102-117.

[9] 高光震.《四库全书总目·医家类》识.吉林中医药,1991,11（1）:41-43.

[10] 高晓山.《颅囟经》及其《四库全书提要》.中国中医基础医学杂志,2006,12（8）:608-609,613.

[11] 谷建军.论《四库全书总目》视角中的金元医学流派.北京中医药大学学报,2012,35（6）:373-375.

[12] 胡露,周录祥.《四库全书总目·子部·医家类》补正.上海高校图书情报工作研究,2006（4）:55-57.

[13] 黄爱平.纪昀与《四库全书》.安徽史学,2005（4）:33-39.

[14] 黄龙祥.《琼瑶神书》考略.中华医史杂志,1999,29（1）:18-20.

[15] 季羡林,任继愈,刘俊文.四库存目与《四库全书存目丛书》.北京大学学报（哲学社会科学版）,1997,34（5）:15-21.

[16] 金芷君.《（镌补）雷公炮制药性解》校勘后记.医古文知识,2001（1）:30.

[17] 林久贵.《四库全书》收录个人著述最多的人——毛奇龄.文史知识,1997（7）:83-88.

[18] 刘时觉.医之门户分于金元的重要标志.浙江中医学院学报,1982（3）:8-10.

[19] 芦青.古医籍导读之良师——《四库全书总目·子部·医家类》及续编.医古文知识,2001,18（1）:24-26.

[20] 孟庆云.医中之王道——补土派大师李杲.江西中医学院学报,2006,18（5）:5-8.

[21] 潘殊闲.叶梦得与苏轼——兼与王安石比较.宁夏大学学报（人文社会科学版）,2007,29（3）:104-111.

[22] 钱超尘.《金匮玉函经》四考.中医杂志,1989（6）:41-44.

[23] 钱超尘．宋本《伤寒论》刊行后流传演变简史．江西中医学院学报，2004，16（1）：23-25．

[24] 尚启东．今传《颅囟经》考并补．浙江中医学院学报，1984，8（2）：8-9．

[25] 时逸人．医学参考应用书录．医学杂志，1929（51）：50-63．

[26] 史常永．《证治要诀》及《证治类方》质疑．中医杂志，1981（12）：56-58．

[27] 司洁如．《颅囟经》佚文初探．中医文献杂志，2011（2）：10-12．

[28] 苏侗志．论何若愚的按时刺灸学术思想．山东医科大学学报（社会科学版），1991（1）：10-11．

[29] 王俊义．全祖望《小生堂祁氏遗书记》有涉吕、黄关系史实辨正．社会科学战线，2006（3）：164-170．

[30] 王仁伟．《四库全书总目·医家类》研究．长春：东北师范大学，2007．

[31] 徐江雁．北京御医学派研究．北京：北京中医药大学，2004．

[32] 杨东方，周明鉴．《当归草堂医学丛书》与《四库全书·医家类》．中医文献杂志，2013（1）：2-4．

[33] 杨东方，周明鉴．纪昀与《四库全书总目·医家类》．南京中医药大学学报（社会科学版），2011，12（1）：20-25．

[34] 杨东方，周明鉴．历代著名文学家医学著作考．中医药文化，2009（4）：26-30．

[35] 杨东方．《千顷堂书目·医家类》辨证．中华医史杂志，2009，（3）：182-186．

[36] 杨东方．吕留良评注《医贯》学术价值刍议．南京中医药大学学报（社会科学版），2013，14（1）：19-23．

[37] 杨卓寅．"医之门户分于金元"考辨．江西中医药，1987（6）：47-48．

[38] 余瀛鳌．中医古籍整理与文献研究的今昔观．中医药文化，2008（3）：8-10．

[39] 张如青，张雪丹．现存《永乐大典》儿科文献研究．中医文献杂志，2008（2）：2-6．

[40] 张升．《四库全书》编修中的助校现象．编辑之友，2011（10）：105-106．

[41] 张晓丽．论《四库全书总目·医家类》提要的文献价值．南京中医药大学学报（社科版），2011（1）：16-19．

[42] 张笑平，黄孝周．中医各家学说中若干问题的探讨——兼评三版《中医各家学说》．中医杂志，1981（11）：7-9．

[43] 张一群．明代《医史》作者李濂生平著述考略．中华医史杂志，2003，33（2）：4．

[44] 赵绍琴，袁立人．京都名医赵文魁．北京中医，1985（4）：8-10．

[45] 赵绍琴 . 清代御医赵文魁医案选 . 北京中医，1988（2）: 3-4.

[46] 中医改进研究会 . 本会向政府提议请设中央国医馆案 . 医学杂志，1930（53）: 11-37.

[47] 祖述宪 .《中国医学源流论》真正的著者是谁 . 中华读书报，2013-03-20（13）.

后　记

　　这本小书是 2011 年度教育部人文社科基金青年基金项目的成果。

　　关注到这一课题源于王育林先生的提携。2008 年初，王先生想要主编一本导读《四库全书》医籍的书籍，笔者有幸参与，并与此课题结缘，进而用了六七年的时间专门从事这个问题的研究。

　　项目于 2015 年结项，项目评审专家给予了诸多鼓励和谬赞。但笔者自己明白这部书稿实际上存在这样或者那样的问题，曾想着继续打磨，暂缓出版。但因为自己的学术能力有限及研究重心的转移，在近 2 年的时间内除了增加了几条资料外，并没有大的改动。这次出版，一方面因《四库全书总目·医家类》及《四库全书·医家类》自身价值与学界关注不成正比，希望以此小书抛砖引玉，使学界能有更多的人关注之；另一方面也因为一点私心，想早一点将此书呈现给学界，接受各位方家的检阅，以督促自己在不足问题上的进一步思考与深化。